本书受国家自然科学基金（项目编号：71874115）资助。

健康中国新路径：
将健康融入所有政策的理论与实践

主编◎文 进 赵 莉

Health in All Policies: A Key Driver for
Healthy China

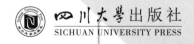

四川大学出版社
SICHUAN UNIVERSITY PRESS

图书在版编目（CIP）数据

健康中国新路径：将健康融入所有政策的理论与实践 / 文进，赵莉主编. — 成都：四川大学出版社，2022.10

ISBN 978-7-5690-5728-7

Ⅰ. ①健… Ⅱ. ①文… ②赵… Ⅲ. ①医疗保健事业－方针政策－研究－中国 Ⅳ. ① R-012

中国版本图书馆 CIP 数据核字（2022）第 186378 号

书　　名：健康中国新路径：将健康融入所有政策的理论与实践
　　　　　Jiankang Zhongguo Xin Lujing: Jiang Jiankang Rongru Suoyou Zhengce de Lilun yu Shijian
主　　编：文　进　赵　莉

选题策划：王　军　段悟吾　龚娇梅
责任编辑：龚娇梅
责任校对：张　澄
装帧设计：墨创文化
责任印制：王　炜

出版发行：四川大学出版社有限责任公司
　　　　　地址：成都市一环路南一段 24 号（610065）
　　　　　电话：（028）85408311（发行部）、85400276（总编室）
　　　　　电子邮箱：scupress@vip.163.com
　　　　　网址：https://press.scu.edu.cn
印前制作：四川胜翔数码印务设计有限公司
印刷装订：四川省平轩印务有限公司

成品尺寸：170 mm×240 mm
印　　张：17.75
字　　数：338 千字

版　　次：2022 年 12 月 第 1 版
印　　次：2022 年 12 月 第 1 次印刷
定　　价：78.00 元

扫码查看数字版

四川大学出版社
微信公众号

主编简介

文进，博士，教授，四川大学华西临床医学院医院管理与卫生政策研究生导师，四川大学华西医院医院管理研究所常务副所长；国家卫生健康委员会分级诊疗和医联体专家委员会成员，国家卫生健康委员会医院管理研究所医疗质量管理研究专家智库成员；四川大学青年骨干教师，四川省海外高层次留学人才，四川省学术和技术带头人后备人选，四川省卫生健康委员会医疗管理专家；成都卫生经济学会会长，成都高新医学会国际交流与专科建设委员会主任委员。先后在美 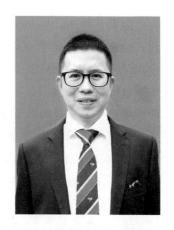 国杜克大学、英国牛津大学等高校访问学习。先后获得流行病与卫生统计学硕士和循证医学博士学位，2008 年 7 月至 2010 年 6 月在四川大学管理科学与工程博士后流动站从事医院管理与卫生政策博士后科研工作。主要研究方向：循证决策与管理、医疗创新与变革、医疗质量与改进、精益管理等。先后主持国家自然科学基金、中国博士后科学基金，四川省科技厅、四川大学青年教师研究基金等多项课题；作为主要研究者，参与国家科技部 973 计划、863 计划和科技支撑计划等多项国部级课题。连续 7 年主持四川省医疗机构服务能力与质量评价工作。近年来发表论文 100 余篇，主编、副主编教材/专著 5 本。

赵莉，博士，四川大学华西公共卫生学院教授，健康城市发展中心副主任，中国卫生政策与管理学会（CHAPMS）理事，中华预防医学会卫生事业管理分会委员、行为健康分会委员，中国营养学会"科学传播双百专家"，中国学生营养与健康促进会委员，四川省预防医学会肥胖防治分会首任主任委员，曾任西藏大学医学院副院长。主要从事卫生政策、公共卫生应急管理、肥胖防控与健康促进研究，主持国家自然科学基金面上项目等 60 项课题，创建成都儿童正向成长队列（CPCD）。在 *The Lancet*，*International Journal* 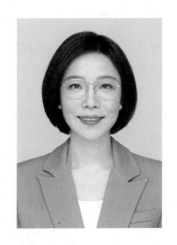 *of Epidemiology*，*Obesity Reviews* 等期刊作为一作/通讯作者发表论文 50 余篇，主编《儿童肥胖的预防与控制》，主译《当代美国公共卫生——原理、实践与政策》，参编"十二五""十四五"规划教材《管理学基础》《管理科研方法》《预防医学》等。获国家级教学成果二等奖，四川省科技进步二等奖，指导学生获得"挑战杯"全国大学生课外学术科技作品竞赛一等奖。

序一

刘远立，北京协和医学院卫生健康管理政策学院执行院长、长聘教授，国务院参事，国务院深化医改领导小组专家咨询委员会委员。曾任哈佛大学公共卫生学院高级讲师、博士生导师。国家特聘专家，长期从事卫生政策与管理学领域的科研教学工作。

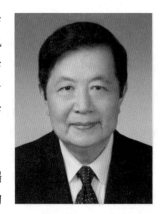

四川大学文进教授和赵莉教授邀请我为其主编的新书《健康中国新路径：将健康融入所有政策的理论与实践》作序，我欣然同意，主要是因为这本书的内容很重要、出版很及时。

健康长寿是人类永恒的追求，有识之士很早就认识到：影响健康的主要因素是多方面的，包括遗传、环境、生产生活方式、医疗保健等，而这些因素的变化（或成为危险因素，或成为有利因素）受到不同公共政策（如产业发展、环境保护、社会保障、收入分配、医疗卫生等政策）的影响，因此，公共政策的制定者应当清楚地认识并把握好这一规律。2013年第八届全球健康促进大会上发布的《赫尔辛基宣言》，第一次在国际上正式提出"将健康融入所有政策"，而习近平主席是第一位把"将健康融入所有政策"纳入国家卫生工作方针的国家首脑。在2016年8月召开的全国卫生与健康大会上，习近平总书记提出新时期的卫生工作方针："以基层为重点，以改革创新为动力，预防为主，中西医并重，将健康融入所有政策，人民共建共享。"

践行新时期卫生工作方针、坚持"人民至上，生命至上"原则、充分发挥举国体制优势是我们夺取疫情防控重大战略成果的法宝。与此同时，新冠肺炎疫情也使全世界更加深刻地意识到人类健康对于人类安全和发展的重要性和关键性，以及"将健康融入所有政策"的战略性和长期性。

尽管"将健康融入所有政策"先后被写进了我国新时期卫生健康工作方针、健康中国战略和《中华人民共和国基本医疗卫生与健康促进法》，然而，我们一直盼望能够看到一本兼具学术性和通俗性、有中国特色的专著。现在，四川大学文进教授和赵莉教授带领作者团队基于国家自然科学基金项目"地震灾区健康融入所有政策的评价：指标体系与方法学研究"（编号：71874115），不断探索、笔耕不辍，终于将这样一本书呈现在我们面前，可圈可点。

本书共有13章，包括将健康融入所有政策、政策的制订－执行－评价、突发公共卫生事件、特色案例四大版块。本专著有三个突出特点：一是对"将健康融入所有政策"的理念、实践、评价及相关国际经验做了系统论述，二是案例丰富，三是紧密结合疫情防控的中国实践，具有很强的现实意义。研读本专著的过程中，我又回想起了2008年"汶川特大地震"后，在汶川县主持"汶川全民健康示范县暨基本公共服务能力建设总体规划"、以"大健康"为统领协调推进汶川经济社会全面发展的工作经历。当时关于"大健康"的理念、体系、机制、路径在创建全面健康·幸福汶川的过程中，在践行健康中国战略中逐渐清晰和优化。现在回头看，应该算作是"将健康融入所有政策"的早期探索和实践。

我特别欣喜地看到当年在汶川一起共事的青年学者们，已成长为本书的编写骨干，把"将健康融入所有政策"的中国实践述诸笔端，通过理论、方法和实践的梳理，对什么是"将健康融入所有政策"，为什么要"将健康融入所有政策"，怎样"将健康融入所有政策"，"将健康融入所有政策"的典型案例进行了深入浅出的解读。全书内容丰富、结构清晰、视角多元，理论和实践相结合，学术和应用并举，无论是对研究者还是管理者都非常有价值。可以预料，此书的出版，将对促进健康中国战略的实施和疫情防控的经验总结提供十分有价值的参考和启发。在此谨向作者团队表示诚挚的敬意和祝贺！

2022年5月12日于北京

序二

刘国恩，经济学博士，国家发展研究院特聘教授、学术委员会主席，北京大学全球健康发展研究院院长，北京大学经济管理学部副主任，北京大学中国卫生经济研究中心主任。《中美健康二轨对话》中方召集人，国务院医改专家咨询委员会委员，中国药物经济学专业委员会主任委员。

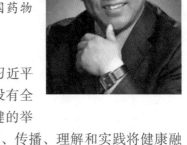

2016 年全国卫生与健康大会在北京举行，习近平主席发表重要讲话，强调"没有全民健康，就没有全面小康"。如何才能真正实现全民健康，其关键的举措之一是"将健康融入所有政策"。因此，研究、传播、理解和实践将健康融入所有政策应该成为社会上下高度关注和重视的主题。

第一，将健康融入所有政策是治国方略。

全国卫生与健康大会明确指出，推进健康中国建设，是全面建成小康社会、基本实现社会主义现代化的重要基础，是全面提升中华民族健康素质、实现人民健康与经济社会协调发展的国家战略。其中，经济的高质量增长是实现健康中国的重要保障，消费结构升级将为发展健康服务创造广阔空间，科技创新将为提高健康水平提供有力支撑，自然生态和法治建设的不断完善也是健康中国可持续发展不可或缺的必要条件。

第二，将健康融入所有政策是国际共识。

1986 年第一届全球健康促进大会上发表的《渥太华宪章》提出：要建立健康的公共政策（healthy public policy），而非仅是健康政策。因此，健康问题需要提上各相关决策部门和领导人的议事日程，使其了解决策对健康后果的影响并承担相关责权。2008 年世界卫生组织（WHO）重要报告《用一代人时间弥合差距：针对健康的社会决定因素采取行动以实现健康公平》提出"在所有政策、系统和规划中体现健康公平"。2011 年，WHO 发表《里约政治宣言》，提出"健康公平是共同的责任，需要全政府、全社会'一切为了公平'和'为了所有人健康'的全球行动"。2013 年第八届全球健康促进大会上发布的《赫尔辛基宣言》正式定义了"将健康融入所有政策"，认为这是联合国千年发展目标（millennium development goals，MDGs）的组成部分，各个国家在起草 2015 年之后发展计划时应该重点考虑将健康融入所有政策。芬兰、澳大利亚、泰国等国家推行将健康融入所有政策后，取得了良好的效果。

第三，将健康融入所有政策人人有责。

从健康决定因素看，个人是健康的第一责任人，政府部门的相关决策也必须考虑和评估其健康影响。"共建共享、全民健康"是建设健康中国的主线，坚持政府主导与调动社会、个人的积极性相结合，推动人人参与、人人尽力、人人享有。实现健康中国的基本路径，需要从供给侧和需求侧两端发力，统筹社会、行业和个人共同促进健康的强大合力。

总之，将健康融入所有政策既是健康中国实施路径的重要保障，也是决策部门制度安排的基本原则。2020 年起新冠肺炎疫情的全球大流行，更加凸显了将健康融入所有政策的前瞻性、重要性、必要性和必然性。人类的发展实践和科学证据充分显示，人类健康既是人类发展追求的根本目的，也是实现其他目标的重要手段。因此，促进健康的资源投入，既是支出成本，也是价值投资。"公共健康，匹夫有责"，应该成为新时代推进健康中国的核心理念。为此，很有必要开展相关领域的研究。可喜的是，四川大学华西医院的文进教授和四川大学公共卫生学院的赵莉教授共同主编了《健康中国新路径：将健康融入所有政策的理论与实践》，该书的出版恰逢其时。两位主编长期从事卫生政策相关研究，并与来自国内相关高校、研究机构和疾病预防控制中心的十余位学者一起，从理论到实践、从国际到国内、从方法到应用，精心编写了本专著。我很荣幸能为此书作序，并力荐相关人员和公众学习参考，相信有助于大家提高对健康中国发展战略的认识。

2022 年 5 月 5 日于北京

前　　言

　　健康是人类全面发展的必然要求，是经济社会发展的基础条件。实现国民健康长寿，是国家富强、民族振兴的重要标志。然而，医疗与健康服务是全世界都面临和关注的挑战和难题，症结在于有限的资源无法满足民众日益增长的健康服务需求，并且整个健康服务过程中，存在着需求方、服务提供者、健康保险、政府等多个利益相关方的动态博弈。因此，健康促进是一个关乎全社会所有部门和所有政策的重要命题，缺乏这样的共识就无法实现健康强国的伟大目标。

　　党和国家历来高度重视人民健康。中华人民共和国成立以来，特别是改革开放以来，我国健康领域改革发展取得显著成就，城乡环境面貌明显改善，全民健身运动蓬勃发展，医疗卫生服务体系日益健全，人民健康水平和身体素质持续提高。2019 年我国人均预期寿命已达 77.3 岁，婴儿死亡率、孕产妇死亡率分别下降到 5.6‰、17.8/10 万，总体上优于中高收入国家平均水平，为全面建成小康社会奠定了重要基础。同时，工业化、城镇化、人口老龄化、疾病谱变化、生态环境及生活方式变化等，也给维护和促进健康带来一系列新的挑战，健康领域发展与经济社会发展的协调性有待增强，需要从国家战略层面统筹解决关系健康的重大和长远问题。为推进健康中国建设，全面建成小康社会、全面提升中华民族健康素质，实现人民健康与经济社会协调发展，中共中央国务院印发了《"健康中国 2030"规划纲要》，系统全面地提出了实现健康中国 2030 宏伟目标的指导思想、战略主题、战略目标。

　　《"健康中国 2030"规划纲要》是新时代我国高质量发展的治国蓝图，其中"将健康融入所有政策（health in all policy，HiAP）"是实现健康中国的重要基础和发展路径，因为健康影响因素具有多维性，单靠卫生和健康部门或政策改状况这些健康社会决定因素（social determinants of health）是不现实的。因此，基于证据、考虑各种环境因素，将健康纳入所有部门的政策成为改善居民健康、解决健康不公平的必由之路。

总之，健康是社会和文化共同建构的结果，是科学、教育和资源禀赋的产物。新时代重构大健康，是一场经济和管理变革，同时也是一场社会和文化运动。发展健康产业是改善民生、提升全民健康素质的必然要求。将健康融入所有政策既是新时代健康中国实施路径上的重要保障，也是行政管理部门政策制定时应当遵循的原则。

具备发展活力的国家或地区通常会通过医疗健康产业的发展来推动经济增长。健康和健康产业能够创造财富。但是，要达成这一目标，必须形成如下共识：

- 健康引领发展的政治意愿非常重要；
- 健康支出是价值投资，不仅是成本支出；
- 所有政策都应该考虑健康成本、健康影响和健康获益；
- 要树立大卫生、大健康的观念，把以治病为中心转变为以人民健康为中心；
- 全面建立健康影响评价评估制度，将主要健康指标列入经济社会发展规划或相关政策评价之中。

本书在撰写过程中，我们有幸得到了我国医疗卫生改革领域资深专家和领导们的鼓励和指导，前辈们求真务实的科学态度，心系健康中国和人民健康的家国情怀，帮助青年学者成长的大家风范激励我们不断前行。特别是刘国恩和刘远立两位教授应邀欣然为本书作序，并从他们特有的视角和经历为读者阐释了将健康融入所有政策的重要价值、核心理念和宝贵实践。他们广博精深的学识、朴实宽厚的为人给我们树立了当代学者的标杆。

本书期望通过对将健康融入所有政策相关理论、方法和实践的梳理，为研究者提供理论和方法的全貌，为决策者提供实践案例的参考，最终为"健康中国2030"的实现贡献我们的学术力量。但由于时间仓促，尽管全书作者三易其稿，仍难免存在不少错误，在此恳请各位广大读者给予指正，便于我们持续改进。

文 进 赵 莉
2022 年 5 月于成都

目　　录

上篇　理论与方法

理论与方法

第一章　健康及将健康融入所有政策

▶本章导读

健康乃生命之本，是人类亘古不变的追求。健康影响因素错综复杂，在世界卫生组织提出"健康决定因素多元化"的主张之后，"将健康融入所有政策"的理念应运而生。世界各国相继对该理念展开了实践和探索。"将健康融入所有政策"作为新时期卫生与健康工作方针的重要内容，对改善人群健康和健康公平，实现健康中国战略具有重大意义。本章首先以时间线为轴，介绍了不同时期健康的概念、健康的相关概念及健康影响因素；其次，阐明了健康社会决定因素的类别、理论模型和行动框架；最后，从国际和国内视野，重点阐述了将健康融入所有政策及其发展历程。

第一节　健康概述

一、健康的概念

（一）传统健康观

远古时期，人们认为神灵主宰着人类的健康与疾病，健康与否受鬼神的控制。随着生产力的发展，人类自我意识的提高，人们逐渐将健康看作是自身与自然环境、社会环境的和谐共处。《黄帝内经》提出的"天人合一"的观念强调了人与环境的关系，强调用阴阳平衡的观念指导健康，认为人体在自然环境中所受的影响会相应地体现在机体上。希波克拉底在《人和自然》中提出了"四体液"学说，认为人的健康与疾病受机体、生活和环境的综合影响。随着14至16世纪文艺复兴运动带来的思想解放，人们否定了鬼神论，更加辩证、整体地看待健康与疾病。先是以机械运动来解释健康，将健康看作生物体各零件的正常运转，后发展到生物医学模式时代，将健康定义为身体和精神的完好，没有缺陷和疾病。

（二）三维健康观

1947 年世界卫生组织（world health organization，WHO）提出健康是指躯体、心理和社会适应三方面的完好状态，而不仅仅指没有疾病或不虚弱。1962 年 Halbert Dunn 提出"整体健康运动"，即健康不是一种静止状态，而是一种趋向最适功能的运动过程。健康是对生命与人生的一种意识和深思熟虑的方法，而不是不看医生和不进医院。这也是现代关于健康的较为完整的科学概念。WHO 据此进一步提出了健康的 10 个标志：①情绪乐观，从容不迫，勇于承担责任；②具有旺盛的精力，能够从事日常的社会、学习和工作而不感到有压力；③应变能力强，能够很好地适应环境的变化；④善于修养精力，睡眠好；⑤具有抵抗一般疾病和传染病的能力；⑥体重适中，不胖不瘦，身体好；⑦眼睛明亮且反应敏捷；⑧头发具有光泽而少有头屑；⑨牙齿清洁，无空洞，无痛感，无牙龈出血；⑩皮肤光泽有弹性，走路感觉轻松。

（三）四维健康观

1990 年 WHO 在"躯体、心理和社会适应"三维健康观的基础上增加道德健康，提出了四维健康观，认为现代健康概念至少包含了生理、心理、社会适应和道德四个维度：①生理健康主要指能够精力旺盛地、敏捷地、不感觉过分疲劳地从事日常活动，保持乐观、蓬勃向上，以及具有应激能力；②心理健康主要指一种持续的积极的心理状态，个体具有生命的活力、积极的内心体验，能有效地发挥个人的身心潜力与积极的社会功能；③社会适应主要指个体的观念、行为方式随社会环境发生变化而改变，逐渐地接受现有社会的道德规范与行为准则，以适应所处社会环境的过程；④道德健康主要指个体所应当遵守的所有自然、社会、家庭、人生的规律的行为准则和规范的总和。

二、健康的相关概念

（一）亚健康

20 世纪 80 年代布赫曼提出了"亚健康状态"，即人体除了健康状态和疾病状态之外，还存在一种非健康非疾病的中间状态，并最先将其称为"第三状态"。亚健康状态在躯体、心理或社会功能方面表现为不适或欠缺，并持续至少数月，通过调节可以达到健康状态，没有器质性病变，但由于不良的饮食习惯、生活方式、压力过大等因素可导致机体的部分功能失调，必须通过合理的调理方式才能转变为健康状态，否则将演变为疾病状态。

亚健康状态患者存在多种异常表现，但常规理化检查仍呈阴性，包括：①躯体性亚健康状态，主要表现为疲乏无力，精神不振；②心理性亚健康状态，主要表现为焦虑、烦躁、易怒、睡眠不佳等；③人际交往亚健康状态，主要表现为与社会成员的关系不稳定，心理差距变大，产生被社会抛弃和遗忘的孤独感。亚健康概念的提出和相关理论的发展，使人们认识到保持健康的生活方式和合理处理心理压力的重要性。

（二）疾病

疾病是与健康相对的概念，每个生物体都可能经历疾病。疾病可以被看作是整个生物体或其他系统在生长、发育、功能及调整中的失败或失调，是一个极其复杂的过程。疾病通常分为传染性疾病和非传染性疾病两大类。常见的传染性疾病有麻疹、风疹、水痘、流行性感冒、病毒性肝炎等，重大传染性疾病有鼠疫、霍乱等。慢性非传染性疾病是指一类缺乏明确的病因证据，一旦发病即病情迁延不愈的非传染性疾病的概括性总称。慢性非传染性疾病已成为全球的一个重要公共卫生问题，导致疾病负担日益加重，严重影响人类生命质量，被视为当今世界健康的头号杀手。常见的心脑血管疾病、糖尿病、恶性肿瘤和慢性呼吸道疾病均属于慢性非传染性疾病。

（三）死亡

死亡是生命系统所有的本来维持其存在（存活）的属性丧失且不可逆转地永久性终止。人的死亡一般以心跳停止和呼吸停止及脑死亡为标志。死亡是不健康的极端状态。

（四）健康素养

1. 健康素养的概念

1974 年，健康教育领域首次提出了健康素养，认为个人需要具备一定的能力，才能满足复杂的医疗服务需求。健康素养是指个人获取和理解基本健康信息和服务，并运用这些信息和服务做出正确决策，以维护和促进自身健康的能力，包括基本健康知识和理念、健康生活方式与行为、基本技能三个方面。健康素养不仅是衡量卫生计生工作和人民群众健康素质的重要指标，也是对经济社会发展水平的综合反映。健康素养水平指具备基本健康素养的人在总人群中所占比例，其计算方法如下：居民健康素养水平＝调查居民中具备基本健康素养的人数/调查居民总人数×100％。

2. 健康素养的分类

中国公民健康素养通常可分为三个维度、六个类别。三个维度健康素养包括：基本健康知识和理念、健康生活方式与行为、基本技能。六个类别健康问题素养包括：科学健康观、传染病防治素养、慢性病防治素养、安全与急救素养、基本医疗素养和健康信息素养。

3. 健康素养的测量

我国采用《全国居民健康素养监测调查问卷》对居民健康素养进行测量。问卷涵盖了三个维度和六个类别的健康素养内容，包括判断题、单选题、多选题和情景题，回答正确率达到80％即判断为具备基本健康素养。

三、健康的影响因素

（一）健康的四类影响因素

塔洛夫（Tarlov）是最早系统研究健康的影响因素的学者之一。他将影响人群健康和疾病的因素分为四类：基因和生物部分、医疗保健、个人健康行为和社会环境特征。其中，社会环境特征占据主导地位。随着社会经济结构的变化，生活方式的改变，Blum、Lalonde 和 Dever 等人对该模型进行进一步的完善，将其归纳为行为因素，环境因素，人类生物学因素及医疗卫生服务、保健因素（图1-1），其中行为因素最为活跃，也相对容易发生改变。据2008年WHO调查显示，全球60％的死亡是由不良的行为与生活方式造成的，17％为环境因素、15％为生物遗传因素、8％为医疗卫生服务因素。不良的行为与生活方式已成为影响人类健康的主要危险因素，世界银行报告认为50％以上的慢性病负担可通过行为生活方式的改变来预防。健康相关行为可分为促进健康行为和危害健康行为两大类：①促进健康行为主要包括基本健康行为、戒除不良嗜好、预警行为、避开环境危害、合理利用卫生服务等；②危害健康行为主要包括不良生活方式与习惯、致病行为模式、不良疾病行为和违反社会法律、道德的危害健康行为等。

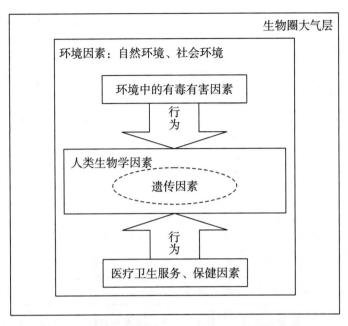

图 1-1 四类疾病影响因素间的关系（马骁，2012）

（二）健康影响因素的生态学模型

1988—1996 年 McLeroy、Stokols、Bibeau 和 Glanz 等人提出了健康相关行为的生态学模式，认为个体行为受多个水平因素的影响，包括个体内、个体间、组织、社区及环境等多个水平。健康相关行为的生态学模式的核心内容包括以下 4 个方面：

（1）健康相关行为的发生发展受到多个水平因素的影响：个体内部因素、社会文化因素、公共政策因素及物理环境因素。

（2）这些因素和水平之间存在相互联系，而人的行为与环境是相互作用的。

（3）健康教育干预活动在多个水平实施，取得的干预效果最佳。

（4）多个水平的行为干预活动需在多个方面的人群中方易实施。

该模式清晰地归纳了影响健康相关行为的各类因素，并阐明了各因素间的关系，有助于健康工作者从实际出发，以人群需求为导向开展相关工作，提高人群健康水平。健康相关行为受多水平、多方面因素的影响，具体见图 1-2。

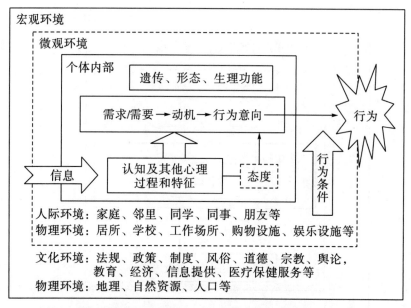

图1-2　健康相关行为受多水平、多方面因素的影响（马骁，1993）

第二节　健康社会决定因素

世界卫生组织于 2005 年专门设立了健康社会决定因素委员会 (Commission on Social Determinants of Health)，指出健康社会决定因素指可能影响人们健康的出生、生长、生活、工作和老年的环境因素，包括卫生服务保障系统。这些环境因素受到全球、国家和地方各级金钱、权力和资源分配状况制约，并受政策选择的影响。健康社会决定因素是造成卫生不公平现象的主要因素，导致本可避免的国家内部及国与国之间不公平的健康差异。该委员会还于 2008 年发布健康社会决定因素委员会重要报告——《用一代人时间弥合差距：针对健康的社会决定因素采取行动以实现健康公平》。该报告强调健康保健和生活方式是健康的重要决定因素，但社会环境因素是决定获得健康服务和影响生活方式选择的首要因素。报告还指出，健康社会决定因素是导致疾病的"原因的原因"。

一、影响健康的主要社会决定因素

（一）年龄、性别和遗传因素

年龄、性别和遗传因素对于个体健康状况具有重要影响。年龄的重要性以及不同疾病对于不同年龄组人群的影响显而易见。基因遗传在很大程度上决定了个体会得哪些疾病及整体的健康状况，一个人可能会遗传到易患某种疾病的体质。随着人类基因组项目的进展，人们越来越了解到人类基因是如何影响健康状况的。

（二）个体生活方式

吸烟、酗酒、不良饮食习惯、缺乏锻炼和高危性行为等个人不良生活方式会增加患病的风险。有些生活方式是个体可以选择的，而有些是由更深层次的社会结构决定的，个体不可以选择。在如今经济全球化飞速发展的时代背景下，全球面临营养失衡的双重负担——营养不良和营养过度。

（三）社会支持网络

来自社会各个层面的物质性和情感性帮助被称为"社会支持"（social network）。根据不同的标准，社会支持可以有不同分类。

例如，有学者将其分为三类：①工具性支持，指提供可见的帮助和行动；②评价性支持，指提供反馈和行动意见，供决策者参考；③信息性支持，指单纯提供信息。

社会资本（social capital）是另一个相关概念。按照科尔曼的界定，社会资本是指个人所拥有的社会关系成为一种社会资源而被个体所用。个人的社会网络范围、信任程度和互惠程度等是测量社会资本的维度。社会资本对个体健康的影响通过三种渠道产生。首先，社会资本影响个人获取健康信息和个人行为规范；其次，社会资本可以影响个人对卫生服务的利用；再次，社会资本通过情感支持，影响人的心理健康并影响躯体健康。肯尼迪（Kennedy）和卡瓦奇（Kawachi）进行了一项研究，他们发现社会资本和收入差距存在线性关系，而社会资本与死亡率之间也存在密切关系。

（四）社会经济地位

在所有社会中都存在社会分层（social stratification），不同个体和群体处在不同的社会层级。社会经济地位（socioeconomic status，SES）就是指个体或群体在社会中所处的位置。社会经济地位通常可以使用一系列的指标进行测量。例如，美国社会学家邓肯（Duncan）提出用社会经济地位指数（socioeconomic index）来计算社会经济地位。通常，人们使用收入、教育和职业三个指标来测量社会经济地位。

1. 收入

收入直接影响到人们的社会生活境况，这会对他们的健康生活造成影响。在这方面，大量经验研究和数据显示，收入与健康存在直接关系。美国一项研究显示，美国白人的收入水平与死亡率之间存在梯度关系，随着收入的上升，死亡率呈下降趋势。年收入最低的群体比年收入最高的群体的死亡率几乎要高出一倍。

2. 教育

教育水平的提高有助于降低健康水平的差异。第一，教育可以让人了解健康保健和健康行为的知识。受教育程度越高的人越倾向于采用健康的生活方式。第二，受教育程度较高有助于人们掌握更多技能，获得更好的工作，提高收入水平和社会地位，而这些因素都有利于健康。受教育程度越高的人往往越容易获得健康，也更长寿。在发展中国家，母亲的受教育程度与儿童健康状况有明显相关关系，因此改善女性的教育状况，让她们获得更多的受教育机会是非常有意义的。

3. 职业

职业会对健康产生影响。迈克·马蒙特爵士（Michael Marmot）曾经做了一项里程碑式的研究，他通过对英国政府公务员的调查，对个人职业状况与健康之间的关系进行了实证研究。这项被称为白厅研究（Whitehall study）的调查对 17000 多名男性公务员的死亡率进行了调查，发现不同职业阶层的公务员的死亡率存在差异。其中，高级行政官员的死亡率低于专业技术人员/主管人员、职员和其他人员。这种梯度（gradient）正好与他们的职业阶层的梯度相对应。也就是说，随着职务升高，死亡率呈下降趋势。

（五）其他社会结构因素

除了社会经济地位之外，还有一些社会结构因素决定着个体行为的方向，进而对健康产生影响。

1. 工作环境

在西方国家，由于雇主与员工的雇佣关系受到法律约束，一般情况下，员工的工作条件能够得到保障。然而，在很多发展中国家，雇佣关系普遍没有合同保证，在劳动力市场上存在大量的非正式雇佣关系。在非正式的雇佣关系下，劳动者的合法权益普遍难以受到保护。一旦经济局势发生变化，产业结构快速调整，失业率的增长和随之产生的雇佣关系的动荡会影响到大批普通劳动者的生存状况。这给失业者及家庭带来的不仅是物质资源的匮乏，同时也有巨大的社会心理压力，从而影响到他们的健康状况。

2. 城市化

伴随工业化的进程，大量农村人口涌入城市，使得城市化进程迅猛发展。城市化给很多发展中国家带来了一系列社会问题，其影响到生活在其中的人口健康，特别是对弱势人群的健康状况带来消极影响。我国城市流动人口的健康状况问题就是一个例子。城市飞速发展，城市人口急剧增加，但硬件设施和管理不能及时跟上，导致城市中的贫民窟、城中村等数量激增。这些地方物理的、社会的和经济的环境很差，这些地区居民的患病率要显著高于其他地区。同时，随着城市化和大量农村人口向城市迁移，城市原有的卫生系统和医疗保障系统尚无法覆盖到这部分人口，很多人无法享用清洁的水和卫生设施，也没有办法公平地享有医疗卫生服务。

3. 卫生保健服务

提高卫生保健服务质量和可及性，对于提高健康水平有直接影响。特别是对于尚未实现"人人享有卫生保健"的一些发展中国家，完善卫生服务体系、扩大卫生服务供给量对于提高健康水平的意义格外重大。但在很多国家，卫生保健体系仍然比较薄弱，在对富人和穷人的供给、获得和使用上仍然有着非常大的差距，均衡性较差。卫生保健应当是一个普及服务，享有卫生保健是每一个公民的权利。对于发展中国家，当地拥有足够数量的基层卫生服务者是一个关键点。而目前卫生人力资源不足和卫生人才流失是另一个突出问题，影响了人民获取卫生保健服务。

（六）宏观社会政治、文化和环境

1. 政治

政治因素能够影响一个国家社会资源的分配，决定不同群体的权利地位关系。这会对健康不平等状况产生重要影响。健康社会决定因素的政策理念在英国得到执行就是一个很好的例证。1980 年，布莱克报告（*Black report*）在英国发表，该报告发现医疗保健服务的覆盖率提高并没有消除不同社会阶层之间的死亡率差异，并指出不同阶层的健康水平差异主要根源于社会不平等。布莱克报告还提出了一系列改进健康公平性的政策建议，但是当时的撒切尔政府对这样一份在国际社会引起广泛关注的报告无动于衷。直到 1997 年，健康不平等的话题才重新被提起，掀起了以布莱克报告为代表的一系列围绕健康社会决定因素的研究和政治改革举措，这使得英国在处理健康社会决定因素、减少健康不平等方面走在了世界前列。

2. 文化、价值观与社会规范

文化（culture）是指一个社会及其成员所特有的物质文明和精神文明的总和。价值观（value）是社会成员所共同持有的对于对错和好坏的观点。社会规范（social norm）是指对人们行为进行管理的习惯性规则。此三者都是在一个社会或群体的长期发展过程中逐渐形成的，是约定俗成的，对于人们行为产生潜在的影响。不同社会和群体具有不一样的文化和价值观，对健康也会产生不一样的影响。例如，在我国农村地区，如果家庭成员同时患病，年老妇女往往是最后被送去医院的。这与重男轻女、男尊女卑的思想仍然具有影响力有关。

3. 环境及气候变化

环境及全球气候变化对全球人口的健康带来巨大挑战，这些健康风险包括温室效应、疾病传染模式的变化、食品和淡水供应的影响、生态系统的衰竭和物质生活资料的匮乏。

二、健康社会决定因素的理论模型

（一）健康社会决定因素的彩虹模型

理解健康的社会决定因素，可以参考比较常见的 1991 年达尔格伦（Dahlgren）和怀特海德（Whitehead）建立的"彩虹模型"（图 1-3）。该模型认为影响个体健康的因素不仅包括微观层面的个人先天遗传因素（如年龄、性别和结构性因素）、个人生活方式（如锻炼、饮食习惯、作息规律等），还包括个体所处的中观层面的社会与社区网络（如家庭网络、朋友支持、社区安全等），宏观层面的生活与工作条件（如工作环境、学校教育、卫生服务等），以及社会经济、文化和环境（如贫困与不平等、社会歧视，环境污染等）等因素。

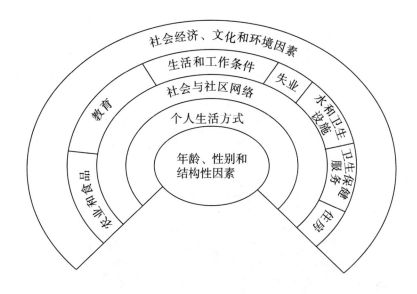

图1-3 彩虹模型

彩虹模型由内向外分别列出了影响个体健康的主要因素，以及这些因素背后的诱因。最内层是具有不同基因的个体。第二层代表个体行为和生活方式可能对健康带来不同影响，如人们可以选择抽烟或者不抽烟，这受到个体社会关系和所在社区行为规范的影响。第三层代表社会与社区影响，社会支持可能对个体健康带来有利影响，也可能带来不利影响。第四层则代表社会结构性因素，如住房、生活和工作条件、卫生保健服务、水和卫生设施等。第五层代表宏观社会经济、文化和环境，处于内环的因素都受到外环因素的影响。

（二）生活周期多重影响理论

布伦纳（Brunner）、马蒙特（Marmot）和威尔金森（Wilkinson）提出了生活周期多重影响理论（multiple influences across the life course），解释了在人的不同生命周期，社会结构、物质因素、社会心理、社会环境和工作等因素作用于人的健康的机制，详见图1-4。

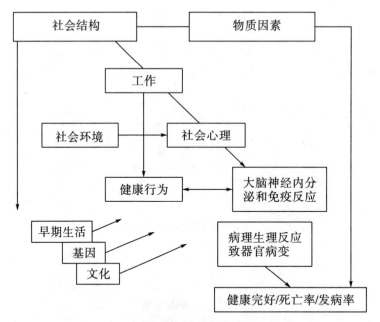

图1-4　生活周期多重影响理论模型

三、健康社会决定因素的行动框架

健康社会决定因素的行动框架（图1-5）将影响健康的社会决定因素分为两类。

（1）日常生活环境（daily living conditions）：指人们出生、成长、生活、工作及衰老的环境。在图1-5中右边第二栏，卫生服务体系独立于上面这几个因素，但同样也是日常生活环境的组成部分之一。

（2）社会结构性因素（social structural drivers）：指决定日常生活环境的社会结构性因素，它体现了权力、财富和资源的不同分配方式。在图1-5中，中间一栏是个体层面的社会结构性因素。最左边一栏是宏观社会层面的社会结构性因素，是社会政治经济环境。个体层面与宏观社会层面的社会因素互相影响，密切联系。

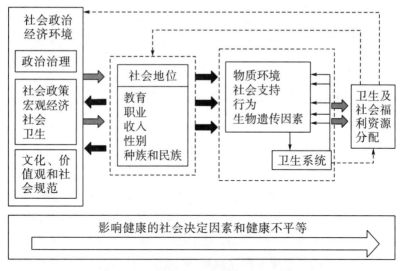

图 1-5 健康社会决定因素的行动框架

WHO 建议各个国家从以下三方面对健康社会决定因素采取行动：

（1）改善人们的日常生活环境。WHO 特别提出需要改善女童和妇女的生活环境，以及儿童的出生环境，重视儿童幼儿期的成长和教育，改善生活和工作环境，制定社会保护政策，关注老年人生活健康。

（2）在全球、国家和地方各级特别关注形成日常生活环境的社会结构性因素，处理权力、财富和社会资源分配不公平的问题。

（3）注重测量和收集证据，评估行动的效果，不断充实在健康社会决定因素领域的知识基础，并通过宣传教育，提高公众对健康社会决定因素的认识。

第三节　将健康融入所有政策及其发展历程

一、将健康融入所有政策的概念

世界卫生组织在第八届国际健康促进大会上把"将健康融入所有政策"（HiAP）做了如下定义：将健康融入所有政策是一种旨在改善人群健康和健康公平的公共政策制定方法，它系统地考虑了公共政策可能带来的健康影响，寻求部门之间的合作，避免政策对公众健康造成不良影响。这一概念的界定基于健康不仅仅受到卫生行政部门制定的政策影响，其他部门（如教育、农业、环境等部门）制定的政策也影响人群的健康。将健康融入所有政策这一理念并不意味着健康是每项政策的核心，而是强调为了达到共同的目标需要跨部门间的合作。

二、将健康融入所有政策的国际发展历程

（一）起源

"将健康融入所有政策"这一概念的提出根植于社会医学的发展，尤其是健康社会决定因素理论的建立。公元前 3 世纪，中国最早的医学典籍《黄帝内经》就提出："夫百病之始生也，皆生于风雨寒暑，阴阳喜怒，饮食居处，大惊卒恐。"18 世纪末至 19 世纪初，德国医生弗兰克（Johann Peter Frank，1745—1821）发表的九卷册《医疗政策的完整体系》较为全面地阐述了卫生与公众健康的各个方面。1842 年，查德威克（Edwin Chadwick，1800—1890）发表了《关于英国劳动人口卫生状况的调查报告》，证实"疾病和过于拥挤的卫生条件有关"，且表明"个人无力控制这些情况，应该立刻由个人的自主机制转为公共管理机制才是补救之道"。1848 年，法国医生盖林（Jules Guérin，1801—1886）第一次使用"社会医学"这一名词。同年，德国病理学家魏尔啸（Rudolf Virchow，1821—1902）参加西里西亚地区斑疹伤寒流行病学调查，指出"相比医疗因素，经济政治等社会因素是流行发生的主要原因"，并提出"医学是一门社会科学，而政治学不过是宏观意义上的医学"的观点。

在此基础上，1948 年，WHO 成立初制定的《世界卫生组织组织法》指出，"促进人民健康为政府之职责；完成此职责，唯有实行适当之健康与社会措施"。1997 年，WHO 在关于健康跨部门行动会议上也极力主张卫生行政部门要和其他部门形成工作上的合作关系。这是"将健康融入所有政策"的基础。

【拓展】

《世界卫生组织组织法》节选

第二章 职掌
第二条
为企达此宗旨，本组织应有以下职掌：
……

（八）如有必要时，与其他专门机关合作，以谋防范意外伤害。

（九）如有必要时，与其他专门机关合作，提倡改进营养、居住、环境卫生、娱乐、经济及工作情形，以及其他有关环境卫生各点。

……

（十六）如有必要时，与其他专门机关合作，从预防及治疗观点研究，报告有关公共卫生与医疗事业之行政与社会技术，包括医院供应与社会保障在内。

……

（二）《阿拉木图宣言》与系统性卫生干预

1978 年 9 月，世界卫生组织和联合国儿童基金会（United Nations International Children's Emergency Fund，UNICEF）举办国际初级卫生保健会议，会议发表了著名的《阿拉木图宣言》，强调了初级卫生保健的重要性，并指出"达到尽可能高的健康水平是世界范围的一项最重要的社会性目标，而其实现，则要求卫生部门及其他多种社会及经济部门的行动"。然而，在新自由主义等兴起的背景下，国际上开始偏离《阿拉木图宣言》所提出的横向、系统性卫生干预，而侧重针对某几种专门疾病的纵向、选择性卫生干预。这种干预手段以结果为导向，以医学技术为支撑，可以在一定时间内达成既定目标，但忽视了社会因素对健康的作用，以及系统间的合作。

（三）健康社会决定因素与健康促进

认识到疾病预防与健康促进的不同，国际上开始反思纵向卫生干预，强调系统改革的重要性。1986 年 11 月，第一届国际健康促进大会发表了《渥太华宪章》，提出要建立健康的公共政策（healthy public policy），而不仅是健康政策。它把健康问题提到了各个部门、各级领导的议事日程上，使他们了解决策对健康后果的影响并承担健康责任。而后，历届全球健康促进大会均提出了HiAP 的相关内容。

2008 年，WHO 健康社会决定因素委员会重要报告《用一代人时间弥合差距：针对健康的社会决定因素采取行动以实现健康公平》提出"在所有政策、系统和规划中体现健康公平"。2011 年，WHO 在里约热内卢召开了健康社会决定因素世界大会，并发表《里约政治宣言》，提出"健康公平是共同的责任，需要全政府、全社会'一切为了公平'和'为了所有人健康'的全球行动"。历届全球健康促进会议提出的 HiAP 相关的内容见表 1-1。

表 1-1 历届全球健康促进会议及 HiAP

会议时间	与"健康融入所有政策"的相关性
第一届 （渥太华，1986 年）	制定了《渥太华健康促进宪章》，在健康促进五项战略中，包括"促进健康的公共政策"和"创造支持健康的环境"
第二届 （阿德莱德，1988 年）	以"健康公共政策"为主题，认为其特点是"是明确所有政策领域必须考虑到健康和平等，并对健康负有责任"；主要目的是"创造支持性环境以使人们能够健康地生活"
第三届 （松兹瓦尔，1991 年）	以"创造健康的支持环境"为主题，发表了《松兹瓦尔宣言》，号召卫生、环境和社会立法部门等多部门形成一个广泛联盟，共同为实现人人享有卫生保健而努力
第四届 （雅加达，1997 年）	发表了"健康促进迈向 21 世纪"《雅加达宣言》，明确指出"需要打破政府内各部门间的传统界线，打破政府与非政府组织和公共与私人部门之间的界线。合作是最为重要的，特别是需要在各级政府和不同部门之间在平等的基础上建立新的伙伴关系"
第五届 （墨西哥城，2000 年）	以"消除不公平差距"为主题，发表《墨西哥健康促进部长级声明：从想法到行动》，将"保证各部门及公民社会的积极参与"为关键行动之一
第六届 （曼谷，2005 年）	发表了《全球化世界中健康促进的曼谷宪章》，强调"如果要在处理健康决定因素方面取得进展，政府和国际组织内综合性的政策措施及承诺与民间社会、私立部门及各机构一起开展工作是至关重要的"
第七届 （内罗毕，2009 年）	发表了《内罗毕行动呼吁》，号召合作与跨部门行动以有效应对健康社会决定因素，并实现健康公平
第八届 （赫尔辛基，2013）	以"将健康融入所有政策"为主题，审议通过了《赫尔辛基宣言》和《将健康融入所有政策的国家行动框架》，呼吁各国重视健康的社会决定因素，为实施"将健康融入所有政策"策略提供组织和技术保障
第九届 （上海，2016 年）	发表了《2030 可持续发展中的健康促进上海宣言》，提出"我们将对所有可持续发展目标采取行动来促进健康""我们敦促来自不同部门、不同治理层面，以及私营部门和民间社会的领导者们，跟我们一起决心在所有可持续发展目标中促进健康和福祉"

（四）将健康融入所有政策的形成

2006 年，芬兰在欧盟主席国会议期间，正式介绍了 HiAP 的理念及在芬兰的实践，受到了欧盟成员国的认可。自此，HiAP 开始成为欧盟制定政策的重要原则，也逐渐被世界各国认识并运用到本国实践当中。

2010 年，WHO 和南澳大利亚州政府共同举办"将健康融入所有政策"

国际会议，发表《所有政策中的卫生问题阿德莱德声明：走向共同治理健康和福祉》（以下简称《声明》），强调当所有部门把健康和福祉作为政策制定的关键组成部分时，才能最好地实现政府目标。《声明》概括了所有部门之间为推动人类发展、可持续性和公平性及为改善健康结果缔结新的社会契约的必要性，同时呼吁新的治理形式的建立，即在政府内部、各部门及政府各级之间形成联合领导作用。而后，2011 年联合国大会防治非传染性疾病高级别会议，以及 2012 年"里约＋20"可持续发展会议均强调政府发挥领导作用和采取多部门卫生举措的重要性。

经过 30 多年的发展，2013 年 6 月第八届全球健康促进大会上发布的《赫尔辛基宣言》正式定义了"将健康融入所有政策"，并且认为 HiAP 是联合国千年发展目标（millennium development goals，MDGs）的组成部分，各个国家在起草 2015 年之后发展计划时应该重点考虑 HiAP。2014 年，WHO 发布《实施"将健康融入所有政策"的国家行动框架》（图 1-6），确定了 HiAP 的6 项行动任务及内容，对各国的实施提出具体要求，标志着"将健康融入所有政策"理念的逐步成熟。

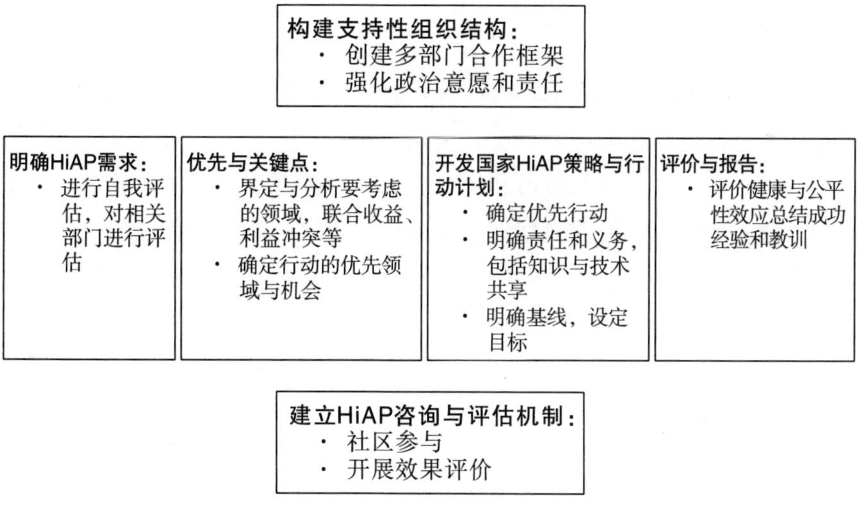

```
┌─────────────────────────────────┐
│ 构建支持性组织结构：              │
│   · 创建多部门合作框架            │
│   · 强化政治意愿和责任            │
└─────────────────────────────────┘

┌──────────┐ ┌────────────┐ ┌────────────────┐ ┌──────────────┐
│明确HiAP需求│ │优先与关键点：│ │开发国家HiAP策略与行│ │评价与报告：    │
│   ·进行自我评│ │  ·界定与分析要考虑│ │动计划：          │ │  ·评价健康与公平│
│    估，对相关│ │   的领域，联合收益、│ │  ·确定优先行动    │ │   性效应总结成功│
│    部门进行评│ │   利益冲突等    │ │  ·明确责任和义务，│ │   经验和教训    │
│    估      │ │  ·确定行动的优先领│ │   包括知识与技术  │ │              │
│          │ │   域与机会    │ │   共享          │ │              │
│          │ │            │ │  ·明确基线，设定  │ │              │
│          │ │            │ │   目标          │ │              │
└──────────┘ └────────────┘ └────────────────┘ └──────────────┘

┌─────────────────────────────────┐
│ 建立HiAP咨询与评估机制：          │
│   · 社区参与                     │
│   · 开展效果评价                 │
└─────────────────────────────────┘
```

图 1-6　将健康融入所有政策的国家行动框架

三、将健康融入所有政策在我国的发展历程

（一）爱国卫生运动

尽管"将健康融人所有政策"是外来语，但是新中国在成立以来的长期卫

生与健康实践中，一直有类似的做法和经验，其中爱国卫生运动就是跨部门合作控制健康危险因素并取得成功的典范。1952年2月29日，美国多架飞机侵入我国安东（今丹东市）、抚顺等地，播撒带有病毒、细菌的昆虫，对我国发动了细菌战争。为尽快恢复人民的生产、生活，粉碎敌人的细菌战争，毛泽东同志提出"动员起来，讲究卫生，减少疾病，提高健康水平，粉碎敌人的细菌战争"的号召。当年3月14日，政务院决定成立中央防疫委员会，任务是领导反细菌战，开展"爱国卫生运动"。3月19日，中央防疫委员会向各省、市、自治区发布反细菌战的指示，要求各地做好灭蝇、灭蚊、灭蚤、灭鼠以杀灭其他病媒昆虫的工作。同年12月31日，成立中央爱国卫生运动委员会，周恩来总理任中央爱国卫生运动委员会主任。爱国卫生运动的目的是运用群众路线的方法，组织全社会的力量，改善生活、工作环境，讲究卫生，除害灭病，保护健康，提高人民群众的健康水平。爱国卫生运动的方针是政府组织、地方负责、部门协调、群众动手、科学治理、社会监督。进入21世纪以来，国际社会逐步推广"将健康融入所有政策"的理念和做法，这一概念开始传入国内。

（二）健康促进

2005年上海市爱国卫生运动委员会加挂"上海市健康促进委员会"的牌子，这是国内首个健康促进委员会，委员会由副市长牵头，由32个政府机构组成，主要职责是推进健康城市和健康促进工作的政策和规划。此后，北京市也成立了由多部门组成的健康促进工作委员会，以协调健康促进相关工作。尽管部分地区开始了高层跨部门合作机制建设，但是长期以来，卫生与健康政策的制定仍然主要依靠卫生部门，很多地方尚未建立有效的跨部门合作机制。随着环境污染、食品药品安全、慢性病威胁等影响群众健康的问题日益突出，越来越多部门逐步认识到，解决这些问题不能仅靠卫生部门，而需要跨部门密切合作。

2012年5月，卫生部发布《中国慢性病防治工作规划（2012—2015年）》，提出各地要将促进全民健康融入各项政策，首次在国家级正式文件中提到"将健康融入所有政策"的理念和要求。但是在实践中，目前的慢性病防控政策仍然主要由卫生健康部门执行，非卫生部门工作多以被动实施为主，很少主动采取行动，跨部门合作缺乏可持续性和监督考核，难以满足长期防控慢性病的需要。

（三）将健康融入所有政策

我国正式引入"将健康融入所有政策"是 2013 年 6 月在芬兰召开的第八届全球健康促进大会，大会的主题就是"将健康融入所有政策"，我国卫生和计划生育委员会组团参加大会。此后，"将健康融入所有政策"的理论和策略被引入国内，迅速与我国在卫生健康领域的多年实践紧密结合，得到有关领导和专家的大力推广和研究应用。在 2013 年 8 月举办的中国卫生论坛上，卫生部部长、中国卫生论坛主席陈竺做了"将健康融入所有政策"的主题演讲，倡导在我国急需研究和实施"将健康融入所有政策"的策略，为建设健康国家而奋斗。这是国家层面首次公开倡导实施"将健康融入所有政策"，起到了非常好的宣传推广作用，不仅引起国家高层领导的重视，更促使更多专家学者致力于研究推广"将健康融入所有政策"。2014 年国家卫生和计划生育委员会启动"全国健康促进县（区）建设试点项目"，在国家级的政策文件中，第一次明确提出在健康促进县（区）创建工作中，"将健康融入所有政策"成为核心策略，并发文对各地应用"将健康融入所有政策"进行指导。此后，卫生部门针对多个健康问题推进实施"将健康融人所有政策"，如健康促进、爱国卫生运动、慢性病防控、食品安全、传染病防控等。

2016 年 8 月，中共中央、国务院召开首届全国卫生与健康大会，习近平总书记在讲话中提出了新时期卫生与健康工作的基本方针是"以基层为重点，以改革创新为动力，预防为主，中西医并重，将健康融入所有政策，人民共建共享"。要求各级党委和政府要全面建立健康影响评价评估制度，系统评估各项经济社会发展规划和政策、重大工程项目对健康的影响。这是中共中央、国务院站在新的历史起点上，对卫生与健康工作方针做出的重大调整，并正式将"将健康融入所有政策"作为这一方针新的、重要的组成部分，成为所有卫生健康工作的重要指针，是我国卫生健康发展史上具有里程碑意义的大事。"将健康融入所有政策"概念引入我国不久就上升为卫生与健康工作的基本方针，源于我国有着深厚的实践基础，一直在与健康相关的工作中贯穿着"将健康融入所有政策"的理念，有着悠久的跨部门开展健康行动的历史经验。更为重要的是，随着经济社会的发展，健康问题越来越成为备受广大群众和高层领导重视的发展性问题，政府下决心解决群众健康问题，"健康中国"被作为优先发展的国家战略，充分体现了政府"执政为民"的思想，超越了历史上其他任何时期，也是我国正在进行的社会主义建设的重要组成部分。

2016 年 10 月 25 日，国务院发布《"健康中国 2030"规划纲要》，进一步明确"将健康融入所有政策"作为新时期卫生与健康工作方针的重要组成部分，在健康中国建设中的重要作用。随后国务院办公厅下发的《"十三五"卫生与健康规划》，重申要坚持正确的卫生与健康工作方针，将健康融入所有政策取得积极进展。2016年11月16日，国家卫生和计划生育委员会等十部门共同发布《关于加强健康促进与教育工作的指导意见》，要求推进"将健康融入所有政策"，大力开展跨部门健康行动。各地区各部门要把保障人民健康作为经济社会政策的重要目标，全面建立健康影响评价评估制度，系统评估各项经济社会发展规划和政策、重大工程项目对健康的影响。2017年1月11日，国家卫生和计划生育委员会发布《"十三五"全国健康促进与教育工作规划》，在重点任务中再次提出推动落实"将健康融入所有政策"，进一步加大宣传力度，推动"将健康融入所有政策"落到实处。

"将健康融入所有政策"方针在国内的应用比较集中体现在健康城市和健康促进县（区）创建工作中。自2013年"将健康融入所有政策"的理论和实践引入国内，与国内多年来开展爱国卫生运动的实践经验高度契合，并在各地建设健康城市和卫生城市的工作中不断得到发展应用，逐步成为健康城市建设的重要指导方针。在全国爱国卫生运动委员会于2016年7月下发的《关于开展健康城市健康村镇建设的指导意见》中，第一次明确把"将健康融入所有政策"列入指导思想，要求坚持以人的健康为中心，针对当地居民的主要健康问题和健康需求，制定有利于健康的公共政策，将健康相关内容纳入城乡规划、建设和管理的各项政策之中，促进健康服务的公平、可及。这标志着我国健康城市建设工作全面实施"将健康融入所有政策"的理念和方法，站在新的历史起点上，从公共政策角度全面关注城市人群健康。2016年11月，全国爱卫办印发了《关于开展健康城市试点工作的通知》，标志着新一轮健康城市建设在全国全面启动。在这一重要文件中，特别强调"将健康融入所有政策"的重要理念，再次确立了其在健康城市建设中的指导地位。为了推进健康城市的建设，了解卫生城镇创建活动的成效，全国爱卫办委托第三方专业机构，根据中国国情、借鉴国际的经验，研究建立了包括健康环境、健康社会、健康服务、健康文化和健康人群5个方面、44项指标构成的健康城市评价体系，并对获得国家卫生城市称号的247个城市进行了评价。评价的主要结果显示，各个城市都积极地推进实施"把健康政策融入所有政策"方针，绝大多数城市都印发了健康城市建设的政策文件和发展规划。各个城市人群的健康状况明显高于全国的平均水平，如人均预期寿命比全国高2.7岁，婴儿死亡率降低了60.5%，孕产妇死亡率降低了57.2%。环境卫生状况明显高于全国的平均水平，如生活垃圾集中处理率比全国高 26％，城乡环境卫生状况及生态环境明显改善。健康服务体系更加健全，每千人口执业（助理）医师数高于全国 24.9％。居民健康素养明显提高，城市人均体育设施用地面积高于全国 80.7％，经常参加体育锻炼的人口比例高达 22％。

健康城市作为卫生城市的升级版，与国际先进理念充分接轨，以健康城市建设为平台，推进实现联合国可持续发展议程。2016 年，在第九届全球健康促进大会上，国际和国内百名健康城市市长共同倡议并签署了《健康城市上海共识》（以下简称《上海共识》），与《2030 可持续发展中的健康促进上海宣言》共同作为大会的主要成果文件。在《上海共识》中，百名健康城市共同承诺把"将健康融入所有政策"作为五大基本原则之首，将健康作为所有政策的优先考虑。

2014 年 9 月，国家卫生和计划生育委员会利用中央转移支付资金，在"全国健康素养促进行动项目"中，正式启动全国健康促进县（区）创建试点工作，"将健康融入所有政策"成为创建工作的核心策略，标志着"将健康融入所有政策"在我国进入实质性全面应用阶段。截至 2021 年 1 月，已完成 3 批试点工作，由各省份推荐县（区）参与创建国家级健康促进县（区），并在国家级试点基础上积极拓展省级试点。为推动健康促进县（区）创建工作，落实"将健康融入所有政策"策略，制定有利于人群健康的公共政策，国家卫生计生委制定下发《健康促进县区将健康融入所有政策工作指导方案》。这是我国第一份专门针对"将健康融入所有政策"策略制定的文件，在健康促进县（区）创建工作中进行全方位试验。几年来的全国试点工作证明，健康促进县（区）创建在统筹应对区域健康问题方面形成了非常有效的工作模式，积累了许多宝贵经验，已日渐成为我国健康促进与教育工作的重要抓手，成为落实健康中国战略的重要举措。

本章小结

随着疾病谱和死因谱的转变，慢性非传染性疾病已成为人类主要的疾病负担，而不良行为因素是慢性病形成过程中重要的影响因素。改变不良行为生活方式，养成良好的生活习惯，能有效减少疾病的发生。健康社会决定因素的提出，帮助人们更全面、更深刻地认识到了社会决定因素对健康的影响。从健康社会决定因素出发改善健康，关键策略就是将健康融入所有政策。"将健康融入所有政策"是我国卫生健康事业发展必须坚持的重要方针，须一以贯之。

参考文献

[1] 李鲁. 社会医学 [M]. 5 版. 北京：人民卫生出版社，2017.

[2] 马骁. 健康教育学 [M]. 2 版. 北京：人民卫生出版社，2012.

[3] 马骁. 健康行为学 [M]. 北京：人民卫生出版社，1993.

[4] 赵黎. 新医改与中国农村医疗卫生事业的发展——十年经验、现实困境及善治推动 [J]. 中国农村经济，2019 (9)：48-69.

[5] 胡琳琳. 将健康融入所有政策：理念、国际经验与启示 [J]. 行政管理改革，2017 (3)：64-67.

[6] 国务院. "十三五"卫生与健康规划 [J]. 中国卫生，2017 (2)：9.

[7] 曾钊，刘娟. 中共中央、国务院印发《"健康中国 2030"规划纲要》[R]. 中华人民共和国国务院公报，2016，12 (32)：5-20.

[8] COMETTO G, FORD N, PFAFFMAN-ZAMBRUNI J, et al. Health policy and system support to optimize community health worker programmes：an abridged WHO guideline [J]. Lancet Glob Health，2018，6 (12)：1397-1404.

[9] BROWNE G R, RUTHERFURD I D. The case for "environment in all policies"：lessons from the "health in all policies" approach in public health [J]. Environ Health Perspect，2017，125 (2)：149-154.

[10] 世界卫生组织. 用一代人时间弥合差距：针对健康社会决定因素采取行动以实现卫生公平 [M]. 日内瓦：世界卫生组织出版社，2008.

[11] Commision on the Social Determinants of Health (CSDH). Closing the gap in a generation：health equity through action on the social determinants of health [R]. Geneva：World Health Organization，2008.

（赵莉　文进）

第二章 政策制定

▶**本章导读**

政策是政党、国家机关和其他政治团体实现特定目标或完成某项任务而制定的行为规范和指南，包括一系列法律、法规、路线、方针、战略、策略、计划和措施等。政策制定是政策主体针对政策问题提出一系列可接受的方案或计划，并经过分析、论证、合法化等程序最终形成上述各类正式政策的过程，也是"将健康融入所有政策"最重要的环节。本章从政策的特点和功能出发，分别从政策制定的原则、政策制定的模式、政策制定的过程及政策制定理念的演进等角度对政策制定相关概念、方法、步骤及应用进行了介绍。

第一节 政策制定概述

一、基本概念

（一）政策概念与分类

政策（policy）的定义很多，《辞海》将政策定义为国家、政党为实现一定历史时期的路线和任务而规定的行动准则。国外有学者认为，政策是一种含有目标、价值与策略的大型计划。现代政策科学认为，政策是指政党、国家机关和其他政治团体在特定环境和一定历史时期，以特定价值取向为引导，为实现特定目标或完成某项任务而制定的行为规范和指南，是一系列法律、法规、路线、方针、战略、策略、计划和措施等的总和。政策一般包括总政策、基本政策和具体政策。

1. 总政策

总政策是公共政策主体在一定历史阶段为实现一定的目标或完成一定任务

而制定的指导全局的总原则。总政策处于公共政策体系中的最高等级,在公共政策体系中,总政策一般只有一个,它是基本政策和具体政策制定和运作的基础,处于提纲挈领和总揽全局的指导地位。总政策的表现形式一般有以下四种:一是宪法,二是执政党的党纲,三是执政党领袖、国家元首、政府首脑的施政纲领和政策报告,四是执政党、政府的重要文件。

2. 基本政策

基本政策是公共政策的主体,是用以指导某一领域或某一方面工作的指导原则,是总政策在某一领域或某一方面的具体化。基本政策与总政策的区别在于:总政策是跨领域的、指导全局的综合性政策,在一定历史阶段内是稳定不变的;基本政策是某一领域内或某一方面的指导性原则,在不同的具体时期内具有不同的内容。基本政策的要素主要包括政策目标、战略重点、战略方针、实施原则等。

3. 具体政策

具体政策是不同层次的公共政策主体针对某具体问题而制定的具体措施、准则、界限性规定等。具体政策在公共政策体系中处于最底层,是基本政策的具体化,总政策、基本政策的目标和原则最终要靠具体政策贯彻和落实。具体政策包括策略、计划、措施和方案等。其中策略可以归于"具体政策"类,与"计划"是相同层次的概念。

【案例】

"健康中国"涉及的三类政策

2016 年国务院印发《"健康中国 2030"规划纲要》(以下简称《纲要》)是从国家战略的高度提出的宏伟蓝图和行动纲领,涉及多个领域。2017 年党的十九大报告中提出"健康中国战略",以政府施政纲领的形式进一步将"人民健康"上升到了优先发展的地位。《纲要》和"健康中国战略"作为十九大前后相当长的一个时期的总政策,影响着其他各个领域政策的制定。2019 年国务院又出台了《关于实施健康中国行动的意见》和《健康中国行动 2019—2030 年》,是对"健康中国"的具体化,分别成为实施健康中国战略的"路线图"和"施工图"。同期印发的《健康中国行动组织实施和考核方案》、后期发布的《健康中国行动推进委员会关于印发健康中国行动 2019—2020 年试考核实施方案的通知》及出台的评分细则,作为健康中国行动的具体政策,解决

"健康中国行动"如何推进、如何考核的问题，成为考核"指挥棒"。

（二）政策的构成要素

1. 政策主体

政策主体指影响或参与政策的制定和执行过程的人或组织，它主要解决谁来制定、实施、监督和评估政策的问题。它一般可以划分为立法机关、行政机关、政党组织、利益集团和公民等。

2. 政策客体

政策客体指政策所发生作用的对象，包括事和人两种类型：事指政策所需要解决的社会问题，人指受到政策规范或制约的社会成员。

3. 政策价值

政策价值指政策主体通过政策作用于政策客体而能实现自己的利益与意志，以及政策客体在政策作用下能够反映和体现政策的目标和效能。政策价值本质上是阶级或者集团的利益与意志的体现，它是政策基本要素的核心，是政策内容的灵魂。

4. 政策内容

政策内容指政策内部所包含的政治主体、客体、价值等组成的内部体系，是政策价值的具体体现，其构成要件包括政策主体、客体、价值、目标和内容、原则、方法、措施、适用范围和评价要求等。

5. 政策形式

政策形式是政策的外部表现方式。常见的政策表现形式有法律法规、规划、计划、方案、措施和条例等。

（三）公共政策与卫生政策

1. 公共政策

公共政策是公共权力机关经由政治过程所选择和制定的为解决公共问题、达成公共目标、实现公共利益的方案，用于规范和指导有关机构、团体或个人行动，主要以政府的法律、法规、决策和行动为表现形式，是政策范畴中最重要的分支。公共政策是政府行使职能的主要手段，可以被视为一种公共产品，涵盖了政府在经济、政治、社会、文化等各个领域的计划与行动。公共政策针对的是公共问题或群体性较强的问题，一般来讲，公共政策与社会政策有很大程度的重合，通常难以区分。

2. 社会政策

社会政策是指通过国家立法和政府行政干预，解决社会问题，促进社会安全，改善社会环境，增进社会福利的系列政策规定、行动准则、计划和措施的总称。广义的社会政策可以包括除经济政策以外所有与政治、社会、文化相关的议题，狭义的社会政策通常关注与公民社会福利相关的问题，也常被称为社会福利政策，如社会保障、养老、健康、教育、贫困及公共住房等。近年来，社会政策正在成为受到广泛关注的公共政策领域。

3. 卫生政策

卫生政策是社会政策的一个重要领域，从国家政策体系中派生，体现国家保障公民健康的目标、策略与行动，是最受人们关注的社会政策之一。卫生政策是推动卫生健康事业、大健康产业发展的重要手段，是实现健康中国战略的重要支柱，对于提升人民整体健康水平具有重要意义。所以，卫生政策指一个国家或地区的政府为保障公众健康和实现特定卫生目标而采取的行动方案和行动依据，主要包括卫生发展的目标、法律、法规、战略、方针、策略、计划和措施等。由于角度不同，对卫生政策也有各种理解。世界卫生组织将卫生政策定义为：在一个社会中为实现特定的卫生健康目标而采取的决定、计划与行动。从政策主体政府的角度出发，卫生政策是指政府为保障人民健康而制定并实施的以规范政府、卫生服务机构、公民等组织和个人的目标、行为指南、策略与措施的总和。从权力和过程的角度，卫生政策又可以看作是影响相关的卫生决策者与决策方式的总和。卫生政策与其他公共政策既有共性，又有基于卫生服务的特点，受经济发展水平、价值取向、人群健康状况、卫生发展战略、医药卫生体制及全球卫生治理环境等因素影响。随着健康中国战略和"将健康融入所有政策"的实施，其他政策与卫生政策之间的交叉融合将越来越广泛。

二、政策的基本特点

（一）利益倾向与政治性

政策主体包括政党、政府和社会团体，政策主体都是特定社会群体的代表，政策问题的认定、希望实现的目标和期望的行动都代表着本群体的利益，其价值取向必然影响到政策的制定，带有鲜明的利益倾向。卫生政策与公民利益密切相关，对保护人民健康、维护社会公平正义、促进社会和谐与政治稳定、实现人民幸福等具有重要意义。卫生政策不仅关系着国民健康，也关系着经济社会发展和执政者政治目标的实现，具有政治性。但是在发展战略方面，侧重于解决效率问题还是解决公平问题，不同的卫生政策制定者可能基于其利益倾向而有不同的选择。

（二）合法性、权威性和强迫性

政策作为社会、团体、个人行为的规范和指导，必须得到所涉及对象的认可和接受，无论是自愿还是被迫。政策合法性常在通过特定的法律程序、一套习惯性的程序或领袖人物的指示程序后取得，方可出台实施。任何一项政策都必须具有合法性，否则就不能成为一项政策。政策的制定必须具有权威性，合法性是权威性的前提。权威性的获得有两个途径：一是政策符合对象的利益而使其自愿服从，二是对象慑于惩罚而被迫接受政策，这样就使得政策又具备了强制性。

（三）社会性和公益性

任何政策都有明确的目标，这个目标不仅要体现主体政策所代表群体或团体的目标，而且要服务于整个社会的发展取向，这是政策的社会性。卫生政策以保障人民健康为根本目的，而人民的健康水平改善具有极强的公益性，卫生服务体系建设、医疗保险筹资、健康促进、政府职责都应充分体现公益性，提高居民健康水平，不应以追求经济利益为目标。

（四）系统性与复杂性

政策的系统性体现在政策层级和执行体系两个方面。政策层级通常表现为政策在统一框架内从总体政策向具体政策发展。政策的执行体系包括中央政府及其相关部门和机构、各级地方政府及其相关部门和机构。一项卫生政策的制定、实施涉及体制、筹资、服务提供、人力资源、监管、评估等复杂的因素，还隐含着政治导向、价值观念、文化习俗等诸多深层次的影响。这些因素复杂地交织在一起影响卫生政策的发展和走向。

（五）功能多样性与阶段性

社会是一个复杂而相互联系的有机整体，政策指向的行动可能牵涉方方面面，因而政策的功能不是单一的，既有政策制定者期望的正功能，也有事出愿违的负功能；既有易察觉的显功能，也有隐藏的潜功能；既有可预测的功能，也有始料未及的功能。如我国的计划生育政策在控制人口的同时也加速了人口的老龄化。

政策的制定和执行与当时的经济社会发展水平、公众健康状况、主要卫生健康问题等密切相关。当环境变化时，卫生政策的内容、手段甚至政策本身都需要相应调整。从政策实践看，无论是全球卫生治理，还是中国的各项卫生健康政策，都经历了若干发展阶段，具有明显的阶段性特征。例如，改革开放初期，针对当时的医疗卫生资源严重不足、政府负担较重、服务效率不高等问题，卫生政策的出发点主要是减轻财政负担、调动医院积极性，宏观上引入市场机制、微观上简单效仿企业改革。这一时期，在取得医疗资源供给方面成效的同时，让医院像企业一样自负盈亏、自我发展，造成了医疗卫生资源配置的不合理、卫生健康的公平性和公益性下降等问题。

三、政策的主要功能

（一）规制功能

政策可以理解为公共权威部门制定的有所为、有所不为的行为规则，公共政策在规范人和事的时候，必然要规定什么是可以做的，什么是不可以做的。公共政策是要防止那些公共权威部门不希望发生的行为或事件出现，体现了政策的规制功能。

卫生健康政策的规制功能就是通过各种规范化的手段，将与卫生相关的各种行为规范制约在法律、法规及道德伦理许可的范围内，并最大限度地保证各种卫生服务供给与分配的公平性、可及性与效率，最终确保政策目标的有效实现。由于卫生工作具有专业性强、服务信息不对称等特点，需要对卫生服务机构和人员的准入、卫生服务的质量安全、服务行为等进行严格规制。

（二）导向功能

政策能够引导组织及个人的行为和事物的发展方向。为解决某个社会问题，政府依据特定的目标，通过政策对人们的行为和事务的发展加以引导，使得政策具有导向性。政策的导向功能，既有行为方面的导向，也有观念上的导向。卫生政策的制定和实施会引起卫生人力、物力、财力等资源在空间和流向上的变动，这些变动影响人们的预期和行为，进而影响卫生政策目标的最终实现。

政策的导向功能从作用方式看，有直接引导和间接引导；从作用结果来看，有正导向和负导向。正导向是政策能够最大限度地符合人民群众的健康利益，有助于保障和提升公众的健康水平，而负导向则与保障群众健康利益、提升健康水平的政策目标背道而驰。负导向并非完全是由政策本身不正确造成的。因为政策是符合大多数人的利益而不是符合所有人的利益，所以即使是正确的政策，也有可能出现负导向，如药品集中招标采购政策实施后，出现了一种药品"一招就死"的反向作用。所以，决策者在充分发挥正导向功能的同时，要特别注意调整社会的利益关系，避免出现负导向。

（三）分配功能

利益是满足社会需求的资源，但资源是有限的，资源应当分配给谁，如何分配，什么是最佳分配，是政策分配功能涉及的三个问题。政策的基本目的之一就是将有限的资源进行公平合理的分配。如何公正地决定利益分配，就需要政策来调节，以减少利益集团之间的冲突。卫生政策的分配功能体现在价值和技术两个方面。价值上的分配要求政策制定时的价值理念和执行过程要遵循公平、合理的原则，技术上的分配是通过有效的机制设计和监督保障，实现分配的合理与公平。卫生资源是有限的，但人们对健康的需求却是不断提高的，如何实现卫生资源的公平合理分配，对卫生政策的制定和实施提出了很高要求。如2000年前，我国卫生资源配置多倾向于城市，占总人口少数的城市地区拥有绝大多数优质卫生资源，存在着严重的地区间不均衡现象。所以，从《卫生事业发展"十五"规划》开始，国家就对卫生资源配置进行调整，近年来我国西部、农村地区卫生资源配置状况有了明显改善。

（四）协调功能

政策的协调功能是指政府等公共部门运用政策，在对社会公共事务出现的各种利益矛盾进行调节和控制的过程中所起的作用。政策的协调功能主要体现在协调社会各种利益关系，尤其是在物质利益关系方面，从而实现社会的稳定和发展。

卫生政策的制定与实施涉及很多利益相关者，包括政府、公众、服务提供者、保险组织、企业、社会组织等。不同利益相关者在价值取向、目标和利益等方面不同，利益相关者之间的关系既有协调一致的方面，又有可能冲突的方面。卫生政策就是要协调不同方面的利益关系，使政策过程中的各个环节、各个利益相关者尽可能地协调一致，充分发挥各自能力，形成政策合力，实现政策既定目标。

四、政策制定原则

（一）政策制定概念

政策是一个复杂的动态系统，政策制定包含了问题提出与确认、问题议程设定、政策方案制订、政策实施、政策评价等一系列的行动。不是所有的问题都会成为政策问题，政策问题的提出、确认，以及如何进入决策议程是所有政策制定的前提。

政策制定是指政策主体针对决策议程之内的问题提出一系列可接受的方案或计划（即备选方案），并经过分析、论证、合法化等程序之后，最终形成正式政策的过程。

（二）政策制定原则

1. 一致原则

政策的目标和方向应与国家法律、法规和宏观政策保持一致。例如，卫生政策的制定，应以《宪法》关于发展卫生事业、保障人民健康的要求为基础，以国家法律法规和党中央、国务院关于卫生改革发展的政策为重要依据。政策制定要保持政策指向的社会利益与价值的协调，政策系统中各层次、各类型的要素和参与者之间要协调。

卫生政策关系到公民的健康权利与保障，应与社会治理的总体价值一致，但由于卫生资源的稀缺及人们对于卫生服务需求的不断递增，卫生政策制定过程中难免出现利益的不一致甚至冲突，要通过增加投入、改善分配等方式协调不同的利益关系，保持政策系统平衡和稳定，减少政策出台阻力。

2. 信息原则

政策制定依赖全面而准确的信息，以保证决策的科学性和合理性。政策制定要求对政策信息进行搜集、加工、传递、使用、反馈，进而将各种信息转化为决策依据。这一过程中，对信息全面准确的把握至关重要，这有赖于完善的信息收集与传递渠道，以及对信息来源与质量的把握与判断。

3. 系统原则

政策系统是社会复杂系统中的一个子系统。政策系统中各项具体的政策相互联系，彼此协调，形成了具有一定结构、层次和功能的开放性体系。卫生政策制定过程中要对卫生系统的结构、要素间关系，以及与外部环境的关系等有充分的认识和把握，要统筹考虑系统内部各要素、各层次之间的关系，以及外部环境的影响。卫生系统内部包含筹资、服务提供、人力资源、信息、药物供应等部分，同时又通过行政、市场、国家计划等形式与外部环境进行人力、资金、物质和信息的交流。卫生政策制定要有系统的观点，要将解决当前人民群众看病就医、健康需求方面的突出问题与建立可持续发展的科学合理的卫生体系紧密结合。

4. 科学原则

政策科学是一门综合性、应用性极强的科学，其对社会生活的影响力高于一般科学。卫生政策关乎人民的生命健康，对制定过程和保障措施要求更高，制定过程应严格遵循科学的规律和卫生健康发展规律，按照科学原则和方法进行，以尽量避免决策失误造成的损失。

5. 可行原则

政策系统面向未来，政策制定要具有一定的前瞻性。卫生健康政策制定要综合考虑社会环境、决策成本、社会大众的接受等因素，要对其在政治、经济、社会、科技、伦理等方面的可行性进行充分评估，在充分获取过去和当前信息的基础上，依据科学的方法对政策实施后的预期效果和走向加以预测。

6. 参与原则

政策系统面向大众，政策制定必须遵循法定的、科学的、民主的程序和方法，确保政策制定过程中有人民群众或政策目标群体的充分参与。

7. 动态原则

虽然政策内在要求稳定，但是社会不断发展，政策问题也在不断变化，政策需要保持一定的弹性，依据外部环境和执行过程中出现的问题进行动态调整。

第二节　政策制定的模式

一、理性模式

（一）理性模式的步骤

理性模式指政策决策者能够依据完整而综合全面的资料做出合理性决策。理性模式制定政策需要依赖程序，借此程序，决策者就能制定出一个有最大净价值的合理政策，即用最小的投入来获取最大的收获。效率是理性模式的最终目的。具体来说，理性模式的决策过程可分为以下步骤：①确认可操作的政策目标；②准备完整的政策方案；③建立各种价值标准及社会资源；④预测每一政策方案的成本与效益；⑤估计每个方案的净效益情况；⑥比较每个方案的优劣次序；⑦制定出理性和优化的政策方案。

（二）理性模式的局限性

理性模式虽然能够制定出最优化的政策，但实现这一目标需要满足下列条件：①知道所有的社会价值及其相对的重要性；②知道所有可能的政策方案；③知道每一政策方案可能产生的结果；④能估计政策方案所能得到的与失去的社会价值的比值；⑤能选择最经济、有效的政策方案。满足了这些条件，理性模式无疑是政策制定的较理想模式。然而在现实生活中，这种情况几乎不存在，因此理性模式的局限性非常明显，集中体现为：①世界上任何国家都不存在绝对中立的价值，即不存在整个社会共同认定、追求的价值目标。例如，在制定卫生发展政策时无法衡量追求公平与追求效益的价值比值。②政策目标难以操作化和量化，因为环境不断变化，不可预测。③资料难以收集齐全。收集及分析资料需要花费大量的时间、精力和金钱，代价极其高昂，而且决策者用于决策上的时间及分析资料的能力都非常有限。

二、渐进模式

（一）渐进模式的应用

渐进模式指制定新政策时只对过去的政策做局部的调整和修改，使新政策成为过去政策的延伸和发展。这一模式认为，一种和以往政策越不同的方案，就越难预测其后果，也越难获得大众的支持，其政治可行性也越低。所以，决策者不必每年都对现行政策进行全面审查，只要根据以往经验，在现有政策基础上实现渐进发展、小范围调整就可以了。

（二）渐进模式的优缺点

渐进模式有优点，也有其局限性。优点在于，政策制定较为稳妥可靠，决策者不必花很多时间去调查和寻找所有的政策方案，决策时目标也比较单一，只要注重纠正、减少现行政策的不足就行了，不必做整体上的调整，执行起来阻力也比较小。局限性在于，它主要用于变动不大的环境，用于对总体上尚好的现行政策的补充和修改。当环境发生巨变，需对政策加以彻底修改时，它就束手无策了，有时甚至会成为前进的障碍。从这个意义上说，渐进模式是比较保守的模式。如 2020 年年初，新冠肺炎疫情突然暴发，在春节前后已经波及全国，我国卫生应急体系、疾病预防控制体系、医疗物资保障均面对严峻考验，党和国家面对紧急情况，采取了诸多果断措施，几乎颠覆了既往疾病防控的政策体系，才使得疫情得到迅速控制。而西方一些国家则选择了渐进模式，只是对既往疾病防控政策做适当调整，导致疫情的大规模流行。

三、科学程序模式

（一）科学程序模式的特点

政策制定科学程序模式，就是运用科学研究的理念和方法，制定高价值政策的一整套思路、步骤和方法。科学程序模式的基本特征是以科学研究为基础，思考和回答问题的政策制定过程，其特点主要体现在以下方面：①制定高价值政策是该程序的基本目的，因此，程序的核心思想是表达如何才能制定高价值政策；②这个程序是一个过程，一个始终围绕如何达成基本目标的展开过程；③这个过程可以分解为若干个逻辑相关联的步骤，每个步骤均具有各自的目标、操作思路和常用方法，制定高价值政策有赖于各个步骤的目标实现；④高价值政策源于科学制定，政策制定过程是一个科学思考和回答问题的过程，或者说是以科学研究为基础的思考和回答问题过程；⑤高价值政策需要制定者和研究者共同努力、各司其职，政策制定的职责是科学地制定政策，而研究者则为科学制定政策提供科学、逻辑和合理的依据。

【案例】

《四川省"十四五"卫生健康发展规划》起草的模式

近年来，我国卫生健康相关政策的制定，尤其是较高级别的政策制定都遵循科学程序模式。如《四川省"十四五"卫生健康发展规划》的制定，在规划起草前由相关高校专业研究团队开展"四川省'十三五'卫生健康评估研究"和"四川省'十四五'卫生健康发展建议研究"两个项目，并向全社会广泛征集"十四五"卫生健康发展意见建议。通过广泛的人群调查分析、意见建议收集整理，专家结合国内外环境、国家大政方针、宏观卫生政策、四川省经济社会发展目标、四川省卫生健康发展定位等对"十三五"期间重点任务完成情况进行评估，对"十四五"卫生健康面临的问题、机遇、挑战、发展目标、发展策略、重点任务等进行定性和定量分析研究，为四川省"十四五"卫生健康发展规划的制定提供了重要的科学研究证据。在之后的规划起草中，卫生健康委相关处室组织了包括上述研究实施专家、卫生健康委相关处室负责人、其他机构的专家等多人组成规划编写团队，以上述研究报告为基础起草《四川省"十四五"卫生健康发展规划》。完成规划草稿仅仅是这个庞大的卫生政策制定工程中诸多程序中最基础的步骤，后续围绕高价值政策制定的一系列步骤逐步展开，完成整个政策制定程序历时近两年。

（二）科学程序模式的步骤

郝模教授提出了政策制定科学程序模式，以制定高价值政策为目标，将政策制定分解为若干逻辑相关联的步骤：政策问题确认、政策问题根源分析、政策方案研究、政策方案可行性论证、严密政策执行程序、政策系统评价、总结反馈确定去向。这七个步骤，每个步骤中均存在着相应的难点，需要政策制定者和研究者的共同努力、相互协调和优势互补。构建基础是以构建逻辑性、科学性、可操作性和合理性标准评价指标的信度和效度，确认政策学领域中"政策过程理论"的现状和不足；针对性弥补不足，形成政策制定科学程序的框架思路。而运用原则则是四个结合原则，即科研与国情结合原则、多科学交叉融合原则、定量与定性研究结合原则、研究者与决策者结合原则。高价值政策制定程序示意图见图2-1。

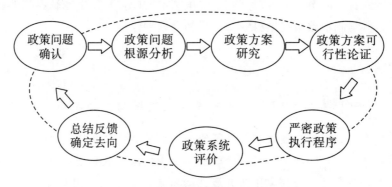

图2-1　高价值政策制定程序示意图

（三）科学程序模式的目标

政策制定科学程序，也可以视为政策研究的指导性研究方法，因为这一程序围绕制定高价值政策这一目的，进行为何要进行政策问题确认、为何进行政策问题根源分析、如何研制政策方案、为何要进行政策方案可行性论证、在政策执行过程中要注意什么、是否需要政策评价、为何要确定政策去向等七个问题的解答和逻辑联系的讨论，完整展示了政策研究所包含的主要研究目标和研究内容，能更好地帮助决策者制定出高价值政策。

第三节　政策制定的过程

一、政策问题确认

（一）政策问题的提出

所谓问题，就是社会事实状态与预期的差距。当社会大多数人感到某种现实状况与其利益、期望有较严重的矛盾和冲突，进而通过团体或组织活动，要求政府或其他公共部门采取行动加以解决时，这个问题就可能成为一个政策问题。政策问题的提出是政策制定程序的起点，标志着该问题已引起决策部门的注意，并有可能以相应的政策手段加以解决。政策问题的提出受国内外环境变化、社会预期、重大突发事件、领导人更替、执政理念变化、宏观改革等多种因素影响。政治环境、问题的严重性、可控制性、有无解决方案，政策行动者的能力、观念等因素可能影响问题的优先次序确定。政策问题主要由政府部门、政治领袖、政党组织和利益集团、大众传媒、各类政策研究组织等提出。例如，2020 年疾病预防控制体系改革就是因新冠肺炎疫情所引发，而 2009 年新一轮医改政策的出台就是社会问题向政策问题转化的生动实例。医疗卫生问题逐渐从一个社会问题向政策问题乃至政治问题转化，促使政府进行更大范围的改革行动。

（二）政策问题的确认

在每一个界定清楚的领域中总是存在着众多的问题是人们的共识。然而，对特定领域中究竟存在多少问题，哪些问题又是最重要的问题往往因为很少予以系统研究而难以达成共识。问题不可能在短期内一次性解决，但是可以排出优先解决的顺序，由此引出了政策问题的确认这一概念。

当一个政策问题被提出后，需要政府或相关公共组织加以确认和分析，目的在于明确问题边界、分析问题根源，以推动议程设定、政策制定和后续实施等。首先要确认问题边界，弄清问题的本质属性、实际范围，问题的严重性、影响因素和作用机制等，分析不同利益相关者的行为、价值取向和态度等。卫生政策问题的确认需要对卫生政策问题进行分类，明确问题的严重程度、优先次序，分析问题的影响因素和根源，掌握问题责任部门的权限、所拥有或者能获取的卫生资源，以及政策所要实现的目标等。

（三）政策议程的设定

政策议程是有关公共问题受到政府及公共组织的高度重视，并被正式纳入政策讨论或确定为需要加以解决的政策问题的过程。政府面临的社会问题很多，一些问题能够进入政策议程，而另一些问题则难以进入或被排除在政策议程之外，通常由问题的性质、政策方案的可行性及政治上的合法性等方面决定。例如，"看病难、看病贵"成为社会各界公认的热点问题，该问题具有解决的必要性，且有相应的思路与手段；同时，符合政治导向、社会氛围等要素，最终"看病难、看病贵"成为医改政策要解决的重要问题。从社会热点到相应政策的出台这一过程中，社会团体、研究机构、智库等政策倡导者都有广泛参与的机会，但是要善于把握有利的政策时机，收集和恰当运用有说服力的证据，并提出相对妥当的解决方案，才能更有力地推进议程设定。卫生服务高度的循证特点使得以专家为主体的证据供给者与倡导者的作用尤为突出。

二、政策问题根源分析

（一）政策问题根源分析的必要性

明确问题并不意味着问题的解决。对于政策制定者而言，依据根源能够研制出消除政策问题的"治本"策略；针对影响因素，能够推导缓解政策问题的"治标"策略；针对作用机制，能够研制"标本兼治"的策略。也就是说，"政策问题根源分析"是连接"政策问题确认"和"政策方案研制"两个环节的桥梁。但是对于复杂的重大社会问题而言，政策根源分析过程是一个费时费力、偏重技术的科学研究过程，所以往往这项工作主要由政策研究者承担。

政策制定者需要在理解"政策问题根源分析"的重大意义的基础上，有组织、有目的地引导和鼓励政策研究者针对领域内的重大问题，尤其是关键问题，展开超前的根源分析研究，避免"头痛医头、脚痛医脚"，凭经验直觉进行重大决策的基本途径。根源分析使政策制定者和研究者能够把握政策问题确认和根源分析两个步骤的动态任务链。

（二）政策问题根源分析的步骤

优先要解决的问题确定之后，要分析问题产生的原因，造成问题的原因可能很多，要抓住主要矛盾，确定主要成因。遵循"两点论"和"重点论"的思维，明确主要问题的主要成因后，还要进一步分析原因背后的深层次矛盾。通常采用归纳、演绎、逻辑推理、层次分析、多因素分析、卫生系统宏观模型、专题论证、专家咨询、文献论证等方法。近年来，在卫生领域，尤其是在很多具体政策的制定方面，基于客观证据或以其为政策决策依据的循证卫生政策研究方法得到了长足的发展，一些政策有严格而全面的科学证据支撑，大幅提升了对于政策问题根源的把握，甚至直接支撑政策的出台。政策问题根源分析的步骤如下：

（1）明确特定问题和信息基础。明确进行根源分析的特定问题和政策问题确认阶段所提供的信息。

（2）系统搜寻影响因素。①确定政策问题所在范围，明确政策问题在系统宏观模型中所处子模型；②系统搜寻政策问题影响因素，并罗列政策问题的影响因素，这些因素应与政策问题逻辑关联、运用运作规律能够透彻解释。

（3）确定政策问题根源。①确定影响因素与政策问题的关系，建立政策问题与各种影响因素的关系链。②确认根源、直接和间接影响因素。

（4）明确政策问题的作用机制，系统表达政策问题与根源、直接影响因素、间接影响因素之间的关系，建立作用机制。

（5）定量论证问题根源。①定量表述问题作用机制，确定根源、直接和间接影响因素对政策问题的影响程度和优先顺序。②多重论证主要结论，各方论证政策问题根源、影响因素及作用机制，明确其接受程度。

三、政策方案研制

政策方案研制是在明确了政策问题的根源、影响因素及其作用机制的基础上，分析推导解决政策问题的政策思路、明确政策目标，并就如何实现政策目标而研制出一系列政策方案的过程。通过政策问题的根源、影响因素和作用机制研究，政策制定者和研究者应该能够获得治本、治标和标本兼治的政策思路。然后依据治本、治标和标本兼治的政策思路，研制政策目标或目标体系、指标和指标值、具体配套措施和实施方法、资源配套等内容，从而形成解决政策问题的一系列政策方案。政策方案研制有一系列过程，包括推导政策思路、明确政策目标、构建政策方案轮廓、优化细节设计等环节。

（一）推导政策思路

政策思路是解决政策问题的基本设想，是政策方案研制的开端。不同政策思路可形成不同的政策方案，只有正确的政策思路才能够推导出科学的政策方案。政策问题根源分析的目标就是针对特定政策问题，研制能够推导治本、治标、标本兼治政策思路的问题根源、影响因素和作用机制。政策思路推导的理论依据和操作思路，就是把这种关系定性、定量表达出来，一般包括前期信息继承、政策思路推导、优先顺位推论等步骤。政策思路推导的基本思路是：根据特定政策问题的根源、影响因素作用机制，反向推论出三类政策思路。每一个特定政策问题，都有不同的根源和众多的影响因素。针对不同的影响因素，会形成不同的政策思路，不同的政策思路决定政策的不同性质。一般而言，明确了政策问题的根源就可以推导出治本思路；明确了政策问题的影响因素，就可以推导出治标思路；依据政策问题的作用机制或综合治标和治本思路就可以形成不同类型的标本兼治思路。

（二）明确政策目标

政策目标是政策制定者期望通过政策实施所达到的解决问题的社会效果或要避免的消极社会影响。政策目标是确立政策方向、引导备选方案的设计和筛选、政策执行和政策评估的前提和依据。卫生政策的目标要具体明确，既要有前瞻性也要有可行性，要注意多个政策目标的统一协调，避免目标之间的冲突。明确的政策目标是政策方案中不可缺少的部分。解决特定政策问题的政策目标包括总体目标和若干子目标，两者共同构成目标体系。总体目标和子目标可以用一系列指标来表达，如果这些指标被量化，可以得到相应的目标值及实现目标的期限。一个科学合理的政策目标，应当尽可能以定性和定量相结合的形式表达出来。明确政策目标一般包括明确政策预期、确立目标体系、政策目标量化等步骤。根据政策思路的类型，政策目标可以被划分为三大类：治本目标、治标目标和标本兼治目标。

（三）构建政策方案轮廓

构建政策方案轮廓是围绕政策目标和目标体系，寻求达成政策目标（包括子目标）的方法和措施，进而将这些方法和措施围绕目标和子目标有机组合，形成实现政策总体目标的方案轮廓。政策方案轮廓构建一般包括搜寻政策方法措施、明确政策的作用程度、形成政策方案的轮廓等步骤。方案轮廓是政策目标体系与政策方案之间的过渡性桥梁，使政策方案的设计有章可循，并保证所设计方案能够围绕政策目标的实现而展开。

政策目标的实现依赖于各子目标的实现，政策子目标主要是针对政策问题的根源和影响因素而确定，因此实现子目标的方法和措施，就是消除特定影响因素的方法和措施。实现特定子目标，可采用的方法和措施往往不止一个，所以即使政策目标相同，也可能因为采用的方法和措施不同，形成不同的方案轮廓。在任何一个特定政策方案轮廓的基础上，都可以深入设计形成特定的政策方案。不同的政策方案轮廓形成的政策方案也不同，特定政策方案轮廓因治标或治本的特征不同，根据其所设计形成的政策方案也有治标、治本之分。

（四）优化细节设计

科学的政策方案不应该停留在方案轮廓的水平，必须尽可能地保证定量目标值的达成。因此对政策目标的定量和对政策方案的细节设计是研制高价值政策必须要做的工作。但是，在一些特殊情况下，如定量的数据不可得、政策目标无法定量等，这时也只能以方案轮廓为蓝本，补充形式上的内容，作为政策方案提出。因此，需要对政策方案进行细节设计，对各种方法措施做进一步明确，包括各种方法措施的投入、各种方法措施如何协同等，以保证全面实现政策目标。政策方案优化细节主要包括对政策方案轮廓的初步筛选、论证资源条件、明确政策障碍、总结归纳前期成果、完善形式等步骤。

四、政策方案的论证

（一）设计政策备选方案

政策方案研制会形成一系列的政策方案，这些方案可以统称为备选方案。良好的备选方案应包括两个或以上，并且必须说明各自的优劣和得失，以供上级决策者考虑和选择。备选方案应该尽可能地把所有方案包括进去，并依据现实，适当超前。依据政策思路，备选方案一般分为标本兼治、治本、治标三类。按照解决问题的路径，又可由不同的方案构成。基于前三个步骤形成的备选方案理应具有较高的合理性，但是合理的方案不一定可行，合理且可行的方案也可能会有多个，这些方案解决问题的能力又往往各不相同，所以需要做进一步的论证。

（二）选定备选方案

这个步骤的主要目的是通过论证评估现有备选方案的价值、可行性，方案效果、方案风险等，选择备选方案。比较常用的方法有效用分析、层次分析、决策树法等。在初步选定方案后，通常还要通过试点或试用，以进一步完善备选方案。选择备选方案评选的标准主要包括：①政治合法性，与国家政治理念与治理思路相一致，体现社会大多数人的利益；②成本效益原则，即能以相对较少的资源获取最大预期的社会效益；③伦理道德标准，即符合社会普遍认同的道德规范和伦理准则。

（三）政策方案确定与合法化

在多个备选方案比较后，必须确定一个最佳政策方案。不同政策方案的提出者其价值取向和利益不同，掌握的知识和对问题的看法也不同，在政策方案确定的过程中，通常要视情况采纳，一些基本的原则包括一致同意原则、多数赞成原则等。获选方案还要由权力机关按照既定的法定程序予以审议和批准，才能转化为正式的政策而具有合法性，才能得到社会的认可与遵循。具备了合法性的方案具备了强制力，可以交付执行机关去贯彻落实。

第四节　政策制定理念的演进

一、政策制定理念概述

（一）政策制定理念的定义

政策制定理念是指国家政权机关、政党组织和其他社会政治集团为了实现自己所代表的阶级、阶层的利益与意志，以权威形式标准化地规定在一定的历史时期内应该达到的奋斗目标、遵循的行动原则、完成的明确任务、实行的工作方式、采取的一般步骤和具体措施的思想。政策理念贯穿于政策制定的全过程，是影响政策制定的重要因素。

政策制定理念是公共政策价值导向的集中体现，公共政策的价值导向应充分体现公共理性，并以此作为衡量公共政策质量的重要指标。政策制定理念具有多样性，从公共理性出发，政策的基本制定理念主要有生命至尊、公平至上、民主为用、法制优先、诚信为本、宽容为怀、自由为体、民生为天、以人为本、和谐为贵等。不同政府在不同时期可能奉行不同的政策制定理念。

（二）发展型政策理念

工业化、信息化和知识化是现代化发展的三个阶段，数字化、网络化和智能化成为知识化时代的典型特征，也是当代中国主要的时代特征。基于时代特征，衍生出了发展型政策理念，该理念强调知识经济时代中政策主体制定公共政策时应秉持的生态性的、学习型的价值观，主要内容如下。

1. 公平优位理念

效率和公平一直是公共管理的两大基本目标，传统政策制定一般是效率优位，而事实上，公共政策作为追求有效增进公平分配社会公共利益的调控手段，其价值观念不应只片面追求效率，更应追求公平。公共政策作为公共事务管理活动制定的行为准则，其价值目标也应当是公平优位的，卫生健康政策则更应体现这一点。

2. 科学化理念

政策主体需要树立科学政策理念，应及时搜集、整理、编辑、存储与传输有关信息网络，并运用到公共政策决策过程中去，从而减少信息搜集的不完全性和信息传输的失真。在这个方面，知证卫生决策最能体现科学化理念，但是目前存在一些领域证据研究严重不足的情况。知识经济的发展为现代化的公共政策提供了许多专业化的管理人才，这更使得公共政策主体运用科学的决策方法、遵循科学程序进行决策成为可能。

3. 民主化理念

知识化时代是民主参与的大众化时代，政策信息的公开化及公民文化素质的提高，使得大众参与经济、社会、政治决策的需求越来越强烈。公民直接参与公共政策制定成为时代民主政治的逻辑起点和核心内容。公共政策的民主化不仅仅指政策制定过程的民主化，而且指政策目标的民主化。

4. 法制化理念

为确保公共政策的民主化程度不断提高，需要政策主体树立依法决策的观念。依法决策意味着公共政策的制定和实施要以法律、公共管理智能和法定的政策权限为依据，不能超越法定政策权限，同时要避免沿用行政命令或强制性手段来解决公共问题，避免超越法律的主观随意性和长官意志。

5. 超前理念

超前理念要求政策主体必须前瞻性地预见一定时期的社会政治、经济、文化、科技等方面的发展情况，以确保公共政策制定的超前性、创新性。

二、我国政策制定理念的演进

（一）我国发展理念的演进

政策理念源自发展理念。发展理念是基于对发展内外部环境的科学判断，在客观分析发展现状、发展阶段、发展特征、发展问题及把握发展规律的基础上，归纳出有关"发展"的全局性、时代性、战略性的思想、理论或观念。发展理念是发展行动的先导，是管全局、管根本、管方向、管长远的东西，是发展思路、发展方向、发展着力点的集中体现。发展理念从根本上决定着政府的发展策略、措施与政策。1949年新中国成立以来，发展理念不断演进。新中国成立之初，根据国际冷战背景及国内生产力布局极不平衡的现实，我国形成并实施了均衡发展理念。基于这一发展理念，出台了一系列的方针政策，较大程度上改变了我国生产力布局极不平衡的状况，同时也维系了国家安全。改革开放以来，和平、发展与合作成为时代主题，根据不同时期的内外部环境变化，我国又先后形成并实施了非均衡发展理念、协调发展理念、科学发展理念和新发展理念，这些发展理念成为不同时期政策制定的根本指导思想。

2015年10月，党的十八届五中全会提出了"创新、协调、绿色、开放、共享"的新发展理念。新发展理念指明了我国的发展思路、发展方向和发展着力点，深刻揭示了实现更高质量、更有效率、更加公平、更可持续发展的必由之路，是针对我国经济发展进入新常态、世界经济复苏低迷形势提出的治本之策。2018年，新发展理念被写进《中华人民共和国宪法》，完整准确全面贯彻新发展理念成为我国新时代政策制定的主线。新发展理念直接影响了医疗卫生改革和事业、产业的发展理念。

（二）卫生健康理念的演进

1. 不同历史时期医疗卫生发展理念

从新中国成立初期到改革开放前，我国的医疗卫生事业作为社会福利的形式发展，鉴于新生的中国绝大多数地区缺医少药，为了建立惠及全民，低投入、产出的医疗卫生体系，政府明确了"面向工农兵、预防为主、团结中西医、卫生工作与群众运动相结合"的工作方针，指导医疗卫生事业发展及共享卫生政策的制定。改革开放到"非典"前后，为了增加医疗服务供给，国家提出政府责任退出、政府投入下降、社会力量进入等市场化理念，逐渐形成多元主体、自负盈亏的办医格局。2005年以后，政府责任在公益性导向中逐步回归，2009年出台的《关于深化医药卫生体制改革的意见》（以下简称《意见》）为新一轮医疗改革政策的制定画上了句号。其核心理念包括：以人为本、医疗卫生事业的公益性、人人享有基本医疗卫生服务、公平与效率相统一等政策理念重新主导医疗卫生事业的发展；将人民的健康作为最重要的价值取向，把维护人民健康权益摆在首位，把基本医疗卫生制度作为公共产品向全民提供；建立健全覆盖城乡居民的基本医疗卫生制度，为群众提供安全、有效、方便、价廉的医疗卫生服务；既突出强调政府在基本公共卫生服务中的主导地位，逐步推进基本公共卫生服务均等化，同时又要充分发挥市场机制，提高医疗卫生服务的质量和效率。医改十年，可以视为《意见》这一顶层设计的落实与具体化。2016年年底，中共中央办公厅、国务院办公厅转发《国务院深化医药卫生体制改革领导小组关于进一步推广深化医药卫生体制改革经验的若干意见》，其核心内容是建立医疗、医保、医药"三医"联动工作机制，成为继《意见》之后我国医疗卫生政策的"行动指南"。

2."以人民健康为中心"理念的形成

新中国成立七十多年来，医疗卫生领域取得了举世瞩目的伟大成就，探索和发展了一系列符合中国国情的医疗卫生政策，其政策理念随着社会经济的发展成功实现了从"以治病为中心"向"以人民健康为中心"的转变。这种成功的转变集中体现为2016年以来一系列围绕"健康"的大政方针及政策措施：2016年10月国务院印发《健康中国"2030"规划纲要》；2017年10月，党的十九大做出实施健康中国战略的重大决策部署；2018年3月，国家卫生和计划生育委员会被重组为国家卫生健康委员会，"健康"二字不仅反映了机构职责的变化，还体现了"健康中国"的战略定位和政策导向；2019年7月，国务院发布《国务院关于实施健康中国行动的意见》并印发《健康中国行动（2019—2030年）》。至此，"以人民健康为中心"理念的顶层设计已完成，在这个理念的指导下，全中国人民必将享受更多、更广、更公平的健康政策。

三、"将健康融入所有政策"的理念支撑

现代意义上的"健康"是一种整体健康观，不再是传统意义上的"无病即健康"，而是被赋予了极其深刻的时代内涵。它不仅指没有疾病或病痛，而且指一个人在身体、精神和社会方面都处于良好状态。既有躯体健康、心理健康，又有社会适应、环境健康、道德健康等。健康问题涉及面广，根据世界卫生组织的研究结论，影响健康的主要因素中行为与生活方式因素占 60%、环境因素占 17%、生物学因素占 15%、医疗卫生服务仅占 8%。过去粗放型的经济高速发展带来环境污染、土壤变质、水质不安全等生态环境的急剧恶化，引起身心健康损害、健康安全得不到有效保障等一系列问题。要破解健康治理面临的矛盾和问题，实现"以人民健康为中心"，必须加快转变健康领域发展方式和发展模式，基于国际经验，"将健康融入所有政策"成为健康事业发展的重要策略，而这个策略有其丰富的理念支撑。

（一）大健康理念

大健康是根据时代发展、社会需求与疾病谱的改变提出的一种全局性理念。它围绕着人的衣食住行及人的生老病死，关注各类影响健康的危险因素和误区，提倡自我健康管理，是在对生命全过程全面呵护的理念指导下提出来的。它追求的不仅是个体身体健康，还包含精神、心理、生理、社会、环境、道德等方面的完全健康。其提倡的不仅有科学的健康生活，更有正确的健康消费等。它的范畴涉及各类与健康相关的信息、产品和服务，也涉及各类组织为了满足社会的健康需求所采取的行动。树立大健康理念，这是由健康中国战略和健康事业自身特点所决定的。仅从政府履行公共健康职能来说，健康就不只是卫健部门一家的事，其涉及卫健、环保、体育等职能部门，同时宏观经济、交通、农业、教育、住房、就业等部门制定的政策都会对人民健康产生深刻影响。为此，树立大健康理念、大健康意识，形成大健康环境氛围，推动大健康管理体制和运行机制创新，在政策制定中不能就卫生抓卫生、就健康抓健康，必须跳出卫生的小圈子，要将健康融入所有政策，紧抓普及健康生活、优化健康服务、完善健康保障、建设健康环境、发展健康产业等重点环节，加快健康资源布局和优化配置，不断提高人民健康水平。

（二）健康中心理念

将理念从"以治病为中心"转变为"以人民健康为中心"是以人民为中心的发展思想在健康领域的具体体现。过去，医疗卫生以治病为工作中心，使得人们和社会把更多注意力放在有病治病上，带来了药价高企、用药过度等问题，"看病贵、看病难"问题社会反映强烈。与此同时，由于忽视疾病预防和健康危险因素控制，又产生了更多的健康问题。坚持以人民健康为根本，加快改变"以治病为中心"的旧观念，把卫生健康工作中心放到人民健康上来，就要将健康融入所有政策。建立健全与"以人民健康为中心"发展思想相适应的卫生健康服务管理体制机制，落实预防为主的工作方针，创建绿色服务新模式，最大限度地发挥个人和家庭、社会、政府部门的健康潜能和职能作用，普及健康知识，加强健康教育，增强健康意识，提升国民健康素养，实现涵盖全体人民的全周期生命健康。

（三）健康优先理念

健康优先理念要求把人民健康放在优先发展的战略地位。我国从国体、政体及基本经济社会制度上决定了卫生健康事业发展的宗旨、性质和目的，也决定了人民健康优先发展的基本价值取向。影响健康的因素具有广泛性、社会性、整体性的特征，涵盖宏观经济、交通、社会治安等基础因素，公共卫生、医疗卫生、慢性病防治、全民健身等直接因素，以及食品药品安全、生态环境治理与保护等外在因素，使健康治理的重要性和复杂性陡升，从而增加了健康治理的难度。树立健康优先的理念，切实加强人民健康制度的顶层设计，真正把人民健康放在优先发展的战略地位，就是要立足我国国情和阶段性发展特征，按照健康优先发展的要求，以健康问题导向为政策制定的出发点和落脚点，以不断满足人民日益增长的健康需要为核心，在制定经济社会发展规划中突出人民健康目标，在财政政策上向健康领域倾斜，加快推进健康领域供给侧结构性改革，着力解决医疗卫生服务和健康资源发展不均衡、不充分的问题，不断提高人民健康保障水平。

（四）共建共享理念

健康治理是综合性的社会问题，涉及政府、社会组织、企业、医院和公众等多个主体，需各主体共同参与、共同建设、共享成果，全民共建共享；需要坚持政府统筹，强化政府履行公共健康服务方面的职能，补齐健康发展短板；需要发挥社会协同作用，引导市场和社会力量广泛参与健康促进工作，为群众提供多层次、个性化的健康服务；需要扩大公众参与，构建多层次、差异化的公众参与全民健康路径，加快形成政府主导、市场参与、全民行动的共建共享健康发展氛围。共建共享就会增加基本医疗卫生服务的公益性，提高服务质量和水平，增强群众健康服务获得感，实现全民健康覆盖，为妇幼、老年人、残疾人等群体提供连续健康服务，增强群众获得健康服务的公平感，让群众在健康中国共建共享中有实实在在的幸福感。

（五）健康融入理念

将健康融入所有政策，就是要从健康影响因素的广泛性、社会性、整体性出发，强调政府统筹协调的责任，突出依靠群众，调动全社会参与的积极性、主动性、创造性。将健康融入所有政策，一方面，有利于进一步健全健康领域法律法规和政策体系，促进健康制度体系更加完善；另一方面，有利于解决好健康影响因素的问题，有效提升健康领域治理体系和治理能力现代化水平。树立将健康融入所有政策理念，有利于整合健康领域相关政策，形成推进健康事业发展的强大动力。这需要各级政府加强统筹协调，打破行政壁垒，实现部门政策协同、工作协作，在各项公共政策制定和实施过程中融入健康因素，把健康融入城乡规划、建设、治理的全过程，全面建立健康影响评价评估制度，系统评估各项经济社会发展规划和政策、重大工程项目对健康的影响，形成为人民健康服务的政策合力，全面提升人民健康服务的质量和水平。

本章小结

政策制定需要遵守必要的原则，遵照科学的模式，履行合法的程序，贯穿正确的理念。随着新一代信息技术不断将时代向知识化、智能化推动，政策制定的原则、模式、程序及理念也不断演进，以适应疾病谱、死亡谱的转变及人们对健康认知程度的不断提高。近年来，我国在政策制定时的系统化、科学化、信息化、民主参与及创新化程度较以往有显著提升，科学程序模式被越来越多地应用于各类政策的制定。在"以人民健康为中心"核心理念的统领下，健康中心、健康优先、共建共享、健康融入等政策制定理念贯穿了经济社会发展的方方面面，初步形成了"将健康融入所有政策"的大健康、大卫生格局，为"健康中国"建设提供了根本支撑和重要保障。

参考文献
[1] 张晋. 卫生政治学 [M]. 北京：科学出版社，2014.
[2] 郝模. 卫生政策学 [M]. 北京：人民卫生出版社，2013.
[3] 李鲁. 社会医学 [M]. 4版. 北京：人民卫生出版社，2012.
[4] 张蓉. 公共政策制定过程中的公众参与研究 [J]. 贵阳学院学报（社会科学版），2020，15（4）：4-8.

[5] 徐水源. 关于全面实施健康中国战略若干问题的思考——学习贯彻习近平总书记关于卫生健康工作的重要论述 [J]. 人口与健康, 2020, 273 (5): 37-40.

[6] 王家合, 赵喆, 和经纬. 中国医疗卫生政策变迁的过程, 逻辑与走向——基于 1949—2019 年政策文本的分析 [J]. 经济社会体制比较, 2020 (5): 11-16.

[7] 李洁. 从"制度"到"生活": 新中国 70 年来公共卫生政策演变 [J]. 中国公共卫生, 2019, 35 (10): 4-10.

[8] 曹琦, 崔兆涵. 我国卫生政策范式演变和新趋势: 基于政策文本的分析 [J]. 中国行政管理, 2018 (9): 86-91.

[9] 王立鹏, 赵丽丽. 中国社会转型时期公共政策价值理念转变创新 [J]. 边疆经济与文化, 2015 (4): 150-151.

[10] 张毅强. 国家发展战略与公共卫生政策变迁 [J]. 人民论坛: 中旬刊, 2012 (5): 2-5.

[11] 健康中国行动推进委员会. 关于印发健康中国行动 2019—2020 年试考核实施方案的通知 [DB/OL]. [2021-12-01]. http://www. gov. cn/xinwen/2021-03/31/content _ 5597139. htm.

[12] 健康中国行动推进委员会. 健康中国行动 (2019—2030 年) [DB/OL]. [2021-12-01]. http://www. gov. cn/xinwen/2019-07/15/content _ 5409694. htm.

[13] 国务院办公厅. 健康中国行动组织实施和考核方案 [DB/OL]. [2021-12-01]. http://www. gov. cn/xinwen/2019-07/15/content _ 5409585. htm.

[14] 国务院办公厅. 关于实施健康中国行动的意见 [DB/OL]. [2021-12-01]. http://www. gov. cn/zhengce/content/2019 - 07/15/content _ 5409492. htm.

[15] 四川省卫生健康委员会. 关于征集我省"十四五"卫生健康发展规划意见建议的公告 [DB/OL]. [2021-12-01] https://www. sc. gov. cn/10462/c108891/2020/11/27/b4419db1113442ad9ef5fb1ca7c91c44. shtml

[16] 中共中央国务院. "健康中国 2030"规划纲要 [DB/OL]. [2021-03-07]. http://www. gov. cn/xinwen/2016-10/25/content _ 5124174. htm.

(辛军国　蒋莉华)

第三章　政策执行

▶本章导读
　　常言道："徒法不足以行。"古诗里也提到"纸上得来终觉浅，绝知此事要躬行"。政策执行是政策过程中重要且相对独立的环节，近几十年来受到中外学者的关注。本章首先对政策执行的概念和内涵加以介绍，对政策执行研究的发展及主要的理论成果及政策工具的相关研究进行回顾；继而，在西学东渐的背景下，对中国场域下，政策执行研究的引入、发展，中外学者的研究概况及中国政策执行的特色加以介绍；最后，对"将健康融入所有政策"的实施情况展开案例分析。

第一节　政策执行概念

　　政策的阶段启发法把复杂的公共政策过程分为一系列易于分析的阶段或者环节，也吸引众多的政策学者们将某个政策阶段作为研究的对象，其中政策议程设置和政策执行更是研究的焦点。在从事政策执行的研究中，我们能够看到不同学者对这一公共政策阶段其概念和内涵的各种见解和主张。

　　西方学者关于政策执行内涵的定义，可以从以下几种视角进行分析：

　　（1）政策执行的行动视角。掀起政策执行运动的普瑞斯曼（Jeffrey L. Pressman）和威达夫斯基（Aaron B. Widavsky）提出，政策执行是在目标的确立与适应于取得这些目标的行动之间的一种相互作用过程。查尔斯·琼斯（Charles O. Jones）更直接地提出，政策执行是一系列使一个项目生效的行动，在诸多活动中又以解释（interpretation），即将政策语言转变为可接受和可行的计划和指示；组织（organization），即为使项目生效而建立的组织和方法；以及实施（application），即服务、款项或其他约定的政策工具的提供或政策目标的达成三种活动最为重要。

（2）政策执行的博弈视角。代表人物是巴达赫（Eugene Bardach），在其著作《执行博弈》中将政治学中的博弈理论应用于研究公共政策的执行问题。博弈理论认为政策执行过程是一种赛局（game），是政策参与者之间互动博弈并达成某种默契、妥协和退让的过程，政策执行的结果取决于参与者的竞争策略和各方博弈的结果。博弈理论提供了诠释政策执行的新视角，"使人们对政府运作的认知逐渐扬弃了传统静态的层级机制观点，并进而转变为以动态的府际关系（intergovernmental relations，IGR）为核心"。

（3）其他视角。例如，系统理论将政策执行看作是一个开放的政策系统，这个系统与周围环境不断进行物质、能量和信息交换，从而达到整个系统的目标。组织理论认为公共政策系统的运作过程本质上就是政治组织的运作过程，组织的特点决定了政策执行的成败。

另外，近年来实施科学（implementation science）开始发展起来，成为政策执行研究的新方向。实施科学是伴随全球卫生（global health）的发展而发展起来的。美国国立卫生院（National Institutes of Health，NIH）重视全球卫生规划和政策制定为全球卫生带来的好处，强调科学与实践和政策的整合，自 2002 年便开始立项资助实施性研究（implementation research）。实施科学的定义由 Eccles MP 于 2006 年在期刊 *Implementation Science* 中正式提出："用系统的研究方法，将能够促进研究结果和其他循证实践的证据运用到临床的日常实践中，从而提高卫生服务的质量和有效性。"我国于 2016 年起，在国家自然科学基金中增设实施科学的课题。实施科学并非建立干预实施的疗效评价，而是找寻影响有效干预措施"实施"的因素，基于这些因素，决定在一些卫生保健或公共卫生情境中是否采用具有循证证据支持的干预手段，同时利用相关信息开发或检验实施策略的效果。实施科学为政策执行研究的科学性和应用性发展带来了新的契机。

我国学者对中国政策过程的研究，始于对国外政策过程理论的引介；在此基础上，运用其概念框架分析和解释中国场域下的政策现象，同时进行本土理论和概念的创新。这也表现在对政策执行概念的阐释上。如陈振明在《公共政策学——政策分析的理论、方法和技术》中提到，政策执行是政策执行者通过建立组织机构，运用各种政策资源，采取解释、宣传、实验、实施、协调与监测等各种行动，将政策观念形态的内容转化为实际效果，从而实现既定政策目标的活动过程。这一概念包含上述行动视角的含义，同时也融入了中国政策执行的较有特色的内涵。如其中提到了"实验"这一政策执行行动。"政策试验"（policy experimentation）和"地方试验"（local experiments）成为研究中国模式和政策过程频繁使用的概念，而政策实施中采取实验的智识基础，是改革开放以来"摸石头过河"和渐进式政策过程路径的中国式政治智慧，被认为是中国经济腾飞的重要因素。

第二节　政策执行与政策过程

一、政策执行在政策过程中的地位与作用

经过几十年的研究，人们认识到政策执行对公共政策目标达成具有非常重要的意义。但在政策科学发展初期，政策执行并未引起人们注意。早期的研究视角多集中于政策制定，并且认为政策科学就是研究政策制定的学问。例如，德洛尔认为，政策科学的目标是政策制定系统的改进，提高政策制定质量，政策过程被相应地划分为元政策（即总政策）制定、政策制定和后政策制定。对政策执行的忽视，导致长期以来在政策过程链条上缺少执行这一环节。

对政策执行这一环节的忽视，涉及从政策科学假设到政治-行政理论及研究系统复杂等多元原因。米特（Van Meter）和宏恩（Van Horn）的总结如下。

（1）关于政策执行的天真假设——政策执行过程比较简单，按照政策文本人们知道如何实施，并没有值得学者关注的问题。

（2）以计划—项目—预算（PPB，plan-program-budget）为焦点，强调高层权威决策者的作用，忽视较低层次的行政人员在政策执行过程中的作用。

（3）政策执行研究的困难：执行过程边界不清，往往难以清晰界定相关行动主体，从方法论上看比较复杂，而且可能时间和资源消耗较大。

20世纪七八十年代，一些学者开始对忽视政策执行及其所带来的的问题进行反思和讨论。比较典型的案例是，普雷斯曼（T. L. Pressman）和韦达夫斯基（A. Wildavsky）考察分析了美国加州奥克兰市一个公共政策实施的案例。在那里，政府资助了两个建筑工程项目，希望借此为生活条件艰苦的人创造就业机会。然而，这两个公共项目没有得到很好的效果。两位学者对此开展研究，并指出，出现的问题并非因为人们对公共政策方案的内容有争议，也并非由于资金不足，而是因为公共政策执行不力。他们提出，政策科学如果从理论向行动转变，就必须认真关注政策执行，从而在政策制定与政策执行之间架起桥梁。此后，西方尤其是美国公共政策研究领域出现了一场研究政策执行

的热潮，形成了声势浩大的"执行运动"（implementation movement）。普雷斯曼和韦达夫斯基基于案例研究写成的著作《执行》（*Implementation*）的出版也被作为政策执行研究兴起的标志。

西方关于政策执行的研究在 20 世纪 90 年代达到顶峰，随后开始有所减少，但政策执行的许多谜底仍有待探索。奥图尔（O'Toole，2000）认为政策执行问题的复杂性与长久性决定了政策执行领域仍然需要更多、更好的实证研究，他认为政策执行研究应该关注行动者为应对政策问题而涉及的系统的知识内容。对政策过程理论的反思也日益增多。

政策执行被作为政策过程的一个阶段进行研究及成果的日益丰富，使政策过程理论本身也增加了给养。"对于政策过程的强调，使研究不再严格依附于在政治科学中逐渐增多的公共行政和制度的研究，以及在经济学偏好中的准市场研究……不同阶段的累积分析，清楚地证明了拉斯维尔所坚持的一种包含各种学科的政策科学方法，以及不同政策阶段相互作用的效果"。

政策过程理论在吸引众多学者关注的同时，也受到诸多批评。例如，引导学者们一次只关注一个阶段而忽视整个过程；许多公共政策研究者将政策过程看成一系列差异化的行为，如首先是界定政策问题、制定政策，接着由另外一些行为者执行政策，然后进行评估等；过于线性且缺乏因果关系等。

这种情况在中国尤其值得注意。政策过程理论建立的背景是西方政治制度、政府行为和政策实践，因此在用于分析和解释中国场域下的政策过程时可能会面临诸多挑战。中国"摸石头过河"的政策实践及中央控制下的"分级制政策试验"往往将政策过程的各个阶段引向系统视角，才能够更好解释。政策制定与政策实施的划分，各个阶段间的线性关系可能更加无法明确。例如徐晓新通过对中国新农合政策过程的分析，认为新农合制度发展初期"具体政策内容的充实完善是在政策框架的执行中逐渐完成的，也即最初的政策执行负有进行政策制定的任务，需要边执行，边探索，边丰富政策内容"。

几十年来，各个国家迥异的社会政治制度形塑了多样化的公共政策执行实践，国内外关于政策执行的研究探索已经可以呈现出一些大致的发展脉络和知识图谱，为人们更好的理解公共政策提供信息基础。

二、政策补丁

由于信息不充分性及问题复杂性等造成的理性的有限性，林德布洛姆（Charles E. Lindblom）认为任何公共政策的制定在现实中都是渐进主义的，即在执行过程中不断修改调整进行完善。因此，公共政策变迁和分析理论都认为政策过程是以问题构建为中心的，是包括方案选择、执行评估、绩效反馈、修正完善等环节的循环逻辑结构。

这种不断修正完善的渐进主义政策制定模式在我国国家治理中表现得更加明显（朱燕，2020）。我国改革开放以来经济社会取得巨大成就的重要原因是采用了"政策试点"治理机制。政策的制定是在局部试点的基础上"以点带面"，边推广边完善最后普及成为全国政策，因此很多政策的制定和执行过程中会出现多次改革调整或者打补丁。然而在我国政府治理尤其是地方政府治理过程中更值得关注的现象是在政策刚刚开始执行，甚至刚宣布出台就很快进行频繁调整修补。典型的例子如 2018 年天津"海河英才"行动计划在 8 天内连续对政策方案进行修改。这种快速而又频繁的政策修补引起了社会和民众的激烈争议，并被媒体称为"政策补丁"。

需要注意的是现实中的政策调整有两种，即结果反馈式调整和政策补丁式调整。结果反馈式调整是指公共政策在执行一段时间后根据效果评估的结果而进行修正，这也是一般意义上的政策调整；政策补丁式调整则是指政策刚刚开始执行还未经过规范的效果评估甚至还未执行就进行的调整。所谓规范的效果评估是指公共政策在经历至少一个完整执行阶段，即原有政策框架全面落地作用于目标群体后依据原有目标标准对效果进行的评估。政策评估与政策终结阶段之间发起的调整是结果反馈式调整，属于政策循环的合理环节，而政策制定完成与政策评估阶段之间发起的调整就是政策补丁式调整。

政策补丁包括 3 个方面的基本要素：第一，在结构要素上，有基准政策和补充政策甚至是多项补丁政策，并前后形成一系列政策安排，因此补充政策的出台不属于单个新的政策创立行为；第二，在关系要素上，补充政策是对基准政策的局部性补充或修改，而基准政策的基本框架依然延续，而不是对基准政策的终结或替代行为；第三，在时间要素上，补充政策的出现时间短，甚至是在非常迅速的情形下出台，基准政策刚进入执行阶段甚至刚出台还没执行，因此不属于常规意义上的政策调整行为。

基于以上 3 个基本要素，可以进一步将政策补丁与"朝令夕改"和"短命政策"两个最相似的现象进行比较区分：朝令夕改和短命政策尽管在时间要素上也是在短时间内发生变迁，但因其结构要素和关系要素上的差异，朝令夕改的变迁结果是政策替代，而短命政策的变迁结果则是政策终结。因此朝令夕改和短命政策都不属于政策调整现象，也就不同于政策补丁。

第三节　政策执行过程与偏差

一、政策执行过程

政策执行过程主要包括政策宣传、政策分解、物资准备、组织准备、政策实验、全面实施、协调与监控等环节。

（一）政策宣传

政策宣传是政策执行过程的起始环节和一项重要的功能活动。政策执行活动是由许多人员一起协作完成的。要使政策得到有效执行，必须首先统一人们的思想认识。政策宣传就是统一人们思想认识的一个有效手段。执行者只有在对政策的意图和政策实施的具体措施有明确认识和充分了解的情况下，才有可能积极主动地执行政策。政策对象只有知晓了政策，才能理解政策；只有理解了政策，才能自觉地接受和服从政策。因此，各级政策执行机构要努力运用各种手段，利用各种宣传工具，广泛、深入地宣传政策的意义、目标，宣传实施政策的具体方法和步骤。只有这样，才能为正确有效地执行政策打下坚实的思想基础。例如针对新冠疫苗接种的实施与推动各地就出台了很多别出心裁的宣传措施，"苗，苗，苗，我们一起打疫苗"的宣传语还登上了新闻联播。

（二）政策分解

政策分解就是通常所说的制定计划，它是政策实施初期的另一项功能活动，是实现政策目标的必经之途。没有一个长期的旨在取得重大成就的计划，是不能进行工作的。一般说来，一项政策的推出，往往只是指出政策目标实现的基本方向，比较抽象。要使政策执行顺利进行，就必须在这些基本原则指导之下，对总体目标进行分解，编制出政策执行活动的"线路图"，明确工作任务指向，使执行活动有条不紊地进行。

制定执行计划，应遵循下列原则：一是客观性原则。编制计划要切实可行，积极可靠，排除主观臆断；计划的各项指标，不保守也不冒进；既不是唾手可得的，也不是经过努力仍然高不可攀的；有关人力、物力、财力等条件，必须精确具体，切不可含糊笼统。二是适应性原则。编制的计划要有适应环境变化的弹性机制，特别是要有适应意外情况发生的防范机制。三是全面性原则。编制计划要统筹方方面面、理顺各种关系，切忌顾此失彼。计划应前后衔接，轻重缓急有层次，不同管理层次的计划各有侧重。四是一致性原则。要求政策执行机构内部各职能部门的工作目标和政策目标保持一致，上下级的政策目标保持一致，以增强组织上的统一性和方向上的一致性。

（三）物质准备

物质准备是保证政策执行顺利进行的经济基础，是必不可少的环节。物质准备主要指必需的财力（经费）和必要的物力（设备）两方面的准备。首先，执行者应根据政策执行活动中的各项开支，本着既能保证执行活动正常开展，又能勤俭节约的原则编制预算。预算必须报经有关部门批准后，才能执行。其次，应做好必要的设备准备，包括交通工具、机器设备、办公用品等方面的准备。只有做好充分的物质准备，才能有效地为执行政策创造有利条件和环境。

（四）组织准备

组织准备是政策具体贯彻落实的保障机制，组织功能的发挥情况直接决定政策目标的实现程度。确定政策执行机构是组织准备中的首要任务。选人用人是组织准备工作的中的重要内容。制定必要的管理法规制度，可以明确政策具体推行的准则和依据，保证政策执行有一个正常的秩序。

（五）政策实验

政策实验是政策实施过程中的重要步骤。政策实验既可以验证政策，如发现偏差，及时反馈信息，修改和完善政策，又可以从中取得带有普遍指导意义的内容，如实施的方法、步骤，注意事项等，为政策的全面实施积累经验。那些涉及全局关系的重大政策，非常规性政策特别是带有风险性的政策，受各种因素制约、难以进行精确定量分析的政策，缺乏政策经验、结果难以预料、后果影响深远的政策，都必须经过政策实验。我国新一轮医药卫生体制改革的实施就采取国家层面制定总体原则，各地因地制宜进行探索和试验，试验取得的经验和启示再进一步用于政策实施反馈，从而修改和完善政策的方法。

政策实验一定要按照科学方法来进行，政策实验步骤大致包括选择实验对象、设计实验方案和总结实验结果三个阶段。

1. 选择实验对象

选择实验对象或"试点"，要根据政策方案的要求进行。随便地找一个地方来试点固然不行。给试点创造得天独厚的特殊条件、"吃小灶"，人为地拔高"试点"，以此证明政策是正确完善的，更不可取。试点必须在全局情况中具有典型条件，这些典型条件应具有普遍性，所以试点也称为典型实验。

2. 设计实验方案

设计实验方案要周密。用于实验的政策方案可以是一个，也可以是两个或多个。对于范围较广、变化较大的复杂问题，应该设置相同条件下的对照组，以便从比较中得出科学的结论。在某些情况下，试点还可以采取不公开的方式进行，称为"盲试"，这主要是为了避免各种人为因素的干扰，防止失去试点的科学性。

3. 总结实验结果

分析和总结实验的结果是政策实验过程最关键的一个阶段。因为总结阶段要根据实验的整个过程和最后结果，检验、评估、修改、补充或者否定政策方案。这个阶段要注意以下几个问题：一是总结经验要实事求是，要对政策实施的整个过程和产生结果的所有原因进行全面系统的考察和分析。分清哪些是根本的主要的原因，哪些是非根本的次要的原因；哪些是必然性原因，哪些是偶然性原因。同样成功的结果，通常情况下可以证明政策方案是正确的，但也可能是偶然因素促成的。同样是失败的结果，可能由于政策方案本身的错误所致，也有可能由试验过程中的人为差错而引起。二是对成功经验要进行理性思考，要分析研究这些经验适用的范围和条件，要分清哪些经验仅仅适用于试点本身，哪些经验具有普遍意义。

（六）全面实施

政策的全面实施是政策实施过程中操作性、程序性最强，涉及面最具体、最广泛的一个环节。全面实施政策要求严格遵循政策执行的基本原则，充分发挥执行政策的功能要素，以保证政策目标的圆满实现。

（七）协调与监控

政策的协调与监控贯穿政策实施的全过程。协调工作做好了，才能使执行人员及其他有关人员做到思想观念上的统一和行动上的一致，才能保证执行活动的同步与和谐，才能提高工作效率，减少或杜绝人力、物力、财力、时间等方面的浪费。监控是政策实施过程中的保障环节。在实际的政策实施过程中，常常由于政策执行者认识上的差异等，造成对政策理解的失当，或者由于政策制定者与执行者之间存在利益差别的影响，使政策执行活动偏离政策目标，因而必须对整个实施过程加强监督和控制，以保证政策的全面贯彻和落实。

上述诸环节构成政策执行的功能活动过程。只有每个功能活动环节都做好了，政策执行活动才能顺利进行，才能取得预期的政策效果。

二、政策执行偏差

政策的有效执行是将政策目标转化为现实的唯一路径，在政策目标实现过程中，90％取决于政策的有效执行，方案确定功能仅占10％。执行效果有优劣之分，政策执行主体为了局部利益而罔顾公共利益，在执行政策过程中偏离公共政策预期目标和既定路径的现象被称为"执行偏差"。执行偏差在现实中普遍存在，表现为"有令不行、有禁不止"，"上有政策、下有对策"，地方或职能部门采取"选择性执行"或者"象征性合作"策略，从而导致政策执行的表面、扩大、异化或停滞。荷兰学者布雷塞斯与霍尼赫曾以"象征性合作"这一术语来描述执行偏差："地方政府假装合作，而实际上并未合作。在实际执行中，这种情况包括口头上支持中央政策，或以书面形式表态，但没有按照中央政府的期望做任何事情"，"如果中央政府的政策合作限制地方政府的政策空间，而中央政府又无法检查时，地方政府多会采取象征性合作的方式。因为地方政府不愿意公开拒绝与中央政府合作"。

公共政策执行问题始终是政策过程的难点所在。国际领域对政策执行的关注包含三种解释视角：自上而下视角、自下而上视角、整合—系统视角（Sabatier & Mazmanian，1979；Berman，1978；Goggin 等，1990；Matland，1995）。其中，Matland 的模糊—冲突模型具有较强的解释力和影响力。我国部分学者从政策属性、利益博弈、组织结构三个层面解释政策执行出现"偏差"的原因（任鹏，2015；韩志明，2018；陈家建，张琼文，2015），另有一些学者以模糊—冲突模型分析中国政策执行现象。然而，由于我国的体制背景和执行特征与西方截然不同，模型在中国的适用性还有待探析。本节将从中国的视角研究模糊—冲突模型的本土化，因我国大量学者已验证了模型中的"行政性执行"和"象征性执行"在我国的适用性（袁方成，康红军，2018；张继平等，2018；徐刚，杨雪非，2017；冉冉，2014）。

Matland 的模糊—冲突模型从政策本身所具备的模糊性程度和冲突性程度出发，分析执行过程和划分执行类型：①对于低模糊性、低冲突性政策，执行者趋向于采取"行政性执行"，基层执行者所掌握的资源饱和程度决定政策落实情况。②对于低模糊性、高冲突性政策，执行者趋向于采取"政治性执行"，不同执行者的权力差异决定政策执行结果。③对于高模糊性、低冲突性政策，执行者趋向于采取"试验性执行"，处于不同情境状况下的基层政策执行，资源参与者是执行结果的决定性因素。④对于高模糊性、高冲突性政策，执行者趋向于采取"象征性执行"，地方情境因素和受其影响的地方竞争集团是影响政策结果的枢纽。

三、政策执行的演进

丁煌（2010）认为西方国家在政策执行方面的研究形成了三个重要的发展时期：第一代偏重政策执行实务、个案研究及坚持自上而下的政策执行研究路径；第二代偏重自下而上的政策执行研究路径；第三代强调政府机关间的网络关系与政策执行力表现的研究路径。除此之外，对政策工具的研究也占据重要的篇章，以下将从这四个方面进行介绍。

（一）政策执行研究的自上而下模式

自上而下（top-bottom approach/top-down approach）研究的主要贡献在于强调政策执行与政策目标实现之间的非直线性关系，大大拓宽了政策研究的视野（贺东航等，2011），并产生了一些经典的理论模型。史密斯（T. B. Smith）基于对"政策形成即意味着政策执行"的思辨与争论，于1973年提出了政策执行过程模型，认为利益群体、反对方，以及可能受政策影响的个人或团体经常试图在政策执行环节而非政策制定环节产生影响，因此政策执行环节可能受更多因素的影响，"理想化的政策"（idealized policy）、"执行机构"（implementation organization）、"目标群体"或"政策对象"（target group）、"环境因素"（environmental factors）为其中四大因素（Smith，1973）。四大因素之间又会通过互动形成张力（tensions），导致政策执行可能不按决策者预想的进行（图3-1）。史密斯（Smith）提出的模型首次对影响政策执行的重要变量给出了一个相对简洁清晰的概念框架。王丽等用该模型分析了我国预防接种政策和疫苗接种实施情况。

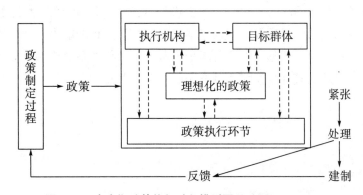

图3-1　史密斯政策执行过程模型图示（Smith，1973）

美国政策学家范·米特（van Meter）与范·宏恩（van Horn）认为政策执行问题不只如史密斯论述里提到仅仅存在于发展中国家，在复杂组织形式下，政策执行问题具有普遍性。他们认为很多政策执行没有带来预期的政策效果，也可能发生在政策被认真执行的情况下，因为政策效果还受其他系统环境因素的影响。米特与宏恩于1975年提出的政策执行系统模型界定了6个被认为是决定着政策与政策绩效之间的变量：①政策目标与标准；②政策资源，是模型中最重要的变量，因为它们是政策有效执行的前提；③组织间沟通与执行活动，可以深刻影响政策执行者的意向；④执行机构的特性；⑤社会、经济和政策环境，对政策实施过程也有很强的影响；⑥执行者的价值取向（图3－2）。系统模型的贡献在于较早开始关注政策特征及执行者本身特性和价值观念对政策执行带来的影响。

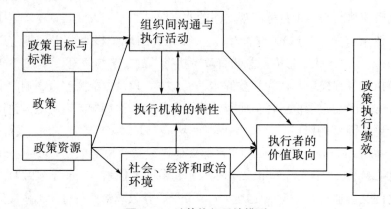

图3－2　政策执行系统模型

萨巴蒂尔（Sabatier，1980）认为政策本身建构着政策执行过程，并与马兹曼尼安（D. A. Mazmanian）于1979年提出了政策执行综合模型（Sabatier & Mazmanian，1980），综合模型（图3－3）包括三大类主要的变量：①政策问题的难易程度；②政策本身建构政策执行的能力；③政策本身以外的其他变量。这一模型不但充分考虑了制度与执行本身的诸多重要变量，还将政策本身之外的其他变量作为其框架的一个重要建构。

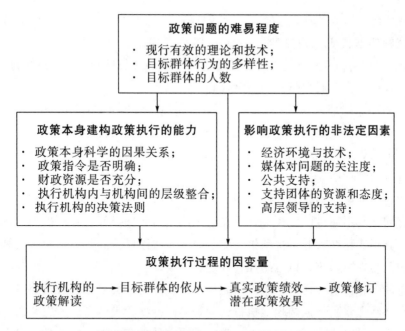

图3-3　政策执行综合模型图示（**Sabatier & Mazmanian，1980**）

　　自上而下的研究路径对于解释政策为什么会成功或者失败，给出了诸多丰富的变量和分析维度。聚焦于行动者之间的互动与环境影响的理论模型也开始产生，如麦克拉夫林（M. Mclaughlin）于1976年提出的互相调适模式，较早开始关注政策执行者与政策对象间的妥协与调适（陈振明，1998）[310]，并明确提出政策执行者的目标与手段富有弹性，可因环境因素或受影响者需求和观点的改变而变化。然而这一阶段的研究路径共同的属性是带有传统公共行政学的印记，将政策制定与政策执行区分开来，过于强调中央目标，关注中央行动者的目标和策略，忽视了其他行动者尤其是基层政府和官员在执行过程中的作用，忽视了基层官员的适应策略，也忽视了政府行为的意外结果（曹堂哲，2005）。这也决定了该研究路径在现实情境中可能遇到的问题与困境，并招致众多的批评。

（二）政策执行研究的自下而上模式

　　20世纪70年代末，自上而下政策执行研究路径广受批评，在此情形下，逐渐形成了自下而上（bottom-top approach）的政策执行路径，又被称为第二代政策执行路径。自下而上模式更为关注政策执行者的自由裁量权和地方的自主性，是一种"追溯性推进"策略（Elmore，1979）。维泽尔勒（R.

Weatherley）与李普斯基（M. Lipsky）的街头官僚研究成为自下而上政治执行研究的典型代表（曹堂哲，2005）。随后，埃尔默（1979）的追溯性筹划（backward mapping）理论及赫恩与波特（Hjern & Porter，1981）的执行结构理论也成为自下而上路径的典型代表。

追溯性筹划理论认为与政策执行的向前筹划（forward mapping）不同，追溯性筹划是从政策所要解决问题中心的个人和组织的行为决策开始，到与之密切相关的规划、程序和结构，再到用以影响这些事项的政策工具及可行的政策目标的追溯性推论。

执行结构理论则认为"执行结构"是一种分析单元，介于市场与行政组织二者之间，其不通过设立权威，是在组织成员自我选择和相互作用的过程中形成的，其正式程度较低，行动集合体并非具有法律地位的实体，参与政策执行基于协商与妥协，政策执行的社会环境容易变动。

总体来看，第二代政策执行研究认为，既定的政策目标和政策结果之间并不存在必然性联系，强调政策执行活动是不同行动者表达自己意志并通过相互之间谈判而最终达成妥协的过程，其中基层官员扮演了重要的角色，它主张用政策和行动关系取代政策制定与政策执行的二分法，同时对复杂的政策执行现象进行了理论分析，界定了众多的影响变量，但如何将这些变量应用到各种各样的政策执行领域，缺少更充分的探讨与分析。

（三）政策执行的整合模式：超越"自上而下"与"自下而上"

第三代政策执行研究不再纠结于自上而下或自下而上，而是对各自力量的认识，并且将执行扩展到府际关系的范围，主张建立动态的执行图景，通过整合模式来研究复杂、多层次、多变量的政策执行问题（曹堂哲，2005）[50]。徐晓新的著作《社会政策过程：新农合的央地互动》就是从多元行动主体互动及中央、地方政府各自的行动逻辑和互动机制来理解我国新农合政策执行的过程。

门泽尔（Donald C. Menzel，2012）的组织间模型认为，执行成功不但依赖于组织自身的选择，还依赖于其他组织的选择。该模型将焦点集中在互动网络中组织的相对属性上，认为组织间的依赖包括资源依赖和结构依赖两个重要的方面。Goggin，Bowman，Lester 和 O'Toole（1990）的府际关系模型，则提出中央政府与地方政府之间具有冲突或合作关系，地方政府具有自主裁量权，可以解释中央政府计划的内容，也能够了解地方政府需要解决的问题，另外该模型认为不同时间、不同管辖权下具有不同的执行模式。萨巴蒂尔（Sabatier，1993）的政策变迁与学习模型，建立在政治系统论、精英理论和组织学习理论的基础之上，认为政策执行过程本身就是改变政策内涵、政策取向学习（policy-oriented learning）的过程。奥斯特罗姆（Ostrom，1999）的制度分析模型倡导多中心治理，许多在形式上相互独立的决策中心在竞争关系中相互重视对方的存在，互相签订各种各样的合约，并从事合作性的活动，成为审视政治、经济及社会秩序的独特方法。

麦特兰德（Matland，1995）的模糊冲突模型（ambiguity-conflict）则就模糊政策对政策执行的积极作用予以客观的肯定；尤金·巴达赫提出的博弈模式认为，政策执行有效与否，取决于各种行动者的策略选择（陈振明，1998）[311]。除此之外，还出现了更加动态和综合的政策网络理论，认为互赖行动者之间可以通过建立某种稳定程度的社会关系形态以促成政策问题或方案的形成与发展（O'Toole，2000）。

第三代政策执行的整合模式认为政策执行过程不仅贯穿着上下级之间的控制与互动，还受政策体系内其他行动主体谈判与竞争的影响。这一研究路径在一定程度上是对自上而下模式和自下而上模式的综合运用，试图把影响政策执行的各种变量组织化，研究积累的丰富成果尽管极具启迪思想，但众多变量的呈现，以及复杂的解释模型也引致了批评。奥图尔（2000）认为众多的学者在几百种变量的分析与解释中并未给出一个更为简洁的分析框架。而且随着各种观点的涌现，政策执行研究进入了多元观点的时代（吴锡涨，金荣枰，2005）。

（四）政策工具研究

政策工具（public policy instrument）又称为政府工具（government tool）、治理工具或公共管理技术（陈振明，薛澜，2007），是为了解决政策问题或实现政策目标，被决策者及实践者所采用的具体手段和方式（顾建光，2006），是"政府的行为方式，以及通过某种途径用以调节政府行为的机制"（欧文 E. 修斯，2001）。研究政策工具的著名学者萨拉蒙（2008）认为，公共行动的失败往往不是由于政府管理人员的无能或渎职，而是因为他们使用的工具或行动方式。20 世纪 70 年代之前，对于政策工具的系统研究较为匮乏（Peters & Nispen，1998）。20 世纪 70 年代末以来，伴随新公共管理浪潮，西方国家纷纷改进公共管理方式，引入市场机制和企业管理技术，以提高行政效率，增加公共管理的回应性，政策执行工具的研究也随之兴起。我国进入 21 世纪以来，伴随全球化的发展和计划经济不断向市场经济体制转变的迫切需要，也开始尝试管理方式、方法的创新，努力构建新的政府治理模式。政府治理方式和政策工具研究的发展与其对公共政策过程，尤其是政策执行过程细致入微的分析解释有关（陈振明，2007）。

1. 政策工具的类别

关于政策工具的类型，不同学者的分类反映了对公共政策过程的多样化视角和多维度阐释。澳大利亚学者欧文·E·修斯（Owen E. Hughes, 2010）认为供应、生产、补贴和管制是实现政府干预的四类手段，但这种分类没有考虑合同承包、公私伙伴关系及志愿性组织等市场化和社会化工具的重要性。英国学者胡德（Hood, 1983）将政策工具分为信息、权威、财力和正式组织。加拿大学者霍莱特（M. Howlett）和拉梅什（M. Ramesh）根据国家干预强制性程度将政府工具分为自愿性（非强制性）、强制性工具和混合性工具三类（Howlett & Ramesh, 2003）。这种划分方式比较常用，但其中混合性工具未将信息类传导工具，如信息和劝诫，与市场类工具，如补贴、产权拍卖、用者付费等区别开来，故而无法突出信息传导类工具政府约束力弱、引导性强的特性。美国学者萨瓦斯（Savas）从安排者、生产者、提供者的视角，按照政府干预程度将公共服务的提供方式分为政府服务、政府间协议、契约、特许经营、补助、凭单制、市场、自我服务、用户付费、志愿服务等 10 种模式（Savas, 2000），此 10 种模式被认为是跨距政府、市场与社会的连续光谱。英格拉姆与施耐德（Ingram & Schneider, 1990）提出了权威型、激励型、能力建设型、象征和劝诫型、学习型五种政策工具。萨拉蒙在其著作《政府工具》（*Tools of Government*）中对公共治理的各种工具进行了说明，其分类仍然是关注于政府的行动范围与职能，以及政府之外可以利用的其他手段（Salamon & Elliot, 2002）。陈振明教授（2004）借鉴新公共管理的理论，将政策工具划分为市场化工具、工商管理技术和社会化手段三类，关注政策工具的市场化和社会化发展趋势，但其将政府管制作为市场化工具，忽视了管制的政府基本职能属性。顾建光教授（2006）则将信息传导类工具与政府管制类工具、激励类工具一起作为三种重要的政策工具。我国学者朱春奎（2011）在 Howlett 和 Ramesh 提出的分类方式的基础上，进一步细分了次级政策工具，提出命令性、权威性工具及契约和诱因性工具等。

2. 政策工具的选择

加拿大学者霍莱特和拉梅什（2006）基于政府强制性程度和政策子系统的复杂性建立了政策工具选择的综合模型。Savas（2000）认为，区分公共服务的生产者与安排者，是界定政府和民间角色的基础，政府可以是公共政策的制定者和公共开支的提供者，但并非一定要担任公共服务的生产者；有些情况下完全只是充当公共服务的安排者，而把生产与提供的角色交由民间组织完成。而公共服务的生产者与安排者是合二为一还是区别开来，取决于两者成本与效益的比较。如果合在一起，意味着政府要建机构、设编制，即会产生行政成本；如果分开，政府则需要与提供服务的民间机构谈判、发包，又会产生交易成本，假如能够达到同样的政策目标，是否合一或分开取决于行政成本与交易成本的比较（顾昕，2006）。我国学者陈振明（2004）则认为政策工具选择还需要考虑如何将稀缺的资源在多元互异甚至矛盾的偏好之间进行排序，从而能够选择适于解决具体问题的生产者和提供者。而且政府一般会从有效治理的角度选择政策工具，而政策工具的有效性受多种因素制约，如政策问题的性质及政策工具本身的特点（唐贤兴，2009）。姚莉（2013）则将公共服务的类型，行动者和制度安排等变量纳入政策工具选择模型。

综合认为，政策工具的选择要根据工具本身的特点，还受到政策问题本身（公共服务性质）、政府能力、市场和社会发育情况及政策环境的影响，还要考虑利益相关者的态度以及执政者的价值偏好等。而且政策工具还具有动态性特征，会随着社会经济发展需要而发展变化，即使工具本身不变，政策执行主体运用政策工具的方式、策略也会发生变化（陈振明，2004）。总体来说，对于政策工具的运用，目前倾向于多元工具协同作用。Howlett和Ramesh（2015）对此进行了充分论述。宋华琳教授（2016）和胡颖廉副教授（2011）就认为食品药品监管有必要从单一的政府规制转向多种政策工具共同治理或协同治理。再如我国的新医改政策宏观工具采用政府与市场相结合，具体则是多元工具协同应用。在公共卫生服务领域以政府提供或政府购买服务为主，在医疗领域则采用政府主导建立全民医保形式保障公众医疗服务的可及性和可负担性，基本医疗服务多由公立医疗机构提供，政府对具有公益性的医疗服务产品提供一定补贴，但运转机制又纳入一定的市场因素以保持效率，一些特殊的产品如医美、牙科等则更多鼓励社会资本的进入。

第四节　中国政策执行研究

一、西方学者的视角和内容

早在西方世界掀起政策执行研究的热潮之前，热衷于比较研究的西方学者就将包括中国在内的发展中国家的政策过程作为重要的研究对象。较早提出政策执行过程模式的西方学者史密斯之所以将"政策执行"作为其研究的重要方向，就是源于他对第三世界公共政策宽泛性的理解与多方力量更可能在政策执行环节发生影响的认识（Smith，1973）[197]。关于西方学者对中国政策执行现象的研究，笔者认为可以分为以下几种视角：高层权威视角、制度创新视角与科层组织视角。

（一）高层权威视角

高层权威视角认为中国的政策执行是由政府高层来推动的，并较多以毛泽东、邓小平等中国杰出的领导人物的事例作为研究案例。典型的有鲍大可的《干部、官僚和共产党的政治权力》（Barnett & Voget，1967）。随后，戴维·兰普顿（Lampton）与李侃如（Liebertha）合著的《毛泽东之后的官僚、行政与政策制定》，约翰·P·伯恩斯（John P. Burns）与斯坦利·罗森（Stanley Rosen）合著的《毛泽东之后中国的政策冲突》，以及傅高义的《邓小平时代》等著作当中，都有相关的内容涉及。安德森·纳森（Andrew J. Nathan，1973）则从非正式维度的视角关注高层政府权威在中国政策过程中的作用。

（二）制度创新视角

制度创新视角关注的是中国在制度创新方面的经验与特色。诺斯（North，1990/1993）认为，中国的政策结构拥有非同寻常的适应能力，尽管执行过程中存在着巨大的不确定性，但它却允许用不同的方式来进行试验。西方国家一般依照依法行政的原则，对进入议程的政策会进行审慎的事前评估，执行部门不会没有立法依据就开展试验性的政策实施，从而也没有可能根据政策试验评估状况进一步完善政策（韩博天和石磊，2008）。韩博天（2010）虽然从政策制定的角度谈分级制政策试验对政策制定的重要作用，但客观上是在肯定中国的政策试验是政策执行的重要策略和模式。

（三）科层组织视角

改革开放后，伴随着西方管理思想的发展与中国经济社会制度科学化、规范化的进程，中国政策研究中科层组织的视角开始出现。典型的有谢淑丽（Shirk，1993）的《中国经济改革的政治逻辑》，内容是关于中国改革开放相关政策的实证研究；李侃如和奥克森伯格（Lieberthal & Oksenberg，1988）对能源领域政策过程的研究。李侃如（1995）的《治理中国：从革命到改革》则对新中国的管理机构设置进行了分析和讨论。Lampton（1974）基于对中国

"大跃进"运动（1958—1960）时期的卫生政策研究，认为中国卫生政策形成于不同的政策舞台（politic arenas）或不同的制度背景（institutional settings），压力、主张和资源也各不相同，决定了不同的政策过程。科层组织视角的研究认为，中国中央和地方各层级的政府和官员在政策制定和执行中扮演重要角色。中国的高层尽管极具权威，但却为中国条（中央到地方各层级）、块（各部门）建构的科层组织体系所分割（Lieberthal，1992），而这种割裂（segmented）与分散（fragmented）也形塑了相互之间讨价还价与共识达成是一个旷日持久（protracted）与渐近（incremental）的过程（Lieberthal，1988）。

总体来看，西方学者的研究因建立在西方政策科学的发展与积累之上，分析的理论性和系统性有很多可取之处，但也难免囿于西方化分析模式之隅。另外，鉴于国外学者对我国实证资料获取的局限性，目前，除科层组织路径对中国经济政策过程研究发现较多之外，其他的研究视角并未能够很好打开政策执行"黑箱"，揭示中国不同层级政府和不同部门之间动态关系的演进（徐晓新，2014）[13]。

二、中国学者的视角和内容

在中国，政策执行对整个政策过程的重要性曾经并不为人重视（胡业飞，崔杨杨，2015）。计划经济时期，地方政府作为政策执行者，只能听命于拥有绝对政治权威和经济优势的政策制定者中央政府。中央政府与地方政府维持着所谓的"命令—执行"模式（殷华方，潘镇，鲁明泓，2007）。之后，随着中国府际间权力结构的重新分配，大量政策执行问题开始出现，我国公共管理的实践者和研究者开始紧跟国外政策执行研究的步伐，推动着政策执行成为中国政策研究领域的一个重要课题。中国学者对政策执行的研究可以分为两大类，即政策执行现象的研究和政策执行机制的研究。前者注重对政策执行中现象与问题的呈现，后者则侧重对背后运行机制与行动逻辑的分析。

（一）政策执行现象的研究

中国学者认为，"变通"是中国政策执行的普遍现象，这是政策执行灵活性的体现，也是政策执行出现问题的重要原因之一。因为政策变通可能是合法的，也可能是违规的；可能是积极的，也可能是消极的（庄垂生，2000）[78]。对政策变通的分析类似于欧博文与李连江（O'Brien，Li，1999）关于中国选择性政策执行的分析。陈振明（1998）认为中国存在"求神似，去形似"，"不求神似，只求形似"，"既不求神似，也不求形似"三种典型的政策执行情形，其中第一种是正确的变通，其他两种则是对政策的歪曲。庄垂生（2000）[78]将政策变通的形式归纳为对模糊性政策重新定义和界定政策边界的自定义性政策变通；根据自身利益与偏好进行的调整性政策变通；有选择执行的选择性政策变通；内容和形式皆完全背离原政策的歪曲性政策变通。刘世定、孙立平则提出了打政策"擦边球"式的变通情形（制度与结构变迁研究课题组，1997）。艾云（2011）通过对计划生育考核政策执行过程的研究，将变通行为拓展至上下层政府之间的互动。

（二）政策执行机制的研究

中国学者对政策执行机制的研究又可以分为：①国外概念与理论的引介与运用，即对西方概念与理论加以译介，并运用这些理论概念框架解释中国政策执行；②本土理论的建构，即对中国政策执行经验进行总结，并在此基础上建构中国政策执行的理论框架。

1. 国外概念的引介与运用

国外概念与理论的引介如丁煌和定明捷（2010）对国外政策执行理论前言的述评；陈振明（2001）对西方政策执行运动的介绍；曹堂哲（2005）对政策执行三十年的回顾；张文翠（2015）利用政策执行的街头官僚理论分析"街头官僚"在政策执行中的行动逻辑与责任控制。

运用西方理论诠释中国政策执行的有对政策执行过程理论的研究，如潘凌云，王健，樊莲香（2015）基于史密斯的政策执行过程理论，对学校体育政策执行的研究；杨润勇（2007）对农村县级素质教育政策执行过程的研究；杨勇（2011）对水库移民政策执行的研究。基于政策执行系统理论的研究有唐璐（2011）对"家电下乡"补贴政策执行的分析，以及杨成伟，唐炎，张赫和张鸿（2014）对青少年体制健康政策执行的研究；邓念国（2005）对政策执行系统价值取向的分析。基于街头官僚理论的有刘鹏（2014）对食品安全监管执法的研究；周定财（2010）对乡镇政府政策执行的研究；付敏（2012）对基层执法人员政策执行的研究。近年来较多的研究则建立在政策网络理论的基础上，如李元珍（2014）基于政策网络视角研究重庆地铁票价政策执行，谭羚雁、娄成武（2012）对保障性住房政策的执行研究，侯云（2012）对流动儿童义务教育政策的执行研究，以及邓凡（2014）对异地高考政策执行的研究。另外，还有些学者跨学科使用经济学理论分析政策执行，如定明捷（2003）、李娜（2011）、张荣荣（2016）基于委托代理理论的分析，以及王鹏（2011）、于敏（2010）、张为杰和郑尚植（2015）基于公共选择理论的分析。

2. 本土理论的建构

北京大学宁骚教授（2012）提出的"上下来去"模型认为我国政策的社会认识过程和政策的社会操作过程在逻辑上区分为政策制定阶段和政策执行阶段，前者是经过"从群众中来"，即集中群众的认识和要求而形成政策；后者是经由"到群众中去"，将政策实施于群众之中。这一模型包含"政策的社会认识"与"政策的社会操作"两个过程，并分解为四个子模型：实事求是模型、群众－领导模型、民众－集中模型与试验模型（图3－4）。

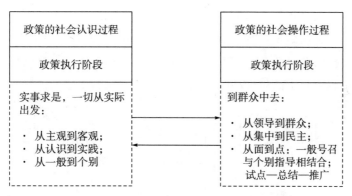

图3－4　中国政策执行的"上下来去"模型

（资料来源：宁骚. 中国公共政策为什么成功？——基于中国经验的政策过程模型构建与阐释［J］. 新视野，2012（1）：17－23.）

王绍光（2008）提出的中国政策的学习模式认为，中国公共政策成功的关键在于中国体制所具有的以学习能力为基础的适应能力，即面对环境变化等因素造成的种种不确定时，一个制度发现和纠正现有缺陷，接受新信息，学习新知识，尝试新方法，应对新挑战，改进制度运作的能力。王绍光以中国农村合作医疗体制几十年的动态历史演进为研究案例，将学习的两大类推动者（决策者与政策倡导者）和学习源的两大类（实践与实验），两两组合成四种不同的学习模式（表3－1）。

表3－1　中国政策学习的四种模式

学习的推动者	学习源	
	实践	实验
决策者	1	2
政策倡导者	3	4

（资料来源：王绍光. 学习机制、适应能力与中国模式［J］. 开放时代，2009（7）：36－40，26.）

贺东航和孔繁斌（2011）总结公共政策执行的中国经验为中国特色的高位推动，通过层级性治理和多属性治理，采用协调、信任、合作、整合、资源交换和信息交流等相关手段来解决政策在央地之间、部门之间的贯彻与落实问题（图3-5）。"人民至上，生命至上"，卫生与健康领域是事关我国亿万民众的大事情，因此涉及卫生与健康的政策往往由高位进行推动，促成各部门的协调与信任。"将健康融入所有政策"往往涉及跨部门工作内容，而科层结构的特征又决定这些部门可能是平行或平级的，这时就需要高位推动实现部门间合作。例如，新农合政策实施的有效举措之一，就是由当时分管卫生工作的副总理任部际联席会议组长，"可以在各部门提出不同意见时居中协调，最终通常以副总理拍板的意见为准"。武汉发生新冠肺炎疫情时，习总书记亲自指挥、亲自部署，也起到了高位推动的作用。

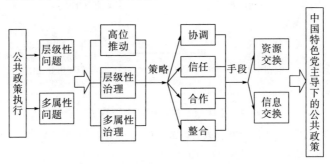

图3-5　公共政策执行的中国经验

（资料来源：贺东航，孔繁斌. 公共政策执行的中国经验［J］. 中国社会科学，2011（5）：61-79.）

利益分析在中国也作为一个取得普遍认同的政策执行分析框架（贺东航，孔繁斌，2011），可以用来探究政策执行现象背后的机制。丁煌认为，政策执行主体的行为本质上受利益驱动，不了解利益与政策及与政策执行行为之间的关系，我们就无法深刻理解政策执行的内在机理，不进行利益分析，就很难找出政策执行问题发生的症结和对策（丁煌，2004）。谢炜（2007）在其博士论文《中国公共政策执行过程中的博弈分析》中通过政策执行过程中不同利益层面博弈的系统性分析，提出了利益整合的多元化路径。尽管利益分析应用广泛，但目前学者还没有构建出具有指导性的理论框架。

还有一些学者尽管没有构建宏观的一般理论框架，但却对政策执行的运作机制及行动者的逻辑给出了具有中国特色的解释。周雪光（2008）认为基层政府与上级政府的合谋行为（collusion），是现行组织制度中决策与执行过程分离导致的结果。周飞舟（2009）提出的官员晋升的锦标赛体制，对中国地方政府在政策执行中的动力机制和创新动力来源做出了很好的诠释。而由周黎安（2014）提出的"行政发包制"作为一种混合治理形态，针对国家治理中中央与地方关系的现象进行思考，其中提出的"官吏分途"说使人联想起传统政治与行政的概念区分，但周的行政发包指的却是一项既定的公共事务，而非传统政治、行政中所针对的官僚机构。府际关系与政府互动视角也为近年来的研究所偏向，如清华大学马丽等人对不同层级政府在政策执行过程中的作用与互动机制的研究（马丽，李惠民，齐晔，2012）。林小英（2006）则关注政策部门的层级结构（如中央和省级教育行政部门）的互动，认为政策文本的可变通性及执行部门的自由裁量权此两种策略空间，拓宽了政府可执行方案的选择范围，导致执行过程的弹性化与执行效果的偏离。

三、中国共产党新时代政策执行的实践逻辑

在新时代中国政策场域中，政策执行不仅是我们党推进全面深化改革、领导人民治国理政、实现民族伟大复兴的有效工具和有力武器，更是习近平新时代中国特色社会主义思想贯彻落实的重要途径（任鹏，2020）。其中，人民利益实现、政治领导贯彻是我们党新时代政策执行的实践定位；坚持党的全面领导、强调高位推动是新时代政策执行的过程特点；讲求辩证思维、注重多元协调是新时代政策执行的主要方法；遵循行为逻辑、选用精准有效的政策工具是新时代政策执行的工具要求；强化制度约束、优化资源配置是新时代政策执行的实践保障。在本小节中将对新中国成立以来的政策执行特色进行分析。

（一）新中国成立以来我国政策执行原则与方法

作为政策过程的一个重要环节，政策执行的有效与否关系到整个政策的成败，中国共产党在长期的革命和建设实践中，高度重视政策执行问题，积累了丰富的政策执行经验，形成若干具有中国特色的政策执行的原则与方法。

1. 注重政策宣传

政策方案并不能自发地被接受，更不能自动地被执行，政策执行是人们的实践活动。政策要得到顺利实施，首先就要让目标群体对政策有所理解，而要做到这一点，必须注意政策宣传。中国共产党历来重视政策宣传工作。毛泽东同志在领导革命和建设中，着重强调做好党的路线、方针、政策的宣传教育工作，告诫人们政策和策略是党的生命，各级领导同志务必充分注意，万万不可

粗心大意。

2. 重视政策试验

重视政策试验是邓小平政策理论的一个基本内容，他指出："有些问题，中央在原则上决定以后，还要经过试点。取得经验，集中集体智慧，成熟一个，解决一个。"在 1992 年的南方谈话中，邓小平同志强调，改革开放胆子要大一些，敢于试验，不能像小脚女人一样，看准了的，就大胆地试。大胆地闯。重视政策试验是马克思主义认识论在政策执行过程中的具体体现，重视政策实验还可以避免损失，少走弯路。

我国改革开放 40 多年的历程，是一个不断进行政策试验的历程，我国的改革开放和现代化建设是前无古人，后无来者的，既复杂又没有现成的经验，因而更需要政策试验。总之，重视政策试验、一切经过试验，是一切从实际出发在政策执行中的体现，是探索新生事物的重要步骤，是推行改革创新的正确方针，是尊重群众、教育群众的重要方法。不经过试验就推广，那是蛮干，不经过试验就否定，那是武断，敢于试验、重视试验，既可以避免改革的失误，又使中国进入了一个新的历程。事实证明，重视政策试验是一项成功的政策执行经验。

3. 强制执行与说服教育相统一的执行手段

政策执行活动涉及面广、对象多，是一项复杂的活动，仅有说服教育或仅有强制执行都是不够的。"徒善不足以为政，徒法不能以自行"，因此，采取强制执行与说服教育有机结合的执行手段是我国政策执行的第三个特色。在社会主义革命和建设中，说服教育和强制执行有机结合的执行手段，同样也是我党方针、政策得以贯彻落实的可靠保证。强制执行与说服教育相结合，是马克思主义唯物史观和辩证法在党的政策执行中的创造性运用和发展。它把工作的立足点和落脚点确立在相信群众、依靠群众、尊重群众的首创精神上，找准了人思想发展变化的客观规律，准确地把握了启发人的自觉性与坚持党纪、国法的辩证关系。坚持强制手段与说服教育相结合，既能有效防止片面强调思想教育而造成放任自流、过分迁就的不良倾向，又能避免不做耐心说服教育工作而滥发命令、胡施惩罚的不良倾向。只有坚持强制执行与说服教育有机结合的方法，才能化消极因素为积极因素，带领广大人民群众为保证党的各项方针、政策的贯彻落实而竭尽全力。

4. 抓中心工作、以点带面的领导方法

这是中国共产党人在长期的政策执行中所形成的又一个特色。抓中心工

作、以点带面，就是要善于从纷繁复杂的工作头绪中找到并紧紧抓住最能影响全局、可以带动整个工作链条前进的中心环节，也就是抓住主要矛盾。

5. 政策执行能力现代化

政策执行能力现代化意味着各级、各部门和各单位能够全面提升公共政策执行的认同力、意志力、规划力、组织力、文化力和公信力，形成政策执行合力，有效推进新时期的改革全面向纵深推进。党的十八大以来，我国已推出了1600多项改革方案，这些政策举措在政策取向上相互配合，在实施过程中相互促进并且在改革成效上相得益彰，彰显出我国政府从中央到地方强大的政策执行能力，但是在政策现实中政策冲突是一种行政常态，在狭义上体现为调整同一社会关系、分配相同社会利益的不同政策规范之间及政策内部出现的矛盾现象；在广义上体现为所有在时间和空间上存在"非此即彼"选择关系的政策规范竞争。政策执行能力现代化表现为推动全面深化改革时，政策执行主体能够有效消解政策冲突，规避执行主体"非此即彼"的选择性难题，实现执行协同，发挥每一项政策对改革总目标的推动促进作用。

（二）中国共产党新时代政策执行的生动实践和论述主张

1. 新时期社会讲求辩证思维、注重多元协调的政策执行方法

无论从政策执行的"自上而下"途径来考察，还是"自下而上"途径来考虑，政策执行总是处于一定历史时空和具体情境之中，政策执行主体在政策执行中的选择和行动，都并非完全取决于执行主体的自主意愿，而是在一定理念指导下、在一定制度环境中的方法选择（任鹏，2020）。

（1）胸怀发展全局，实行辩证施策。立足大局，统筹全局施策。在新冠肺炎疫情防控期间，习近平强调："疫情防控要坚持全国一盘棋。各级党委和政府必须坚决服从党中央统一指挥、统一协调、统一调度，做到令行禁止。各地区各部门必须增强大局意识和全局观念。"打赢疫情总体战，要求我们必须在党中央统一指挥下狠抓责任落实，从全局出发提升统筹疫情防控和经济社会发展工作的协调力度和压实责任、落实监督的执行效度，有效规避地方党委政府"就近式"政策执行带来的政令不畅、"权变式"政策执行诱发的群体性风险，以及"自利型"政策执行催生的形式主义等"中梗阻"问题，使得我们的政策执行始终服务于防疫斗争的最终胜利。坚持全国一盘棋、实施省市对口支援、统筹打好疫情防控与复工复产"两个战场"，这些都表明我们党在政策执行上更具全局性、更求协同性、更重大局性，这是新时代面对复杂多样的斗争时政

策实践的必然选择。只有立足发展全局，辩证施策，在执行过程中扛起责任，确保政治定力和初心不变，才能在时代征程中赢得主动、在新的伟大斗争中赢得胜利。

（2）立足政策系统，强化政策协同。唯物史观强调将社会视为一个"社会有机体"，以此实现对社会发展的整体把握。政策协同就是要将施加于各个领域的政策有效地组织起来，形成政策合力，推动整个社会的协调发展。首先，要面向人民群众开展政策宣传，促进政策观念认同。党的十八大以来，习近平多次指出，要"注重加强改革宣传和舆论引导，加强改革政策举措的权威解读"，"让群众知晓政策、理解政策、配合执行好政策"。党中央结合党的十八大、十九大精神贯彻及党的群众路线教育、"三严三实"专题教育、"两学一做"学习教育、"不忘初心、牢记使命"主题教育，开展了多次全党范围的学习活动，并精心组织各层级面向社会公众的宣讲活动，向人民群众大力宣传党的会议精神、战略部署和政策举措，有利于在全社会统一思想、形成政策共识，把党的理论和路线方针政策变成人民群众的自觉行动，使政策执行的现实效果与人民群众的利益诉求保持方向上的一致。其次，要立足改革目标，促进政策协同，妥善处理"整体政策安排与某一具体政策的关系、系统政策链条与某一政策环节的关系、政策顶层设计与政策分层对接的关系、政策统一性与政策差异性的关系、长期性政策与阶段性政策的关系"，不断满足人民群众对美好生活的需要。最后，要放眼国际合作，促进政策沟通。新时代中国特色社会主义的发展是统筹国内国际两个大局的发展，不仅要关注国内各项改革政策的协调推进，也要充分加强国与国之间的政策沟通，就经济、政治、文化、社会、生态等方面的战略和政策进行交流，在坚持求同存异的基础上加强战略合作、形成政策合力、谋求互利共赢，在构建人类命运共同体的历史进程中推动国际合作和共同发展。

（3）针对现实环境，抢抓施策时机。政策执行的时机是影响政策执行效用的重要因素。政策执行作为我们党改造社会的行动方案，自然受一定社会时空条件的制约，这种制约不仅表现为政策执行依赖——只能在社会发展条件允许时执行政策，还体现为政策执行自觉——能否在社会条件具备之时及时执行政策。

（4）着眼执行主体，组织政策学习。注重政策学习是我们党一贯的优良传统。习近平强调："中国共产党人依靠学习走到今天，也必然要依靠学习走向未来。"面对新时代中国特色社会主义的发展现实，各种深层次矛盾亟待解决，人民对于美好生活的需要和不平衡不充分的发展之间的矛盾也处于动态调整当中，作为政策执行者的广大领导干部是否精准、全面、透彻地理解政策，能否在充分理解政策的基础上执行政策，直接影响到政策的落实效果。为此，除了必须组织政策执行主体加强政策学习外，更要使政策学习制度化、体系化，把重视学习、依靠学习、善于学习作为政策执行中实现政策意志统一、行动统一和步调一致的"内隐共识"，进而推进政策执行绩效的有效提升。

2. 遵循行为逻辑、选用精准有效的政策执行工具

概括起来，政策执行实践中蕴含的工具选择逻辑主要有以下4类：一是利益最大化逻辑。将实现公共利益作为政策执行的归宿，运用激励性工具充分实现政策执行系统中多元主体的利益诉求。二是"角色—认知"逻辑。强化政策执行主体的角色认知和使命担当，实现政策执行到位。三是"命令—控制"逻辑。运用政治性工具强化对政策执行主体的管理和监督，依靠国家强制力保障政策的有效落实。四是"情景权衡"逻辑。综合考量具体执行情景和执行资源，以选择更适合情景的执行工具和方式保证政策落实。

3. 强化制度约束、优化资源配置的政策执行保障

强化制度约束、优化资源配置的政策执行保障具有以下特征：一是突出顶层设计，构建有力的政策执行制度约束框架。特定的制度框架所建构的约束结构，会塑造政策执行主体的执行预期和行为偏好，引导其在符合政策精神的方向上进行执行创新和探索实践。二是注重法规执行，以政党执行力保障政策执行力。制度的生命力在于执行，用以监督保障政策执行的制度本身也面临执行问题。三是强化巡视监督，以动态约束保障政策执行。确保文件落实合意、政策执行有力的关键，还在于是否能够构建上下联动、全面覆盖的巡察监督网络对政策执行的过程效果实现动态约束。

创新激励机制，构建积极政策执行生态氛围，推进执行主体从内心信念到行为模式的激励优化，实现政策意图向政策蓝图的有效转化。重视教育引导激励，强化用人导向激励，不断激励执行主体施展才智释放政策潜能、提升执行效能建功立业。突出考核评价激励，将考核结果作为领导干部奖励惩处、选拔任用的重要依据，形成保障政策执行的强大激励机制。强调包容创新激励，能够更好地引导执行主体在遵规守纪的前提下敢闯敢试、开拓创新，增强政策执行的决心、信心和恒心，不断提升对政策执行的激励效能。突出待遇保障激励，使所有政策执行过程的参与者能够在政策落实中充分实现合理利益诉求，实现安心、安身、安业的统一，最大程度调动和发挥政策执行主体的积极性、主动性，提高政策执行水平。

优化资源配置,构建有力的政策执行环境保障。从政策执行的时空场域看,合意高效的政策执行不仅需要执行主体自身的政策角色认知、政策领会沟通、综合施策把握等能力,还需要政策环境对经费、人力、信息、权威等关键资源的配给和保障。

第五节　案例分析

一、"将健康融入所有政策"的政策实施

(一)全球"将健康融入所有政策"实施情况

近年来,我国越来越重视影响国民健康的多元复杂因素。2016 年,习近平总书记指出,"将健康融入所有政策"(HiAP)是"应当坚持的、正确的卫生与健康工作方针"。由此,对 HiAP 中国实践路径的探索与实践正式开始。"将健康融入所有政策"作为新时期卫生工作方针的重要内容,也可以看成是我国一项基本的卫生政策内容。根据琼斯提出的政策执行概念,政策执行包括三项主要的活动:政策解释宣传、组织资源构建和具体实施。目前 HiAP 在政策宣传层面做得比较充分,但在运行和实施机制构建及具体实施层面还处于探索阶段。

纵览国际,部分发达国家已经设计出符合自身国情的 HiAP 的实施与运行机制,并运用于实践。国际上大致包括以下几种模式:①多部门参与的永久性委员会模式。代表国家有芬兰、法国和斯洛文尼亚等。委员会为落实 HiAP 而专门设立,主要职责是处理健康相关的政策和项目。②基于高层领导承诺和现有组织体系的实施模式,代表地区为南澳大利亚。该模式由高层领导作出执行承诺,健康部门协助,并通过现有的跨部门委员会进行具体的领导、沟通和实施工作。③临时机构模式。以东欧一些国家如乌克兰、塞尔维亚、阿尔巴尼亚等为代表。临时机构由相关政府部门组成,偏向于解决具体的健康问题;④立法模式。代表国家有泰国、挪威等。例如,《泰国健康促进法》规定国家的烟草和酒精消费税的 2% 用于健康促进活动;2007 年颁布的《国家健康法案》指出,要确保公众拥有因政策实施和项目开展所致的健康影响知情权,并有反馈意见的权利和渠道。挪威立法积极开展健康影响评估,促进多部门合作。

我国在跨部门协调与实施机制上也有很好的实践经验。我国 20 世纪 50 年

代以下设立的爱国卫生运动委员会是各级政府关于卫生事业的议事协调机构，由党、政、军、群等多部门组成，其办事机构是在全国各地设立的爱卫会办公室，归各级政府领导，被公认为卫生事业多部门合作的典范。2017 年 7 月 5 日，世界卫生组织向中国政府颁发社会健康治理杰出典范奖，旨在表彰中国爱国卫生运动取得的成就。全国爱国卫生运动委员会于 2018 年 3 月发布《全国健康城市评价指标体系（2018 版）》，强调"大卫生、大健康"理念，这些可以作为各地 HiAP 实施的基础。

在我国具体的 HiAP 探索实践中，有些地方已经积累了一些经验。"健康镇江"的实施表明，健康促进委员会模式是 HiAP 在我国实践早期的重要形式。山东东营垦利区建立公共政策健康审查制度，对各类政府政策开展健康审查，在制定健康相关重大政策时，需要向健康专家委员会征询意见。湖北宜昌市西陵区将"健康影响评价"作为 HiAP 实施的重要抓手。上海等地经验表明，慢病防控的可持续性，需要成立政府主导的跨部门合作机构，促使利益相关主体积极参与，利用健康影响评价等工具，形成有效的监督约束机制。"健康江苏"建设强调在制定经济社会发展政策时，考虑其对健康的影响。苏州形成了健康市民"531"行动计划，探索构筑融预防、救治、防控于一体的市民健康综合服务体系。

（二）深圳市 HiAP 实施情况

本节将以深圳市为例分析该市 HiAP 实施情况。2019 年 8 月，中共中央、国务院提出"支持深圳建设中国特色社会主义先行示范区"，为我国到 2035 年基本实现社会主义现代化提供城市范例。深圳市的卫生与健康事业发展在全国处于领先状态，作为广东省健康城市的建设试点城市，各项指标居于全国前列，提出打造"全国最干净城市"。深圳市也是我国医改探索的前沿阵地，正在全面建成卫生强市。在西方国家，大城市是 HiAP 发展的优先策略。深圳市是"一座充满魅力、动力、活力、创新力的国际化创新型城市"，其社会经济发展经验曾辐射到全国很多区域。笔者团队认为，深圳对 HiAP 的探索和成效会对我国其他地域 HiAP 的行动落实产生重要影响。

为了分析深圳市 HiAP 的探索实践，笔者团队对深圳有关部门人员开展深入访谈，访谈对象包括深圳市卫健委公共卫生处、医政处工作人员各 1 名，深圳市健康促进中心工作人员 2 名，深圳市人居环境委员会、市教育局、市公安局、市城管局等部门工作人员各 1 名；深圳市某区区级层面卫生、疾控、教育、交通、社保、公安、民政、城管、妇联、环水、体育、市场监督等部门管理人员各 1 名。所有访谈经过允许进行录音或笔录，并进行转录和整理。每人约访谈 40 分钟。文本内容由受过质性研究培训的研究者进行编码分析。

根据访谈结果，发现领导的积极认知、权威性领导组织体系、沟通协调与合作机制的整合与提升、创新性监督和反馈机制四个关键主题。

1. 领导对 HiAP 的积极认知

中国政府机构或公共部门中，领导尤其是主要领导的认知对机构工作内容和方向有较强的引导性。同样，领导对 HiAP 的认知很大程度上影响这项工作的方式与成效。世界卫生组织在国际著名期刊《柳叶刀》上呼吁，国家元首和政府首脑需要对健康问题，如目前全球面对的慢性病防治负主要责任，而非仅委托给卫生部长。因为卫生与健康事业需要诸多部门的通力合作，领导重视才能使该问题在政治意愿和资金方面得到应有的支持。长期以来，我国各地和相关部门领导更重视经济发展，GDP 成为考核地区发展的核心指标，也是各政府部门工作的重心。经济发展之外的指标则处于从属地位。近年来，随着我国社会经济的发展，国家层面越来越认识到生态环境保护、社会民生发展、卫生与健康等对人们福祉的重要性，告别"唯 GDP 政绩观"越来越成为共识。习近平总书记在多个场合强调卫生与健康工作的重要性。在此背景下，"健康中国""将健康融入所有政策"上升为国家层面的战略和方针。

尽管本次研究未直接访谈深圳市党政高层领导，但根据访谈信息，被访者认为深圳市领导对卫生与健康工作有良好认知，能够大力支持"健康城市"建设和 HiAP 的推进与落实。同时多数被访者认为，中国政情中，领导认识是影响一项工作落实程度的重要因素，由此提出"领导培训班"的思路。即在建立 HiAP 运行机制的同时，要多举办领导培训班，向各级、各相关部门领导灌输健康意识，使其在工作中能够自然而然地想起健康，从而促使本部门积极参与 HiAP。这也客观反映了领导认知的重要性。

市级和区级各部门管理人员在访谈中也表现出对 HiAP 理念的高度认同。被访各相关部门人员认为日常工作中已涵盖健康相关工作，对于推动 HiAP 落实也抱有较为积极的态度，认为"这是一个好事情"。同时深圳市重点推进健康社区、健康单位和健康家庭等"健康细胞"工程建设。在健康管理方面重视"防治结合，预防为主"的理念，如深圳市健康促进中心有关领导认为"健康应该做到预防为主，公共财政对卫生的投入应该主要投向疾病预防领域，而不是患病后的治疗"。总体来看，深圳市 HiAP 运行环境良好，当地政府领导思想先进，对卫生与健康事业大力支持、积极推进。

一些被访领导还讨论了经济发展和健康的关系，认为应该在维护人们健康和促进经济发展之间找到一个合理的平衡点，体现了领导层面对 HiAP 实施较为客观和理性的认知。

如果所有事情都要考虑到健康，那么经济政策就会受到影响，所以我们必须在健康与经济发展之间找到一种平衡，这也是 HiAP 推行不容易的原因。因此，实际上 HiAP 应在健康、经济、人民生活水平总的考量上面做到一种平衡。

2. 权威性 HiAP 领导组织体系

目前，深圳市尚未建立专门的 HiAP 领导组织体系，在体系建设方面，存在职能惯性、条块分割、被动反应等特点。深圳市自 2017 年开始从健康教育与健康促进工作入手，明确开展健康相关促进工作，这可能是深圳市健康教育与促进中心（以下简称"健促中心"）较早关注深圳 HiAP 实施路径的重要原因，在具体推动过程中也体现出其"职能惯性"的特点。该中心原为深圳市健康教育研究所，是隶属于市卫健委的财政全额拨款事业单位，业务职能包括健康促进、健康评价、健康行为方式倡导等，符合 HiAP 内涵要求。因此深圳对 HiAP 的积极探索与深圳市卫健委和隶属的健促中心的职能惯性密切相关。如 2016 年国家颁布"将健康融入所有政策"方针后，深圳市积极出台一系列健康教育与健康促进政策，尝试通过政策引导、部门协调、社会动员、个人参与等，充分调动社会各方面的积极因素，共同促进居民健康，形成了自上而下、从医院到医务人员、从学校到社区的全市性健康促进运动。

尽管如此，因卫健委与健康相关的其他机构如环保、交通、教育、城管等部门为职能型组织架构，横向上形成各成体系、各负其责的局面。而 HiAP 的关键是卫生部门和众多非卫生部门实现有效的沟通、协作。因此，目前这种各司其职的现状一定程度上制约了有效领导组织体系的形成。

同时，在访谈中发现，其他的相关部门对 HiAP 的实施仍然以被动反应为主，并未形成主动、自觉将部门决策纳入 HiAP 体系的意识。各个部门虽然在业务工作中包括和健康关系密切的内容，但相关工作停留在履行部门职责或完成上级任务的被动反应层面。被访人员普遍认为 HiAP 缺少一个权威的牵头机构，而领导组织体系的权威性对 HiAP 的落实有关键意义。

3. HiAP 沟通协调与合作机制的整合与提升

深圳市当前 HiAP 的沟通协调机制呈现出非正式沟通机制和类似沟通机制重复建设并存的现象。一方面，由于领导组织体系尚未形成，正式的跨部门沟通协调机制相应尚在酝酿阶段。这种情况下，涉及部门合作的工作，其沟通协调存在依靠非正式渠道或机制的情况。访谈中，多个被访人反映在需要部门合作的时候，会利用自己的"熟人关系"或"私人关系"，实现部门间的支持与配合。例如，深圳市在"健康城市"实施过程中，基层社区层面也开展了"健康细胞"等活动。区级的被访者认为，基层的活动实施因涉及众多人群，沟通协调比较困难。为了打破沟通障碍，一些基层工作者会利用私人关系开展工作。

那能怎么办呢？像这种工作开展起来比较麻烦，有的时候群众不配合，有的时候人家上班去了不在家，我们去了活动也开展不起来。我们怎么办呢？就去找社区的熟人，请他们帮忙……不靠这些，也没办法搞。以后再搞活动再说吧，哪能想那么多呢？

另一方面，尽管没有专门的 HiAP 沟通机制，但由于各部门不断开展健康相关活动，逐渐形成了多个类似的沟通协调机制，即存在重复建设情况。例如，目前有医改领导小组、控烟领导小组、慢病领导小组和健康城市创建领导小组。访谈发现，这些领导小组都基本涵盖了深圳市与健康相关的部门。重复建设导致领导小组成员疲于开会应付各种工作任务，缺乏有效精力和系统视野开展规划、协调与资源整合工作。

本研究发现，被访者还缺乏对 HiAP 沟通机制的正确认知。HiAP 已经上升为国家方针，其沟通协调机制也相应更为宏观、层级更高，区别于具体工作领域的协调机制。但多数被访者并未重视战略层面沟通协调与合作机制的构建。尽管一些被访者提出从立法层面规范和约束相关部门主动参与 HiAP 工作，总体来看目前的沟通与合作呈现出非正式性、传统惯性或临时依靠其他工作组织体系等特点。

4. 创新性 HiAP 监督与反馈机制

监督与反馈机制是实现有效领导与沟通的重要因素。目前，深圳市对 HiAP 落实成效尚缺乏较为成熟的监督与反馈机制，但根据访谈信息，一些具有创新性和前瞻性的思路和实践已经开始出现，如社会生态环境越来越成为影响人们健康的关键因素，"社会公众在合理膳食、适当运动的同时，却无力避免运动中污染空气吸入，饮食中抗生素、激素残留等对自身健康的影响"。为了突破 GDP 考核对生态环境和人们健康带来的消极影响，深圳市一些地区尝试开展城市生态系统生产总值（GEP）核算与评估，这有利于从环境层面落实 HiAP，也有利于提供生态环境方面的信息反馈，作为监管的重要依据。2018 年底，深圳市市场和质量监督管理委员会正式发布《盐田区城市生态系统生产总值（GEP）核算技术规范》，是全国首个城市 GEP 核算地方标准。一些被访者认为"GEP 作为 GDP 的平行指标，是对健康影响因素较好的检测、反馈和监督机制"。

另外，在访谈中，一些被访者提出 HiAP 的监督与反馈机制必须纳入群众参与与群众赋权。群众赋权与群众参与是新公共管理中较为前沿的理论，尽管提出较早，但在我国治理实践中仍然方兴未艾。下面的访谈内容是一位被访者以深圳磁悬浮列车的停建为例，强调群众参与在监督中的重要作用。

深圳要建设磁悬浮列车，遭到了东部市民的强烈反对。磁悬浮列车建设时要讨论对人们健康有没有影响，政府在决策过程中有没有考虑对公众健康的影响？如果没有这些民众的参与，最后会怎么样？很难想象，所以要给群众赋权，他们的健康让他们自己参与决策。

健康影响评价机制是本次访谈的重点内容。一些被访者认为健康影响评价机制非常必要，但最好由非政府组织（NGO）或者科研院所等第三方完成，而且不宜和简政放权相冲突，如不能作为前置审批条件，目的应该主要用于政策改进。

在各部门都建立健康影响评价机制，也是难度很大的一件事。如果将评价结果作为前置审批条件和国家正在倡导的简政放权工作方向也不一致。可以参考泰国健康促进基金会，成立 NGO 或利用科研院所等外部机构，将健康影响评估工作放到外部做，且不将健康影响评估作为前置审批的条件，但需作为一个政策制定和出台的必要程序，也即是说评估结果并不是为了否定某个方案，而是用于改善方案，每个部门都需委托自己行业内的 NGO 或学术组织进行健康影响评估，并将其用于政策改良。

5. 关于深圳市 HiAP 运行与实施机制实践探索的讨论

基于深圳市良好的 HiAP 实施基础和环境，笔者认为，深圳市形成有效的 HiAP 领导与沟通机制需要从以下几个方面着手（图 3-6 所示）：①深圳作为特区，享有一定的立法权，领导层面对健康事业和 HiAP 有良好认知。因此深圳市可以借鉴泰国模式，将一些健康相关政策问题通过立法形式进行规范和约束。确保相关部门在政策实施、项目开展过程中不损害公众健康，同时敦促各方共同促进健康事业发展。②领导组织体系和沟通机制方面，笔者建议采用基于高层领导承诺的现有组织体系优化整合模式。政府和相关部门高层领导应该对 HiAP 做出积极而明确的承诺。同时，可以整合目前的议事协调机构，如医改领导小组、控烟领导小组、慢病领导小组、健康城市创建领导小组等，形成更高层级、更宏观的跨部门领导和沟通体系，可以对诸多涉及健康的具体问题展开沟通合作，如上面提到的医改、控烟等。爱卫会的模式可以作为重要的参考或构建基础。③在监督和反馈机制上，要创新思维，发展有效的考核机制，如探索开展类似环评的健康影响评价，但不宜将其作为审批条件，而是主要用于政策改进；同时畅通信息反馈渠道，充分利用各种方式让多元主体参与HiAP 的议程确立、政策方案研制、政策执行和政策评估等政策的全过程。

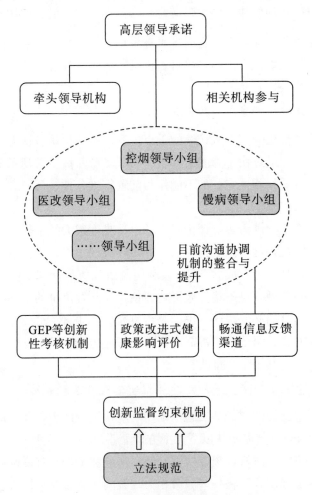

图 3—6　深圳市 HiAP 实施机制建议图

二、我国公共卫生政策执行案例分析

（一）家庭医生政策执行困境分析

家庭医生政策是我国推行分级诊疗制度、转变医疗服务模式的一个重要实施路径。早在 20 世纪 80 年代，我国已提出全科医生、社区卫生服务等概念，2016 年《关于推进家庭医生签约服务的指导意见》（国医改办发〔2016〕1号）的颁布，以及相关政策的相继出台，家庭医生签约服务进入全面实施阶段。随着政策的落实，家庭医生签约率、居民健康素养等不断提高，但政策执行过程中履约质量不高、居民认可度不高、家庭医生工作积极性偏低等问题逐渐凸显，如何优化和保障家庭医生政策的实施成为基层改革的焦点问题。

王思敏（2020）等分析了某社区卫生中心在具体执行家庭医生政策的过程中，试图以治疗替代预防，以"慢性病患者享有"替代"人人享有"，将政策原有功能"疾病预防和人人保障"弱化为"疾病治疗和患者享有"。主要表现为横向执行中的政策功能弱化，表现为粗放管理、选择执行；纵向委托中的政策推力疲弱，表现为政策资源下放不足，考评机制失当；基层服务中的政策对话缺失，表现为政策知晓度低，供需错位，真实地影射了传统政策执行路径与现实管理情境的冲突。因此，家庭医生政策执行在政策执行多部门合作的横向联合、"政策委托者—政策执行者"的纵向传递、"政策执行者—政策对象"的政策对话三个场域中存在政策执行失真现象，为了促进家庭医生政策的加速推进和精准落实，作者提出以下纠正偏误的政策执行方式：一是推动联合式治理中的多点着力和工作理顺；二是加强层级式治理的高位推动和多维监管；三是促进公共对话中的政策宣贯和平台搭建。通过与公众对话，可根据实际诉求不断调整政策的实施，有效对焦公众需求和不断完善政策。

王安琪（2020）等检索了 2016 年以来由国务院、国家卫健委等部门发布的有关家庭医生的政策文件和以"家庭医生"为主题词的文献，分析后认为家庭医生政策的模糊性逐步降低，政策参与主体间的冲突性仍较为显著，主要表现为政府的愿景规划与居民的就医模式存在差距，上下级医院存在利益协同困境，家庭医生对政策认可度不高等矛盾。作者提出家庭医生政策执行情况未达到预期效果，与政策目标地区差异性较低、基层服务能力不强、利益分配与补偿机制不健全、法律保障缺失和资源配置不充足等影响政策执行效果有关。应从调整政策目标和手段、明确各级医疗机构及医务人员间的利益分配和分工协作机制、改善居民签约服务获得感、完善政策的法律保障、调节卫生资源配置结构等角度破除政策执行过程中的困境。

(二) 健康扶贫政策执行内卷化的微观原因

习近平总书记指出,"没有全民健康,就没有全面小康"。健康作为一种可行性生存能力,是个体实现自由发展的基础。从 2016 年开始,《关于实施健康扶贫工程的指导意见》《健康扶贫三年攻坚行动实施方案》等政策文件接连发布,要求聚焦深度贫困地区和卫生健康服务的薄弱环节,坚决打赢健康扶贫攻坚战。但是,在基层政府推进健康扶贫的过程中,出现了内卷化困境。尽管政府财政逐年加大对贫困地区基本医疗服务供给的建设支出,截至 2018 年 8 月,在我国 3000 多万的贫困人口中,因病致贫的比例依旧超过 40%,疾病仍然是导致脱贫人口返贫最多的偶发因素。基层健康扶贫缘何内卷化,进而影响到健康扶贫绩效没有显著提升,背后存在着基层政府卫生治理能力缺陷的逻辑。

胡志平(2020)认为,健康扶贫工程内含许多政策,其中最核心的是要综合医疗保障体系、基层医疗机构网络体系、基本医疗服务体系及基本公共卫生服务体系,从有钱诊疗、有效诊疗、便利诊疗、预防疾病四个政策层面保障贫困人口"看得起病""看得好病""方便看病""少生病",进而切断"疾病—贫困"的恶性循环。目前来看,健康扶贫政策尚未达到预期效果,比如,精准扶贫项目需要因地制宜,健康精准扶贫也要因人而异,需求识别过程中对于医务人员的单一主体依赖导致基层政府基本医疗服务供给的主体能力不足,直接降低了政府对贫困人口基本医疗服务需求的模糊识别。医疗保障体系作为健康扶贫工程中的直接经济补偿层,需要充足的资金来维持运转。基层政府对综合医保体系筹资结构的不合理规划将会进一步加重基层政府的财政负担,资金流的减少甚至断裂会直接影响医疗保障体系运转的可持续性,形成"加大补贴—资金浪费—财政压力—效益减少"的恶性循环。尽管基层政府对基本公共卫生服务项目的补助逐渐增多、项目包含内容日渐丰富,但是项目执行的最终成果却偏离了公益性的初衷,预防贫困户"少生病"的政策效果并没有突出显现。分级诊疗制度在具体实施中,产生了与原有制度设计相偏离的制度效果。随着县级扶贫资金的输入,尽管县域内基层医疗机构的数量增多,县域内外"医联体"帮扶机制运行逐渐推进,但是病患分流效果不理想,分级诊疗制度绩效微弱,县域内"看病难"的困境依旧难以改变。

破解健康扶贫内卷化,主要在于卫生治理能力的提升。卫生治理现代化背景下基层政府卫生治理能力的提升,是破解健康扶贫工程内卷化的关键路径。基层政府应通过增强其卫生财政能力、服务供给能力、卫生政策能力及利益协调能力，以保障综合医疗保障体系的可持续运转、基本医疗卫生服务的精准供给、基本公共卫生服务的供给质量及基层医疗机构对贫困人口的辐射能力和承载能力，推进卫生治理能力的现代化进程。

本章小结

政策执行对公共政策目标达成具有非常重要的意义。本章首先系统呈现了不同视角下政策执行的概念，然后介绍了政策执行及政策过程的相关内容，重点阐述了政策执行研究自上而下、自下而上及整合推进的三种模式。最后，系统阐述了中国政策执行的相关研究，特别展示了中国在政策执行过程中的本土化与创新性。本章内容传递了政策执行时需要因地制宜的重要思想。政策过程强调以问题构建为中心，可以进行结果反馈式调整而避免政策补丁式调整。选择政策工具时要考虑工具本身特点、政策问题本身、政府能力、市场等影响，还要考虑利益相关者的态度及执政者的价值偏好等。中国公共政策成功的关键在于中国体制所具有的以学习能力为基础的适应能力。我国政策执行方法讲求辩证思维、注重多元协调，遵循行为逻辑，政策执行工具精准有效，有制度约束作为政策执行保障。"将健康融入所有政策"（HiAP）是我国新时期卫生工作方针的重要内容。领导的积极认知、权威性领导组织体系、沟通合作机制的整合提升、创新性监督和反馈机制是我国在具体 HiAP 探索实践中积累的有益经验。

参考文献

[1] 徐晓新. 社会政策过程：新农合中的央地互动［M］. 北京：中国社会科学出版社，2020.

[2] 孟庆跃，杨洪伟，陈文，等. 转型中的中国卫生体系［M］. 日内瓦：世界卫生组织出版社，2015.

[3] 陈庆云. 公共政策分析［M］. 2 版. 北京：北京大学出版社，2011.

[4] 朱春奎. 政策网络与政策工具：理论基础与中国实践［M］. 上海：复旦大学出版社，2011.

[5] 萨拉蒙. 公共服务中的伙伴［M］. 田凯，译. 北京：商务印书馆，2008.

[6] 吴锡泩，金荣枰. 政策学的主要理论［M］. 上海：复旦大学出版社，2005.

[7] 陈振明. 公共政策学——政策分析的理论、方法和技术［M］. 北京：中

国人民大学出版社，2004.

[8] 萨巴蒂尔. 政策过程理论 [M]. 彭宗超，钟开斌，等，译. 北京：三联书店，2004.

[9] 周雪光. 组织社会学十讲 [M]. 北京：社会科学文献出版社，2003.

[10] 修斯. 公共管理导论 [M]. 彭和平，译. 北京：中国人民大学出版社，2001.

[11] 陈振明. 政策科学 [M]. 北京：中国人民大学出版社，1998.

[12] MENZEL DC. Ethics management for public administrators：building organizations of integrity [M]. New York：Routledge，2012.

[13] SALAMON L M，Elliot O V. Tools of government：a guide to the new governance [M]. Oxford New York：Oxford University Press，2002

[14] SAVAS ES. Privatization and public-private partnerships [M]. New York：Chatham House Publishers，2000.

[15] OSTROM O. Theories of the policy process [M]. Bolder，Colorado：Westview Press，1999.

[16] PETERS BG，Nispen F. Public policy instruments：evaluating the tools of public administration [M]. Cheltenham UK：Edw and Elgar，1998.

[17] LIEBERTHAL K. Governing China：from revolution through reform [M]. New York：WW Norton，1995.

[18] SHIRK S L. The political logic of economic reform in China [M]. California：University of California Press，1993.

[19] SABATIER P A，Jenkins-Smith H C. Policy change and learning：an advocacy coalition approach [M]. Boulder，CO：Westview Press，1993.

[20] LIEBERTHAL K，Oksenberg M. Policy making in China：leaders，structures，and processes [M]. Priceton：Princeton University Press，1988.

[21] CHARLES O. Jones. An introduction to the study of public policy [M]. 3rd ed. Monterey，California：Brooks/Coles Publishing Company，1984.

[22] HOOD C. The Tools of government [M]. London：Macmillan，1983.

[23] BARDACH E. The implemention game：what happens after a bill becomes a law [M]. Cambridge，Mass：MIT Press，1977.

［24］ PRESSMAN J L，WILDAVSKI A. Implementation：how great expectation in Washington are dashed in Oakland ［M］. Berkeley：University of California Press，1973.

［25］ 鲁春丽，曹卉娟，徐东，等. 实施科学产生的背景、概念和国内外发展近况 ［J］. 中国中西医结合杂志，2020，40（11）：1378－1380.

［26］ 石琦，姜玉冰. "将健康融入所有政策"在健康促进县（区）建设中的应用 ［J］. 中国健康教育，2019，35（6）：564－568.

［27］ 陈家应，胡丹. 改善健康服务，推进新时代"健康江苏"建设 ［J］. 南京医科大学学报（社会科学版），2018，18（2）：99－102.

［28］ 姜海婷，朱亚. 助力高水平健康 推进高质量发展——第三届健康江苏建设与发展高峰论坛会议侧记 ［J］. 南京医科大学学报（社会科学版），2018，18（3）：169－171.

［29］ 王丽，胡晓江，徐晓新，等. 高校为什么停止统一接种？——基于史密斯政策执行过程理论 ［J］. 中国卫生政策研究，2017，10（10）：35－41.

［30］ 赵维婷. 世卫组织颁奖表彰中国爱国卫生运动 ［J］. 中医药管理杂志，2017，25（14）：112.

［31］ 汪志豪，杨金侠. 增强理解力："将健康融入所有政策"的首要策略 ［J］. 中国卫生政策研究，2016，9（10）：56－60.

［32］ 胡颖廉. 推进协同治理的挑战 ［N］. 学习时报，2016－01－25（5）.

［33］ 宋华琳. 论政府规制中的合作治理 ［J］. 政治与法律，2016（8）：14－23.

［34］ 胡业飞，崔杨杨. 模糊政策的政策执行研究——以中国社会化养老政策为例 ［J］. 公共管理学报，2015，12（2）：93－105＋157.

［35］ 姜方平，柳艳，王莹. 镇江市全民健康素养促进行动实践与思考 ［J］. 中国健康教育，2015，31（8）：809－811.

［36］ 张艳春，秦江梅. 将健康融入所有政策视角下慢性病防控的挑战与对策——基于我国健康城市的典型调查 ［J］. 中国卫生政策研究，2014，7（1）：65－69.

［37］ 周黎安. 行政发包制 ［J］. 社会，2014（6）：1－38.

［38］ 姚莉. 中心镇公共服务供给的政策工具选择与创新——以浙江省为例 ［J］. 长白学刊，2013（1）：66－70.

［39］ 马丽，李惠民，齐晔. 中央—地方互动与"十一五"节能目标责任考核政策的制定过程分析 ［J］. 公共管理学报，2012，9（1）：1－8

[40] 宁骚. 中国公共政策为什么成功？——基于中国经验的政策过程模型构建与阐释 [J]. 新视野，2012 (1)：17—23.

[41] 艾云. 上下级政府间"考核检查"与"应对"过程的组织学分析 以 A 县"计划生育"年终考核为例 [J]. 社会，2011 (3)：68—87.

[42] 贺东航，孔繁斌. 公共政策执行的中国经验 [J]. 中国社会科学，2011 (5)：61—79.

[43] 韩博天. 通过试验制定政策：中国独具特色的经验 [J]. 当代中国史研究，2010，98 (3)：103—112.

[44] 周飞舟. 锦标赛体制 [J]. 社会学研究，2009 (3)：54—77.

[45] 唐贤兴. 政策工具的选择与政府的社会动员能力——对"运动式治理"的一个解释 [J]. 学习与探索，2009 (3)：59—65.

[46] 韩博天，石磊. 中国经济腾飞中的分级制政策试验 [J]. 开放时代，2008，197 (5)：31—51.

[47] 王绍光. 学习机制与适应能力：中国农村合作医疗体制变迁的启示 [J]. 中国社会科学，2008 (6)：111—133.

[48] 殷华方，潘镇，鲁明泓. 中央—地方政府关系和政策执行力：以外资产业政策为例 [J]. 管理世界，2007 (7)：22—36.

[49] 陈振明，薛澜. 中国公共管理理论研究的重点领域和主题 [J]. 中国社会科学，2007 (3)：140—152.

[50] 林小英. 教育政策过程中的行政纵向制约：垂直维度和水平维度的研究 [J]. 高等教育研究，2006，27 (12)：40—46.

[51] 顾建光. 公共政策工具研究的意义、基础与层面 [J]. 公共管理学报，2006，3 (4)：58—61.

[52] 顾昕. 全球性公立医院的法人治理模式变革——探寻国家监管与市场效率之间的平衡 [J]. 经济社会体制比较，2006 (1)：46—55.

[53] 曹堂哲. 政策执行研究三十年回顾——缘起、线索、途径和模型 [J]. 云南行政学院学报，2005 (3)：48—52.

[54] 丁煌. 利益分析：研究政策执行问题的基本方法论原则 [J]. 广东行政学院学报，2004，16 (3)：27—30.

[55] 陈振明. 政府工具研究与政府管理方式改进——论作为公共管理学新分支的政府工具研究的兴起、主题和意义 [J]. 中国行政管理，2004 (6)：43—48.

[56] 庄垂生. 政策变通的理论：概念、问题与分析框架 [J]. 理论探讨，

2000 (6): 78-81.

[57] NISHTAR S, NIINISTÖ S, SIRISENA M, et al. Time to deliver: report of the WHO independent high-level commission on NCDs [J]. Lancet, 2018, 392 (10143): 245-252.

[58] WERNHAM A, TEUTSCH SM. Health in all policies for big cities [J]. J Public Health Management Practice, 2015, 21 (S1): 56-65.

[59] HOWLETT M, Ramesh M, et al. Achilles' heels of governance: Critical capacity deficits and their role in governance failures [J]. Regulation & Governance, 2015, 10 (4): 13.

[60] Heilmann S. From local experiments to national policy: the origins of China's distinctive policy process [J]. The China Journal, 2008, 59 (1): 1-30.

[61] ECCLES MP, MITTMAN BS. Welcome to implementation science [J]. Implement Sci, 2006, 1 (1): 1-3.

[62] O'TOOLEL J. Research on policy implementation: assessment and prospects [J]. Journal of Public Administration Research and Theory, 2000, 10 (2): 263-288.

[63] O'BRIEN K J, LIAGNJIANG, L. Selective policy implementation in rural China [J]. Comparative Politics, 1999, 31 (2): 167-186.

[64] MATLAND R E. Synthesizing the implementation literature: the ambiguity-conflict model of policy implementation [J]. Journal of Public Administration Research and Theory, 1995, 5 (2): 145-174.

[65] GOGGIN M L, BOWMAN A O, LESTER J P, et al. Implementation theory and practice: Toward a third generation [J]. American Political Science Association, 1990, 85 (1) : 324.

[66] INGRAM H, SCHNEIDER A L. Improving implementation through framing smarter statutes [J]. Journal of Public Policy, 1990, 10 (1): 67-88.

[67] HJERN B, PORTER DO. Implementation structures: a new unit of administrative analysis [J]. Organizational Studies, 1981, 2 (3): 211-227.

[68] SABATIER P, MAZMANIAN D. The implementation of public policy: a framework of analysis [J]. Policy Studies Journal, 1980, 8

(4)：538－560.

[69] ELMORE R F. Backward mapping：Implementation research and policy decisions [J]. Political Science Quarterly，1979，94：601－616.

[70] Van Meter DS, Van Horn CE. The Policy Implementation process：a conceptual framework [J]. Administration & Society，1975，6 (4)：445－488.

[71] LAMPTON D M. Health policy during the Great Leap Forward [J]. The China Quarterly，1974，60：668－698.

[72] NATHAN A J. A factionalism model for CCP politics [J]. China Quarterly，1973，53：34－66.

[73] SMITH T B. The policy implementation process [J]. Policy Sciences，1973，4 (2)：197－209.

[74] 徐晓新. 中央—地方互动下的社会政策过程研究——以新型农村合作医疗制度为例 [D]. 北京：北京师范大学，2014.

[75] 谢炜. 中国公共政策执行过程中的利益博弈 [D]. 上海：华东师范大学，2007.

[76] 新华社. 中共中央、国务院关于支持深圳建设中国特色社会主义先行示范区的意见 [R/OL]. [2019－08－18]. http：//www. gov. cn/zhengce/2019－08/18/content_5422183. htm.

[77] 人民网. 深圳被列入广东省"健康城市"试点 [EB/OL]. [2017－08－17]. http：//sz. people. com. cn/n2/2017/0817/c202846－30621132. html.

[78] 习近平. 全国卫生与健康工作大会讲话 [R/OL]. [2016－08－22]. http：//cpc. people. com. cn/n1/2016/0822/c64387－28653423. html.

（王丽　瞿星）

第四章　政策评价

▶本章导读

政策评价起源于20世纪六七十年代的美国，其主要目的在于获得有关政策效果、效益、效应方面的信息，为后续的政策变化、改进及新政策制定提供依据。本章首先介绍了政策评价的内涵、类型、功能意义及发展历程；其次，阐述政策评价的关键问题与基本任务；此外，重点阐述了政策评价的实施步骤并对政策评价的未来发展做了展望。

第一节　政策评价的内涵与意义

一、政策评价的相关概念

（一）政策评价

自有政策科学以来，就有广泛的学者对政策评价的内涵进行界定。广义的角度定义政策评价是指对政策全过程、政策方法及政策对象等较大范围的评价，狭义的角度定义政策评价为对政策方案、政策制定、政策执行到最后效果的全过程评价。代表性学者对于政策评价的定义如表4—1所示。

表4—1　代表性学者对于政策评价的定义

代表人物	政策评价定义
哈罗德·拉斯韦尔	就公共政策的因果关系做事实性陈述
卡尔·帕顿、大卫·沙维奇	从政策开始形成时就应建立评价标注，而不是简单发生在政策循环末端的活动
内格尔	是一种方案评价或过程评价，属于政策评价中预测评价的范畴

代表人物	政策评价定义
霍利特、拉姆齐	探寻和研究公共政策执行的过程、所用的方法手段及所服务的对象
查尔斯·琼斯	在政策执行之后，政府有关机构对政策执行的情况加以说明、审核、批评、度量与分析，其作用在于确认或推断政策的利弊，为将来改进政策提供参考
托马斯·戴伊	是对政府项目是否达到其目标总效应的评价
陈振明	是依据一定的标准和项目，对政策的效益、效率及价值进行判断的一种政治行为，目的在于取得有关这些方面的信息，作为决定政策变化、政策改进和制定新政策的依据

概括以上对于政策评价定义的界定，政策评价主要可分为以下 5 类：①对政策效果的评价；②对政策方案的评价，主要为政策评价中的预测评价；③政策执行评价；④政策全过程评价；⑤以政策学习为主的政策案例分析及评价。而今的政策研究多将其中两类综合进行分析，将政策评价定义为是对整个过程的评价，其重点在于政策效果评价方面。本研究中定义的政策评价是指在政策执行之后，按照一定的标准，运用科学的研究方法，评价主体对政策效果及政策实施过程进行客观的考察、分析和评价的过程。政策评价的目的在于检验政策的效果，总结分析政策实践中的经验和问题，进而提出完善政策的建议，并决定政策的去向。政策评价包括政策评价主体、政策评价制度化、政策效果、评价价值标准等关键概念。

（二）评价主体

评价主体是指评价工作的承担方，不同的评价主体选择往往会产生不同的政策评价结果和进程，大致可分为内部评价和外部评价。内部评价是指由政策制定部门的工作人员进行的评价，可分为操作人员自己实施的评价和由机构中的专职评价人员实施的评价。外部评价是指由政策制定和执行机构之外的工作人员所完成的评价，如委托第三方机构进行的评价、社会舆论界的评价等。

两种评价方式各有利弊。内部评价的优势在于参与政策制定的相关人员对政策演化过程往往具有较全面的把握，政策资料的获取比较便利，评价的结果可以直接反馈于政策执行中；其劣势则是难以保证政策评价的公正客观性，容易出现以经验判断替代科学研究的问题。外部评价的优势为多用科学的评价标准与评价方法，有利于保证评价的客观性；劣势表现为全面获取资料难度较大，容易出现过于强调复杂方法的应用而忽略实用性，政策评价结论反馈过程相对较长等。因此，在进行政策评价时多会依据实际情况进行甄别，评价主体选择的标准主要考虑以下三个方面：①能够做到客观公正的评价；②可以全面获取评价资料；③政策的客体和主体对评价主体要有可接受的主观感受。

（三）政策评价制度化

政策评价制度化是指将政策评价作为一项经常性的制度纳入有关部门的工作日程，构建预评价、过程评价和结果评价相结合的完整政策评价体系，其目的是克服重政策制定而忽视政策评价的积弊。政策评价制度化也可加大对政策评价结果分析和消化的重视，有助于及时吸收评价的成果，通过政策评价结果的及时反馈更好地为决策服务，不断改进修订和补充政策的内容，营造政策制定—运行—修订的良性循环。

政策评价制度化衍生出政策评价的内部可行性和外部可行性两个相关概念。内部可行性是对政策评价的内部条件进行可行性分析，主要包括政策的目标是否明确、是否由相对独立的评价者或者评价机构组织实施、决策者与执行者团体内部对政策目的的认识是否一致等内容；外部可行性主要是针对政策评价制度化的保障和条件是否具备的评价。

（四）政策评价价值标准

政策评价的价值标准是指在政策评价中，用于判断某项政策如何分配价值、如何创造价值、是否具有价值，以及具有什么价值的标准，其应用贯穿于整个评价过程。政策评价就是依据这些公认的标准来判断政策价值的过程。因此，在政策评价前就应确立标准。目前被广泛认同的政策评价的价值标准包括合法性标准、合理性标准、投入产出标准、系统功能标准、公平与可持续发展标准。

【拓展】

美国政治学家史奈德和 P. 狄辛提出的理性政策评价标准

技术理性：政策是否对社会产生效用而解决人类所面临的科学技术问题。

经济理性：政策是否对社会有效率，以最低的成本提供最大的效益，或是提供固定效益而消耗最低成本。

法律理性：评定政策是否符合成文的法律规范和各项先例，以探讨政策在

社会上的合法性问题。

社会理性：断定政策的内容是否与社会上流行的规范与价值一致，分析政策在维持社会制度中所做出的贡献。

实质理性：政策是否追求前述四种理性之中的两种或两种以上内容，以及能否解决各项理性之间的冲突问题。

在政策评价过程中，成本和效益在不同利益集团中分配的公平程度实际是指特定利益集团所承担的政策成本和效益的比例是否适当，与其他利益集团相比是否相当。一般来讲，政策评价的社会公平标准和社会发展标准是一致的，即达到了政策效益公平的政策，往往是有利于调动人们的积极性以促进社会发展的。

（五）政策效果

政策效果是评价中的关键指标，主要是指政策实施后对政策问题的作用和变化程度。广义上来讲政策效果包括政策的结果、效果、作用和影响等，可划分为目标内效果和目标外效果。目标内效果特指与政策方案中相匹配的预期之内的结果，包括政策解决问题的程度和针对性、政策达成预期目标的程度和政策带来的社会影响。目标外效果是指在研制政策方案和实施时未预期到的结果，一般包括附带效果、意外效果、潜在效果和象征性效果4类。

二、政策评价的类型

伴随社会经济环境变化及研究的深入，政策评价呈现出多样化和复杂化的研究特点，依据不同的研究视角、目的及内容，国内外学者对政策评价进行了不同的研究分类。

依据政策评价的工作程式，美国评价研究协会将其分为前段分析、可测性评价、过程评价、效力评价、方案和问题监控及后评价6种类型。基于评价的循环过程认知，R. M. 克朗等学者将政策评价分为系统评价、投入评价、过程评价、总结评价和测量评价5类。萨奇曼从政策影响的角度将政策评价分为投入努力度评价、绩效评价、绩效充分性评价、效率评价和过程评价5类。威廉·邓恩依照评价目标和假设基础将政策评价分为伪评价、正式评价和决策理论评价3类。国内关于政策评价的分类主要借鉴了以上国外的划分类别，一种是按照政策评价的形式、评价主体和评价所处的政策过程阶段将政策评价划分为正式评价和非正式评价、内部评价和外部评价、事前评价、执行评价和事后评价，另一种是从政策影响的角度将政策评价划分为效益评价、效率评价、效果评价。

三、政策评价的功能意义

政策评价的目的在于当政策开始执行以解决问题时，判断政策制定之初定下的目标是否达成。我国学者沈承刚提出"政策评价的主要目的是提供关于既定政策的各种信息，不同的政策主体及其客体，对政策信息的要求和期望是各不相同的。因此，需要根据不同的需要、着重点，提供不同的政策信息"。政策评价作为政策制定程序中的一个关键环节，其核心目的是通过评价提高政策价值。

（一）政策评价可以检验政策效果，为政策未来改革方向提供依据

政策效果评价是政策评价的最主要目的，一项投入运行的政策能够产生多大的效益效果、能否实现预期的政策目标，政策的长期效果及效应的检验，能否产生相关的政治、经济、文化效果等都需要通过政策评价的手段进行判断。政策评价主体通常运用大量的投入产出信息，对目标政策的实际绩效、效率和效果、效应进行评价，进而确定政策的优缺点，判断效果强弱。此外，为了收到预期效果，政策执行一段时间后，政策决策者必须根据政策执行的实际情况决定政策是"延续、修正还是终止"，而政策评价正是做出这种决定的主要依据。政策评价能够为后续政策的制定和实施提供有效的信息，使政策的制定和执行更具有理性与科学性，并为相关的政策运行特别是后期改革提供经验。

（二）政策评价可以客观体现政策价值，是有效配置政策资源的基础

政策评价是一种对政策的效益、效果和效率等价值进行判断的政治行为，也是政策运行过程这一有机链条中重要的一环。政策评价通常运用客观的方法和标准，收集相关信息，对待评价的政策方案的实施是否具有价值及价值大小进行评定，对于改进政策制定系统、克服系统运行障碍、增强政策活力效益、提高政策水平具有重要意义。此外，政策本身是一种稀缺性的公共资源，公共政策的制定、执行、监控等环节均需要耗费一定的人、财、物等资源，通过政策评价，分析和比较各类政策行为的成本和效益，确认政策选择的价值和合理程度，一方面可以使政策制定者从整体利益的高度出发，理性决策各项政策资源的投入分配比例、优先顺序；另一方面可以防止"上有政策，下有对策"的

现象，以最大限度地节省政策运行成本，获取最佳的政策收益，使稀缺的政策资源得到合理的配置。

（三）政策评价有利于政策制定运行的科学化进程

通过分析和评价，政策评价可在政策运行的各个层面提供充分的信息，不仅可以为政策制定主体提供合理化的政策建议，同时也可以理性分析制定主体决策行为的可行性和科学性，进而预测每一项政策选择方案的成本与效益，推动政策决策由传统经验型决策向现代科学化决策转变。

四、政策评价发展历程

政策评价起源于 19 世纪末期，美国政策学者古巴和林肯将政策评价划分为 4 个阶段。

（一）效率评价

效率评价始于 19 世纪末，延续到第二次世界大战前。源于这一特殊时期的历史背景，学术界逐步开展对社会现象的研究，但又受科学管理运动的影响，多强调应用"科学"的方式方法进行评价，即采用实验室的评价方法进行政策影响的测量，因此这一阶段也被称为测量评价。这时的政策评价多应用于政府内部和工业界。政策内部评价的研究主要聚焦于评价政府的社会行动计划能否有效解决社会问题，反映特定时空背景下的主要社会需求，如社会学者史蒂芬运用试验设计方法对 1930—1935 年罗斯福的"新政计划"进行的政策评价。工业界的政策评价应用主要在生产力与工作效率方面，特别是新的管理方法和技术对工作效率的影响，这其中以 1924 年梅奥进行的"霍桑实验"为代表，实验初衷是试图通过改善工作条件与环境等外部因素找到提高劳动生产率的途径，多年实验后得出的结论即"霍桑效应"，指出某人或某一群体在受到额外的关注或协助时，其行动将采取比原来更为正面和更有利的回应方式，说明心理与社会因素的补偿也是工人生产力提高的重要原因。这时的政策评价在工业界多是作为测量评价而开展的。

（二）描述评价

描述评价自第二次世界大战开始，持续到 20 世纪 60 年代初，主要是针对第一阶段的以效率评价为主的实验室评价的弱点而开展的田野实验。这一时期，政策评价还是保留了测量评价的基本特点，但也强调了要走出实验室，结合实地调查，着重在现实生活环境中进行调查研究，聚焦于个人价值和态度，研究方法的选择上也更侧重于"客观描述"。

（三）判断评价

判断评价始于 20 世纪 60 年代，这一时期美国肯尼迪政府大量推行了公共政策与计划来解决贫困和公共卫生等问题。与此同时，政府的公共投资快速增长，也凸显了政策评价的重要性，进而制定了相关法令并设置专门机构负责政策评价。这一时期的政策评价多在政府内部进行，注重讨论的是社会公平性问题，主张依照被评价政策的内在本质和外在的前因后果来判断政策的优劣，更多采用社会实验的方法开展政策评价工作。

（四）回应性评价

回应性评价开展于 20 世纪 70 年代中期以后，这一阶段政府对于政策评价的投入不断增大，政策评价也逐渐成了社会科学中的热门研究领域，不断发展。与以往的政策评价不同的是，这一时期更注重民主性，强调民众参与协商，注重多元化的回应性评价方式和范式的建构。这时的评价不再仅仅是以获取事实为目标的科学评价，而是全面考虑政策所涉及的利害关系人的、政治的、社会的、文化的和前后因果相关的所有情境因素等在内的一种全新的评价途径，其意义在于提出评价不再是单纯的政策产生的评价，而是要将政策融入社会群体之中，评价主体扮演问题的建构者、协调者，通过与政策利益相关者进行反复论证、谈判或分析，达成问题共识来完成政策评价。

第二节　政策评价的关键问题与基本任务

一、政策评价的关键问题

政策评价的关键问题即能否"客观"评价政策价值，因此，在进行政策评价之前要解决评价主体确认、评价标准界定及要不要评价这三个问题。基于上述三个方面，梳理政策评价的关键问题如下：①如何选择评价主体；②如何把握政策是否需要进行评价；③明确政策评价中需要回答哪些问题；④界定政策评价中需要收集的关键信息及收集手段；⑤如何保证评价资料信息能够反映出政策的实际效果；⑥对于收集信息的效果描述及量化评定；⑦得出逻辑严密的评价结论。政策评价遵循一般科学研究的思路，其中的关键是能否收集到完整的信息以准确反映政策的价值并为政策未来的改革走向提供依据。

二、政策评价的基本任务

（一）明确政策评价的思路与重点

政策评价的首要任务就是明确政策评价的思路与重点，在此阶段可考核的目标可列为：①是否明确政策评价的目的、任务及其与高价值政策的关系；②是否明确了评价重点，能否从检验效果及效果归因两个维度来重点开展；③是否可明确从目标达成、问题解决、目标外效果、引发的社会混乱及震荡等方面把握政策评价重点；④是否明确政策效果与政策思路、方案及执行过程的关系。

明确政策的评价重点可以使得繁杂的评价工作重点突出、易于操作，探寻政策评价的思路与重点应从实现政策评价目的出发，进行效果评价和效果归因分析，而影响政策效果的主要因素包括政策思路性质、政策方案与策略思路的匹配程度及政策执行的到位程度三方面。能够标本兼治的策略思路、方案匹配良好、执行到位的政策，无疑其目标的达成程度是较高的，解决政策问题能力是强的，目标外效果是少的，政策价值自然也是高的；依据政策思路、政策方案、政策执行与政策效果的关系即可实现对政策效果的判断，其简单剖析如表4-2所示。

表4-2　标本兼治的政策思路中政策评价要素简要关系

政策方案与思路的匹配程度	政策执行情况	政策目标达成程度	解决政策问题能力	目标外效果	引起的社会震荡	政策价值
良好	执行较好	高	强	少	较小	高
	执行较差	较高	较弱	较少	不确定	较高
不良	执行较好	较低	弱	较多	不确定	较低
	执行较差	低	弱	较多	不确定	低

（二）构建政策评价指标

政策评价的第二项基本任务为政策评价指标的构建，理清政策评价的思路与重点等内容后就需要通过全面的、系统的、具体的、可量化的指标对其进行评价，以确保评价思路与重点的现实可操作。在此阶段的可考核的目标可列为：①是否明确"政策问题—问题危害—影响因素—问题根源—作用机制—政策思路—政策目标—目标指标"的评价目标思路；②是否明确了原目标外政策效果；③是否针对性构建和完善评价指标体系；④指标的全面性、代表性、系统性和可操作性等。

政策效果及其归因分析是政策评价的重点，而评价指标是衡量政策效果最直接的工具，如何构建政策评价指标自然是政策评价过程中的重中之重。政策评价指标一方面要衡量政策预期目标的实现程度，另一方面还要衡量特定政策目标实现对政策问题的解决程度。政策中期望或预期达成的程度就是评价目标实现及问题解决程度的标准。在政策效果的评价描述中常用的指标有很多，包括总量指标、强度指标、结构指标、比例指标、平均指标、差异指标、比较指标、动态指标、相关指标等，评价主体可以依据政策评价所需选择使用。

【拓展】

政策效果描述常用指标

• 总量指标：反映政策研究对象在一定时间、地点、条件下规模、水平的一种综合指标。其作用主要是认识政策研究对象的基本情况，是后续各项分析方法的基础。

• 强度指标：政策研究对象某一总量指标与另一相关的总量指标的比。其作用是反映政策研究对象在某一方面的强度及普遍程度等。

• 结构指标：政策研究对象中各种组成部分的数值与整体数值的比。其作用是用来反映政策研究对象各组成部分在整体中的比重，即内部结构，不同的政策研究对象内部结构不同，因而其性质与功能也不相同。结构指标可以用于认识政策研究对象的内部结构，通过内部结构分析达到质的认识。

（三）制订实施计划，进行评价数据收集

政策评价的第三项基本任务为制订实施计划，进行评价数据收集。此阶段的政策评价重点在于回答需要收集哪些信息？如何收集信息？如何保证信息反映政策实际效果？对此可考量的相应的考核目标为：①是否围绕着评价指标体系，明确特定政策评价所需收集的信息；②是否明确资料收集方法、对象和范围，以及相应质量控制措施等；③是否保证资料信息反映政策实际效果。

政策的直接作用对象是社会目标群体，在政策评价中所需要获取的数据主要有两大类：一是政策直接作用对象对政策的主观感受的数据，多以满意度等

表述；另一类是政策运行后社会系统相关参数的变动值。根据评价指标，明确可能的资料收集对象、有效可行的收集方法，进而开展数据收集工作。在数据资料收集中，已有的统计资料、文献是重要的来源之一。此外，还有基于社会调查研究开展的相关资料收集，这多是通过定性与定量相结合的调查研究而获取的。在此阶段需要强调的是，不论使用哪种资料收集的方法，其最根本的目标是为政策系统运行前后的社会系统各种参数，以及政策评级各项指标的客观、准确、量化表达提供相应的素材资料，因此必须要确保所收集的素材或信息真实、全面、系统，具有科学性和代表性。

（四）综合分析资料，撰写报告

政策评价的第四项基本任务为评价数据分析和报告撰写，这阶段在评价综合分析中提倡选择定量与定性相结合的多维度组合的科学性方法，以分析结果为依据，严密地开展逻辑推理及归因分析，做出相应的政策评价结论，做出面向不同对象、结论为依据、表达清晰的政策评价报告。此阶段的两大任务：一是整理录入资料以形成数据库，二是根据指标逐步进行数据分析，进行政策前后对比分析等，其整体思路与一般的数据处理思路相同。

在评价报告的撰写中，需要关注的重点内容为：报告是否完成了既定计划的目标、是否具有完备的指标体系和评价内容、报告是否符合规范的格式要求。这其中需要注意的是，评价报告不等同于科研论文，其主体不应该放在报告思路、运用方法、得出结论的创新上，而应该是尽力如实反映政策的效果与不足，以及效果不足的问题归因。

第三节　政策评价的实施步骤

政策评价的基本程序分为三个阶段：第一阶段为评价准备阶段，主要工作包括政策评价主体选择、进行政策评价可行性分析、制订政策评价实施计划；第二阶段为政策评价实施阶段；第三阶段为评价总结阶段。本节将针对政策评价基本程序中的准备阶段进行介绍。

一、政策评价准备阶段

（一）政策评价主体选择

确定了需要评价的政策后，首要任务就是开展政策评价主体的选择。政策评价主体主要有决策者或执行者、决策部门内部评价机构、外部专业评价机构、舆论界及客体评价几种，前文中分析了不同评价主体的优缺点，在选择政策评价主体时要通过对评价主体行为特征的分析，扬长避短，选择适当的主体。其间，提倡以外部第三方评价为主，并设立相应的保障制度帮助其获取政策信息资料，在缺乏独立的第三方评价机构的情况下，可鼓励具有资质的专业学术团体参与，达到兼顾评价和公正客观、方法科学及结论反馈通畅的目的。基于此，明确是内部还是外部评价，确立这一阶段的可考核和比较的目标如下。

（1）对于内部评价，明确弥补内部评价弊端的措施。

（2）对于外部评价，需要考量以下内容：①评价主体能够独立开展评价、保证评价客观公正的可能性；②评价主体对政策过程较全面把握和资料获取便利的程度；③评价结果直接反馈于政策执行和政策调整的机制；④评价主体的资质和能力。

（二）政策评价可行性分析

政策评价的可行性分析是在正式开展政策评价工作之前，进行相应的背景分析，具体应包括政策评价制度化情况、政策评价所需要的外部条件和主要影响因素、政策评价所需要的内部条件和主要影响因素、社会和技术层面的可行性。第一，分析政策评价制度化情况要明确目前要开展的评价是什么，在哪些方面有制度保障，对缺乏制度保障可能带来的问题如何弥补。第二，对于外部条件和主要影响因素要考量相关人员尤其是决策者的重视程度、评价结论反馈机制的畅通程度、评价所需资源的保障程度。第三，对于内部条件和主要影响因素要考虑政策评价主体是否相对独立，政策目的、目标是否明确，利益相关体对政策目标认识是否一致，政策效果是否可测量。第四，从社会和技术层面，评估所需人力、物力、财力等资源，寻找弥补可行性分析所暴露的不足的针对性策略和方法。

（三）制订政策评价实施计划

在前期的政策评价主体及可行性分析确立之后，开始进行技术层面的政策评价实施计划。广义上来讲，政策评价实施计划是保障评价工作顺利开展的规范，以及开展评价的必要基础，包括评价主体的定位、各类评价资源的供给程度、所需资料的范围和可获得性，以及评价结果的反馈机制等。狭义的政策评价在技术层面主要是指评价工作的技术规范，其流程与项目研究的标书大同小异，其基本内容包括评价依据、目的意义、评价目标、评价内容和难点、评价方法、技术路线、进度安排、评价产出、评价主体的基础和条件、经费预算、人员安排等。

在形成政策评价实施计划的过程中，首先要围绕政策评价实施计划的形式内容系统地收集信息，而后研制构建特定政策的评价指标体系，形成政策评价实施计划。在政策评价实施计划过程中主要考量以下6方面的内容：①资料收集对象，除已有的文献资料收集，政策评价的很多数据仍需要通过调查研究来实现，这时需要依据政策评价的目的和目标选择适当的抽样方法，确定调查对象进行研究。②指标测量方法，在某些特定的政策评价中，评价指标仍需要通过实验方法来测量，对此，要甄别政策评价指标的测量方法，合理描述。③资料收集方法，收集资料的方法取决于政策评价体系中的具体指标，主要为实验法和调查问卷法，同时利用现有统计资料从中提取有关信息，避免重复工作并节省人力、物力与时间。④分析方法，政策评价应用的基本方法主要有前后对比分析法、专家评定法和自我评价法等。此外，在政策评价分析中还需要根据政策目标和指标值的特点，选用具体的分析方法，如单指标或简单多指标的评价中可以选用时间序列分析、回归分析，对于复杂多指标系统可应用主成分分析法和无量纲化等。⑤时间安排，主要用来表述在不同阶段应该做什么，为政策评价实施过程中的不同阶段设置合理的时间并严格按照时间安排评价实施工作的进行，其设定可依据以往的经验和社会调查规模来确定。⑥经费安排和人员准备，注明各项经费的用途、总费用、所需人力资源的数量及专业培训等。

二、政策评价实施阶段

政策评价实施是在计划方案基础上的具体执行，当政策评价计划被各方认可后，则开始依照评价计划的方案思路实施，这其中主要是针对所需资料的具体收集和评价资料的综合分析。

（一）资料收集

前文中简述了政策评价中的资料收集方法，除利用现有的文献资料以外，调查研究是最重要的方法，这其中主要针对适用样本量、样本抽样方法、信度与效度、研究弹性、经济可行性及所需资料类型来选择定量或是定性调查研究，其具体执行与常规的调查研究相似，在这其中会对于一些特定的政策评价所遇到的特殊问题加以提示。

1. 编制评价调查工具的一般原则

为确保评价数据的客观性，在编制调查表时应尽可能选择封闭式问题，答案设置遵守完备性与排他性原则，简明扼要地准备表述问题及答案，尽量从正面角度提问，避开有偏误的选项或表述。开放性提问、想多了解的内容尽量通过典型访谈等方法获取，同时要考量受访者的答题能力及意愿。

2. 常用的抽样人群代表性检验方法

政策评价中的调查对象多是特定人群，有时难以用规范化的概率抽样来确认调查样本，这时对于调查样本的总体代表性检验可以通过调查后检验来进行判断。常用的检验方法推荐玛叶指数测算、拟合度检验、DELTA 不相似系数等。

此外，在调查过程中应遵循调查研究的原则与注意事项，对调查员的培训及评价工作进行动态监控，注重质量控制，确保有效问卷的回收率。

（二）政策评价常用方法

收集到政策评价所需资料后，首先建立数据库进行资料录入，而后进行相关的描述性统计分析、综合分析等。除此之外，在当下的政策科学理论方法应用中比较常见的有简单"前—后"对比分析法、"投射—实施后"对比分析法、政策"有—无"对比分析法、"控制对象—实验对象"对比分析法。

1. 简单"前—后"对比分析法

简单"前—后"对比分析法的应用为政策运行前后两个时间截面数据资料的比较，其政策效果为简单的政策执行后与执行前的差值。其优点是简便易行，对数据资料要求较低，分析成本较低，但也存在无法排除干扰因素影响、测量精度较低的缺陷，除非干扰因素的影响极小，一般不推荐使用。

2. "投射—实施后"对比分析法

"投射—实施后"对比分析法是运用政策运行前后时间序列资料进行比较，

将政策执行前的趋向线投射到政策执行后的评价时点 $A1$ 上，并将 $A1$ 与政策执行后的实际情况 $A2$ 对比，以确定政策的效果（$A2-A1$）。这种分析方法的优点在于较为简便，可以排除部分干扰因素的影响，但其排除的仅是与时间相关的干扰，其误差仍然存在，同时时间序列资料获取成本较高、难度较大。鉴于其评价精度相对较高，是比较推荐的政策评价方法。

3. 政策"有—无"对比分析法

政策"有—无"对比分析法是选取政策环境相似的两个地区进行有无政策实施的对比，这种对比分析能够排除大部分的干扰因素，结果相对比较精确。其主要困难在于两个政策环境相似地区的选择较难，评价周期相对较长，投入较高，但相对而言评价精度较高，是比较推荐的政策评价方法。

4. "控制对象—实验对象"对比分析法

"控制对象—实验对象"对比分析法是遵循实验设计对照的原则进行的政策干预实验，在理论上可以完全排除干扰因素，其评价分析结果精确度高，是当下比较常用的分析方法。在整体设计上，评价者将政策执行前后同一评价对象分为两组，一组为对照组，一组为实验组，进行政策实验，然后对比两组在政策实验后的效果，但这种分析法对实验设计要求较高，评价周期相对较长，人力、物力投入也相对较大，需要政策执行部门的大力支持和配合，其可行性也是需要重点考量的问题。基于此，当下结合大数据及信息网络时代的发展，借助计算机模型开展的政策模拟也不断地应用到政策评价等相关理论实践研究工作之中。

三、评价总结阶段

此阶段为政策评价的收尾阶段，主要任务就是撰写政策评价报告，需要关注：第一，报告是否客观公正地完成了既定计划的目标、指标和评价内容。第二，进行政策效果归因分析，得出结论，形成报告。一般的政策评价报告形式应包括内容摘要，即简要概括政策评价的背景、方法、主要的结论与建议；政策背景与环境阐述；政策的主要特征描述；政策评价计划和实施过程，主要结论与初步建议和附录的内容。

第四节　政策评价研究的展望

在科学技术快速发展的当下，经济发展的微观基础和宏观环境发生了多方面的重大变化，学科交叉应用范围不断拓展，政策评价也具有不同以往的特性，呈现出多元化、综合化、系统化的发展趋势。

一、整合型的"人文社会观"评价理念逐渐显现

传统的政策评价理念遵循"理性科学观"，在评价中重视政策价值的客观评价，保持中立价值，力求评价结果的量化可分析。而今，政策评价的研究中纳入了更多基于价值论证与批判的角度，从人与人的相互沟通和学习中，寻找民主参与的共识，并建立社会大众了解与分享政策共识的平台，加强大众与政策制定方的联结意识，探寻由下而上的公共事务及政策规划过程，建立宏观、中观和微观的认同观，在政策评价过程中添加人文理念，考量社会要素间的互动关系，从理念上逐渐转型为整合型的"人文社会观"。

二、以第三方独立机构为引领的多元化评价主体

政策评价主体正由政府内部评价、专家评价为主向兼顾外部评价、第三方评价的政策评价主体多元化发展。在以往的政策评价中多会选择专家作为评价主体，而专家评价一方面可能会忽略政策的社会性、政治性和价值导向的特性，另一方面行业专家对于政策评价的专业量化方法、统计分析及实验设计等专业客观方法的应用操作或有不足，存在一定的缺点。在政策评价研究的不断发展中也涌现出以第三方评价主体为代表的顾客导向评价、利益相关者评价等模式，更多地体现了民主和参与，将对政策感兴趣的并对其具有影响的相关体均纳入评价主体中参与政策评价，也在一定程度上确保了政策评价的客观性。

三、拓展多维度、综合、全方位的政策评价标准

政策评价已经不再是孤立在政策过程之外的一个阶段，而是作为政策运行过程中的一个重要阶段；政策评价也不再局限于政策实施后效果的评价，而是对政策从计划制订、执行到结果的全过程评价，同时政策评价中更多地综合了经济、政治、社会、文化和政策情景中全过程、全方位的评价。此外，在以往

的政策评价过程中，多是从成本—效益的单维度，从效率、生产力、效益、公正等因素出发进行评价，然而政策运行过程中所涉及的影响不仅仅是针对经济相关的成本—效益，还要兼顾政治、法律、人文、伦理等多方面的因素。因此，在新阶段的政策评价之中提倡应用更加综合的多维角度的评价，即在检验某项政策的预期效果和执行情况时，应至少从管理、政治、责任和法律的维度去评价政策。这其中，管理应聚焦在理性技术层面，以效能、效率和经济性等标准衡量政策执行情况；政治则应关注民众参与及政府对民众需求的反映程度两方面；责任是从政治理论层面厘清相应部门对政策的责权归属；法律是从平等、项目正义及相关民众的合法权益出发去评价，进而构建多维度综合、全方位、全过程的政策评价标准。

四、"实证辩论"的严谨评价逻辑不断应用

政策评价的发展是从结果监测、实验设计构建因果关系的预测模型向具有经验分析和规范分析的"实证辩论"评价逻辑不断发展的。政策评价首先是价值判断，在评价初始首先要判定政策目标的合理性，这种价值判断须以现实资料为基础进行实证评价。当下对于高价值政策的需求也对政策评价逻辑提出了新的要求，政策评价的框架应是"事实—价值"的双向结合，在评价中除了项目验证等技术性分析之外，还要从组织情景、组织理念、问题情景、社会目标、社会基本价值理念等方面对政策进行分析和评价，从分析—判断—再分析—再判断的逻辑出发，不断论证。

五、多维综合评价与计算机模拟应用的评价方法

在纷繁复杂的现实社会中，单纯地依赖数据很难真实地反映和再现政策现实，而今的政策评价也正在从更多的途径和手段的协同应用出发，这其中既包括定量分析又包括定性研究，既要进行社会实验又要运用心理分析等。此外，伴随多学科的不断融合，基于复杂环境下的社会政策类仿真研究取得了丰富的成果，计算机模拟仿真方法也不断应用于政策评价之中，微分方程、系统动力学模型、动态模型等已然成为政策评价计算机模拟的常用方法。计算机模拟仿真的政策应用很大程度上节省了经济、时间及人力成本，在一定程度上为政策改革研究提供了定量、定性结果的借鉴，具有一定的优越性。

本章小结

　　本章主要阐述了政策评价的相关理论知识，政策评价从狭义上来讲是对政策方案、政策制定、政策执行到最后效果的全过程评价。政策评价发展历程由19世纪末的效率评价开始，历经效率评价、描述评价、判断评价和回应性评价四个阶段。政策评价中涉及的主要概念有政策评价主体、政策评价制度化、政策评价的价值标准及政策效果。实施政策评价的意义在于可以检验政策效果，为政策未来改革方向提供依据；客观体现政策价值，为实现有效配置政策资源奠定基础；有利于推进政策制定运行的科学化进程。

　　政策评价流程包括评价准备阶段、实施阶段和总结阶段三大阶段，其基本任务涵盖了明确政策评价的思路与重点、构建政策评价指标、制订实施计划、进行评价数据收集、综合分析资料、撰写报告几方面。与此同时，政策评价研究或将呈现出整合型的"人文社会观"评价理念，以第三方独立机构为引领的多元化评价主体，拓展多维度、综合、全方位的政策评价标准，引入多维综合评价与计算机模拟应用的发展趋势。

参考文献

[1] 赵琨. 卫生技术评估与卫生政策评价——理论与方法篇［M］. 北京：人民卫生出版社，2016.

[2] 郝模. 卫生政策学［M］. 北京：人民卫生出版社，2013.

[3] 林光汶. 中国卫生政策［M］. 北京：北京大学医学出版社，2010.

[4] 雷仲敏，高雪莲，周波. 政策评价［M］. 北京：中国标准出版社，2009.

[5] 陈煜，刘金宝，欧阳静. 政策评价在卫生领域的研究综述［J］. 卫生软科学，2008，22（5）：353-356.

[6] 何国忠，罗五金，肖嵩. 评价标准的选择是卫生政策评价的关键［J］. 医学与社会，2006，19（7）：3.

[7] 储振华. 国外卫生政策评价的理论与方法（之六）卫生政策评价研究之展望［J］. 卫生经济研究，2005（8）：26-27.

（丁玎）

第五章 健康政策评价常用方法

▶**本章导读**

　　健康政策是公共政策的一类，因此公共政策评价方法都可用于健康政策评价，其不同在于健康政策评价重点关注政策对健康的影响。健康政策评价的多学科性质决定了其研究方法的多样性。健康政策评价并不存在一套独立于其他学科的方法学体系，所有能回答健康政策问题的研究方法都可用于健康政策评价。健康政策评价方法学领域也呈多学科交叉融合的趋势，融汇了医学、管理学、经济学、社会学、人类学等学科的研究方法。前面章节已经对政策评价的基本理论和流程做了介绍，因此本章着重介绍健康政策评价中的常用方法和应用举例。按照时间先后，政策评价可以分为事前评价、过程评价和结果评价。因为事前评价在之前章节已有详细介绍，本章主要介绍过程评价和结果评价的常用方法。

第一节 政策评价常用方法分类

一、政策过程评价方法

　　政策过程评价是政策监督的一种方式，主要目的是确保政策方案按照预先政策设计落实实施，因此也常被称为执行评估。除此之外，过程评价还有助于发现政策设计方案中的缺点或不足，为及时修订完善政策提供依据。大规模的政府政策评价往往会包含过程评价，过程评价可以为管理和发展政策提供有益的信息，包括明确正在实施的政策内容，以及评价政策是否按照政策设计方案执行作用于目标人群。过程评价通常独立于政策执行，并且一般由第三方专家独立开展。过程评价和政策的日常管理和监督不同。日常管理信息能在评估中发挥重要作用。常用的过程评价方法包括监测、管理、运筹学方法及社会学方法。

（一）监测和运筹学方法

通常政策的实施会有一套与之配合的信息管理系统，其中包含大量日常管理的信息，如人员、财务、物资、设施、设备等。监测和运筹学常用方法包括分析政策管理信息系统中的数据；分析来自目标人群受益情况的政府数据；收集和分析资源投入和使用的数据，比如人员、经费、工作量等；监测政策执行进度；开展深度的区域研究等。

过程评价者常使用管理数据来监测政策实施过程，以及预测政策效果和影响。此外，运筹学研究人员还可以对相关的任务建立模拟和优化模型。例如，在政策实施前后，根据研究对象和政策实施者之间的互动，分析他们的行为改变；对管理信息系统中的数据进行分析，找出鼓励政策目标群体积极参与的最好办法。

（二）社会学方法

政策过程评价常采用社会学的研究方法，包括定量的问卷调查和定性的研究方法。常用的定性研究方法包括深度访谈（个人）、焦点小组、案例研究、观察法、日记和文本分析等。在过程评价中采用社会学方法通常会增加评价成本，因为社会学方法往往包含大量的现场调查和原始资料的收集、整理、分析工作。因此，通常情况下，只有在监测和信息管理系统数据不足，不能满足过程评价需要时，才会运用社会学方法开展评价。我们将在本章的第二节详细介绍常用的社会学定性研究方法及其在政策评价中的运用。

二、政策结果评价方法

政策结果评价通常需回答如下问题：
- 政策的效果（effectiveness）如何？
- 政策有没有带来非预期影响（unwanted effect）或者一些负面效应（adverse effect）？
- 政策的效果是否是由其他政策外因素引起的？
- 政策实施的成本—效益如何？
- 此政策与其他政策相比是否有更好的资源利用效率？

为了明确回答上述问题，需要采用科学的研究方法，明确政策和结果之间的因果关系，排除其他因素的干扰，比如时间变化、突发事件、自我选择、主观偏差、随机变化等。明确因果关系,需要明确:第一,政策和结果之间有相关关系;第二,政策实施在前,结果产生在后;第三,排除其他因素的干扰。

为了明确因果关系,常用的方法包括:①干预性研究方法,如随机对照试验、非随机对照试验、前后对照试验、前后自身对照试验。②解释性研究方法,如双重差分法、间断时间序列法。③随机对照试验方法,该方法被公认为评价政策(干预)效果的金标准。在随机对照试验中,政策实施和结果的时间先后顺序非常明确,采用了随机化分组和设置对照组的办法,可以最大程度排除其他因素的干扰,准确评价政策和结果之间的因果关系,以及政策效果的大小。但随机对照试验开展的难度较大,因此实际运用相对较少。关于随机对照试验、非随机对照试验、前后对照试验、前后自身对照试验的方法在多部医学科研设计专著中已经有详细的论述,有兴趣的读者可参阅相关著作。④解释性研究方法,其实施的难度较随机对照试验小,论证强度即使稍弱,在严格的设计下,也有较好的因果推断力和结果解释力,故近年来被越来越多地运用在政策结果评价中。

第二节　政策评价常用质性研究方法

质性研究是以某个社会现象为研究内容,以社会的"人"为研究对象,在自然情况下,采用观察、访谈、实物收集、录音录像等多种资料收集方法,通过理性而严谨的思维方法进行与研究对象的互动和资料分析,对社会现象的发生发展进行深层的整体性探究,最终形成有关人类行为、情感与认知的解释性理解或进一步构建社会现象的内在机制,形成定量研究的假设。

一、深度访谈和焦点小组

(一)基本原理

质性研究方法,特别是深度访谈(in-depth interview)和焦点小组法(focus group),能对社会和组织行为的性质及它们如何发生和为什么发生做深入调查。它的特点是使用探索性和交互式数据收集方法,去探究所调查问题的形态、复杂性和起源。

质性研究方法特别适用于过程评估,因为该方法能让研究人员非常详细地探索项目组织和实施的效能。质性研究方法能让政策评价者从政策的设计、提供或接受者的角度，评估更有效或者无效的政策特征。此外，质性方法还可以让评价者了解到底是哪些因素在影响政策实施的效果，哪些因素影响了项目参与者的参与经验。

质性研究方法和定量问卷调查在政策评价中的作用各异。定量调查往往回答"多少"的问题，但不能或者很难回答一些深入的关于"为什么"和"怎么样"的问题。质性研究方法很难给出"多少"的估计，但往往能回答"为什么"和"怎么样"这一类深入的问题。由于各自不同的作用，质性研究常伴随定量调查一起使用。此外，质性研究通常需要的样本量较少，因此成为过程评价中最常用的评价方法。在大多数项目评价中，即便参与者接受得了大规模的定量问卷调查，还是会辅以质性研究方法。质性的过程评价可以包括一系列不同的数据采集方法，最常用的是深度访谈（个人）和焦点小组。其他的方法还包括配对深入访谈、工作观察法和文本分析等。

个人或者配对深度访谈会采用访谈提纲，其中列出了一系列需要探索的关键主题和次主题。个人深入访谈可以非常深入地探究个体在接受政策干预中的体验及对这些干预体验的看法和个人评价。个体深入访谈的另一个优势是便于探究和收集一些敏感的主题和信息。

焦点小组法通常会纳入 6~8 名参与人，并配备 1~2 名协调人（引导者）。焦点小组可以为政策干预的接受者和实施者提供一个合适的环境，一起讨论、分享、比较政策干预过程中的经验和感受。通过焦点小组参与人之间经验和观点的相互交流，可以发现其中的异同点，并激发参与人进一步的思考。同时，焦点小组也为启发新的解决策略和方案提供了一个适合的环境。但焦点小组也有局限性，比如不适合探讨一些比较隐私的个人经历和问题。

在过程评价中需要特别注重纵向质性研究的价值。纵向质性研究能帮助确定政策执行中实施、实践、组织和管理等方面的改变。采用在不同时间追踪（多次）访问同一受访人的方法，可以探索受访人随着时间，在态度、决策、行为等方面的一系列变化，以及影响政策效果持续性的因素，还能洞察不同亚组人群的不同经验。

（二）应用举例

1. 深度访谈法的应用案例

背景：慢性阻塞性肺疾病（慢阻肺）是目前我国患病率排在首位的呼吸系统慢性病，人群患病率为 8.6%，40 岁以上人群患病率达 13.7%，然而疾病的规范治疗率仅为 11%~35%。国家于 2016 年将慢阻肺纳入分级诊疗管理病种。杜玉环等（2021）对天津市慢性阻塞性肺疾病分级诊疗的实施现状和负面影响因素开展定性研究，为完善慢阻肺分级诊疗制度提供科学依据[①]。

方法：对天津市慢性阻塞性肺疾病分级诊疗试点机构的医护人员及其辖区内患者进行半结构式深度访谈，采用现象学 Colaizzi 七步法对资料进行整理和分析。

结果：目前分级诊疗的服务内容丰富但双向转诊不畅，实践效果欠佳。导致分级诊疗运行不畅的影响因素包括患者的认知水平较低；基层医院专科服务能力不足；医联体结构不合理，优质医疗资源有限；分级诊疗相关制度不健全。

结论：天津市慢性阻塞性肺疾病分级诊疗在实施过程中存在诸多困难，管理者可从宣传力度、基础设施建设和人才培养、专科医联体建设和政策体系等角度探讨解决对策，促进分级诊疗秩序的建立，提高此类疾病的综合管理水平。

2. 焦点小组法的应用案例

背景：残疾人是家庭医生签约服务优先覆盖的人群，如何为残疾人群提供符合其需求的家庭医生签约服务，提高残疾人的获得感及满意度，家庭医生团队的人员如何有针对性地为残疾人服务，以达到双方共赢的服务效果有待进一步研究。为了解残疾人家庭医生服务团队在签约残疾人服务过程中发现的问题并提出改进办法和建议，为社区家庭医生服务团队管理和服务签约残疾人提供依据，刘宇春等（2021）在北京开展了对家庭医生团队成员和残疾人对残疾人签约服务效果评价的质性研究[②]。

方法：2018 年 10 月—2019 年 9 月，采用半结构式访谈法，在首都医科大学附属复兴医院月坛社区卫生服务中心，设立 6 个焦点小组，其中 3 个由 25 名残疾人家庭医生服务团队成员组成，另外 3 个由 21 名签约的 5 类不同残疾人组成。以 4 种障碍（身体障碍、态度障碍、专业障碍和系统障碍）为理论框架，结合《残疾人家庭医生签约服务指导手册》（以下简称《手册》）中残疾人接受服务的内容分别进行了深度访谈。进行实地笔记、录音和转录，编码提炼主题。结果家庭医生团队成员都对《手册》的内容和实用性给予了肯定，同时

---

① 杜玉环，张清，刘素彦，等. 天津市慢性阻塞性肺疾病分级诊疗实施现状及负面影响因素质性研究［J］. 医学与社会，2021，34（10）：23—27.

② 刘宇春，蔡澍，杜雪平，等. 家庭医生团队成员和残疾人对残疾人签约服务效果评价的质性研究［J］. 中国全科医学，2021，24（10）：1236—1241.

签约家庭医生服务团队成员和残疾患者针对目前的家庭医生签约服务提出了不同的需求和建议。

结果：经过比对分析，家庭医生团队方面共析出 3 个主题，即诊疗时间长，包括残疾的身体，沟通和认知；对医生、护理人员进行残疾相关知识的培训，包括特定的学习需求；残疾人的服务部分超出初级保健范畴，需要再次培训学习。残疾患者方面共析出残疾人与医疗保健系统的交互过程中存在身体障碍、态度障碍、专业障碍和系统障碍 4 种障碍。

结论：制定完善合理的签约服务内容手册有较好的实用性，为残疾人基层医疗实践提供了工作方法，揭示了签约服务内容手册在指导特殊人群的基层卫生保健过程中的常见问题和解决办法。

二、案例研究

案例研究是为了解释某单一情境下特定类型对象（某现象、群体）的动态发生发展过程。案例研究分为三种：描述型案例研究、理论验证型案例研究、理论构建型案例研究。理论构建型案例研究选择深入一个或多个案例，从资料中提炼出与资料高度吻合的理论构念，如概念、命题或理论模型。

案例研究属于质性研究的一个取径（approach），而并非仅使用质性数据和分析方法。案例研究强调对案例的深入研究，虽然缺乏足够数量的样本，无法构成定量研究，但可以根据研究目的和理论建构的需要加入部分的定量数据采集和分析。政策评价的案例研究通常为描述型。

（一）基本原理

深度访谈和焦点小组讨论的重点是从个人的角度看待某政策效应或现象。相比之下，案例研究的重点是从多位关键参与者的多个角度看待某政策效应或现象。这些观点有助于详细了解特定案例中的经验和结果，其中案例可以是个体或参与者、一个地区或一个办公室等。

当政策评估需要详细地从多个角度理解政策干预措施时，就会用到案例研究。例如，当不同参与者的角色或作用可能会影响项目的实施或效果时，就会采用案例研究。此外，当需考虑不同政策干预模式的影响因素，或者多方参与设计或实施干预时，案例研究也比较适用。

（二）应用举例：医共体改革案例研究

有效的分级诊疗制度是保障居民健康、合理控制医疗费用、实现医疗卫生事业健康可持续发展的重要举措，而我国分级诊疗制度一直难以有效建立。黄严等（2019）对某县分级诊疗制度实施开展了个案研究，总结"分级诊疗"的成功路径[①]。

研究发现，正是在建立医疗利益共同体的基础上，通过改革医保支付机制、人事绩效考核与编制机制、家庭医生签约机制及信息共享机制，重构了对政府、医院、医生与患者四方的激励相容机制，才得以建立有效的分级诊疗制度，促进公立医院回归以居民健康为中心的"公益性"本源，并实现县域内医疗卫生事业的可持续发展。

第三节 政策评价常用量性研究方法

一、随机对照试验

随机对照试验（randomized controlled trial）是一种研究设计，而非单纯的量性分析方法。政策评价中的随机对照试验具有一定特殊性，通常为整群随机或半随机对照试验（cluster randomized trial or quasi-randomized trial），例如改水改厕政策对健康的影响研究。

（一）基本原理

1. 随机对照试验的主要特征

在随机对照试验中，符合条件的最小研究单元（如社区或村）被随机分配到干预组或对照组。干预组实施某政策，对照组不实施某政策。

2. 设计的优点和缺点

随机对照试验被认为是评估的"金标准"。然而，它并不总是在实践中使用。这是因为实施中存在较多实际困难，而不是因为其他设计更强大或更可靠。

与其他研究设计相比，随机对照试验的主要优势在于干预组和对照组之间仅有的两个差异，分别是"随机误差"和"政策的影响"。可以排除系统误差，

---

① 黄严，张璐莹. 激励相容：中国"分级诊疗"的实现路径——基于 S 县医共体改革的个案研究[J]. 中国行政管理，2019（7）：115-123.

如干预组成员和对照组成员之间的动机差异。另一个优点是没有必要进行"计划前"研究来检查干预组和对照组是否相似。

与这些优势相对的是，将特定区域内的人随机分配到干预组或对照组是困难的（有时是不可能的）。首先，它通常意味着在一个区域内运行两个管理系统。其次，可能存在伦理道德的争议，例如某些可能有利的政策或资源的分配。再次，开展随机对照试验常需要耗费大量的人力、物力和财力。

（二）应用举例

1. 背景

按绩效支付（pay-for-performance）是提升医疗服务质量和效率的重要手段。近年来，按绩效支付在发展中国家得到越来越多的运用，但大多数政策的实施并没有开展严格的政策影响评价，所以关于按绩效支付的政策效果的研究证据非常缺乏。因此，Winnie Yip 等（2014）和宁夏回族自治区政府合作，于 2009—2012 年在宁夏回族自治区的农村地区开展了一项评估按人头支付和按绩效支付的政策效果的配对随机对照试验，研究按绩效付费对中国农村基层医疗机构抗生素使用的影响。[①]

2. 方法

在试验区中有 28 个乡镇，按照特征相似性被配成 14 个对子。研究者通过掷硬币的方式，将每一对子中的 2 个乡镇随机分配到干预组或者对照组。对干预组乡镇辖区内的乡镇卫生院和村卫生室实施按人头支付和按绩效支付。对照组继续按项目支付（pay-for-service）。同期，两组的乡镇卫生院和村卫生室都接受相同的合理用药培训。试验关注的结局包括基层医疗卫生机构医生处方中开具抗生素的比例、医疗费用、门诊患者就诊人数和患者满意度。

3. 结果

按人头支付和按绩效支付地区的乡镇卫生院和村卫生室与对照组相比，处方中开具抗生素的比例下降了 15%，患者门诊的次均费用也有小幅降低，其他结局指标没有发现明显的变化。

4. 结论

按人头支付和绩效支付可以改善医生的处方行为，降低大处方和不合理用

---

① Yip W，Powell-Jackson T，Chen W，et al. Capitation combined with pay-for-performance improves antibiotic prescribing practices in rural China［J］. Health Aff（Millwood），2014，33（3）：502-510.

药的发生率。同时说明，在卫生体系干预实施下，与政府密切合作开展严谨的政策效果评价是可行的。

二、双重差分法

双重差分法（difference-in-differences，DID），别名"倍差法"，由 Ashenfelter 和 Card 于 1985 年对一项干预研究进行评价时提出。它是一种专门用于政策效果评估的计量方法。该方法将制度变迁及新政策视作外生于经济系统的一次"自然实验"，思路简洁且发展日趋成熟。该方法在经济学、社会学等多个领域都得到广泛应用，同时该方法也十分适用于医疗卫生领域的研究，尤其是对卫生政策实施效果的评估。

（一）基本原理

双重差分法的原理是基于一个反事实的框架来评估政策发生和不发生这两种情况下被观测因素 y 的变化。如果一个外生的政策冲击将样本分为两组——受政策干预的干预组和未受政策干预的对照组，且在政策冲击前，干预组和对照组的 y 没有显著差异，那么我们就可以将对照组在政策发生前后 y 的变化看作干预组未受政策冲击时的状况（反事实的结果）。通过比较干预组 y 的变化（$D1$）及对照组 y 的变化（$D2$），就可以得到政策冲击的实际效果（$DD=D1-D2$）。

1. 双重差分法的基本假设

在使用双重差分法之前，要确保数据满足以下两大假设。

（1）同质性假设。同质性假设表示，在除"实验冲击"（政策冲击）外，无关因素对个体影响是相同的，在统计意义上干预组和对照组样本是同方差的。例如，对一项营养干预项目进行效果评价，干预组内的所有 5 岁以下儿童均可得到免费的营养支持，而对照组无。若有部分对照组研究对象通过各种办法也获得了该项免费营养支持，则违反了本模型的第一项假设，造成干预效果的低估。同质性意味着，干预组和对照组样本在"实验"前具有相同的趋势（平行趋势），一般采用大样本随机抽样、异方差检验予以实现，表现为 $E(\varepsilon_{it} \mid f_i) = 0$。

（2）随机性假设。随机性假设表示，在自然实验或准自然实验条件下，双重差分法通过随机化的方式消除那些不可观察的无关因素的影响，即 $E(\varepsilon_{it} \mid \delta_i) = 0$，对照组不受实验变相的任何影响，即 $E(y_{it}^0 \mid x_{it} = 1) -$

$E(y_{it}^0 \mid x_{it} = 0) = 0$。

也有学者将这两大假设统称为平行趋势假设。

2. 双重差分法的基本原理

双重差分法的核心是模型构造双重差分估计量（DID estimator），即受到影响的群体（干预组）和未受到影响的群体（对照组）的差异。设定 y 表示关注的结果变量，分组虚拟变量 $TREAT_i = 1$ 或 0 分别表示对该组样本进行了"干预"或"没有干预"；干预时间虚拟变量 $YEAR_i = 1$ 或 0 分别表示"干预后"和"干预前"。假设随机变量之间存在线性关系，双重差分的基本模型一般设定为：

$$Y_{it} = \beta_0 + \beta_1 \cdot TREAT_i + \beta_2 \cdot YEAR_i + \beta_3(TREAT_i \cdot YEAR_i) + \varepsilon_i$$

式中，分组和干预时间均为虚拟变量，$TREAT_i \cdot YEAR_i$ 是二者的交互项，ε_i 为残差。

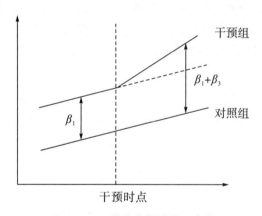

图 5-1　双重差分估计量示意图

值得注意的是，分组变量并不等同干预，因为在基线水平（即 $TREAT_i = 0$ 时），两组均未接受干预。当 $TREAT_i = 1$ 且 $YEAR_i = 1$，即虚拟变量 $TREAT_i \cdot YEAR_i = 1$ 时才指代干预。不难得出，干预组和对照组在干预实施前后因变量的数学期望（均数）分别如下：

$$E[Y \mid TREAT_i = 1, YEAR_i = 0] = \beta_0 + \beta_1$$
$$E[Y \mid TREAT_i = 1, YEAR_i = 1] = \beta_0 + \beta_1 + \beta_2 + \beta_3$$
$$E[Y \mid TREAT_i = 0, YEAR_i = 0] = \beta_0$$
$$E[Y \mid TREAT_i = 0, YEAR_i = 1] = \beta_0 + \beta_2$$

一般线性模型须满足 Gauss-Markov 假设，即残差的均数为零且独立于解释变量，因而无残差项。

双重差分估计量是横向和纵向比较的结合，即干预组前后差异与对照组前后差异之差，实际上是时间和分组交互项的偏回归系数 β_3。在资料满足线性回归条件的基础上，采用最小二乘法（OLS）即可得到 β_3 的无偏估计，也就是我们所关心的政策效应。

$$\hat{\sigma}_{DID} = (E[Y \mid TREAT_i = 1, YEAR_i = 0] -$$
$$E[Y \mid \mathrm{TREAT}_i = 1, \mathrm{YEAR}_i = 1]) -$$
$$(E[Y \mid \mathrm{TREAT}_i = 0, \mathrm{YEAR}_i = 0] -$$
$$E[Y \mid \mathrm{TREAT}_i = 0, \mathrm{YEAR}_i = 1]) = \beta_3$$

（二）应用举例

提供的案例研究"取消药品加成对医院用药结构的影响"。

2009 年 3 月《中共中央国务院关于深化医药卫生体制改革的意见》中明确提出，通过实行多种方式逐步改革或取消药品加成政策。2012 年 5 月，北京市出台《北京市公立医院改革试点方案》，北京市有 5 家三级综合公立医院作为第一批试点医院取消了药品加成，其中 2 家医院先后在 2012 年 7 月 1 日和 9 月 1 日试点运行，其他 3 家医院于 2012 年 12 月 1 日开始试点运行。为了解取消药品加成政策对北京市 5 家试点三级综合公立医院减少高价药使用的有效性，鉴于全身用抗菌药物的采购金额及采购量在所有药品类别中占比较大，以全身用抗菌药物为例，定量评估取消药品加成政策对北京市三级综合公立医院高价药使用变化的效果[①]。

1. 研究对象与数据来源

研究对象为北京市取消药品加成试点的 5 家三级综合公立医院（以下简称试点医院，分别记为 A、B、C、D、E）。综合考虑试点医院的特点，经过专家咨询论证，最终确定了在地理位置、规模及服务量方面较为相近且同为北京市属的 3 家非试点三级综合公立医院（以下简称非试点医院，分别记为 F、G、H）作为对照医院进行建模分析。数据来源于中国药学会科技开发中心全国医药经济信息网数据库，选择样本医院中采购金额及采购量较大、具有较好代表性的药品类别——全身用抗菌药物的月度采购数据代替药品使用数据，探讨取消药品加成政策对试点医院用药结构的影响。样本统计时间跨度为 2011 年 1 月—2015 年 12 月，共 60 个月。

---

① 唐密，韩晟，王冉，等. 取消药品加成对北京市公立医院用药结构的影响［J］. 中国医院管理，2017，37（10）：4—6.

2. DID 模型构建

为了消除取消药品加成干预政策以外的干扰因素带来的影响，利用试点医院与非试点医院的全身用抗菌药物的连续月度用药结构指数序列建立双重差分模型，定量评估取消药品加成政策对 5 家试点医院高价药使用变化的净影响。模型的表达式为：

$$\ln Y_{it} = \beta_0 + \beta_1 \cdot T_t + \beta_2 \cdot G_i + \beta_3 (T_i \cdot G_i) + \mu_{itT}$$

式中，i 表示试点类别，t 表示时间。因变量 $\ln Y_{it}$ 为用于评价医院高价药使用变化的样本医院月度用药结构指数的对数，使用对数变量主要是为了减弱数据异方差的影响；β_0 为常数项；自变量 T_t 是时间哑变量，在取消药品加成政策实施前为 0、政策实施后为 1，其系数 β_1 指非试点医院在政策实施点前后用药结构指数的变化，衡量了非干预政策因素随时间的推移对用药结构指数的影响；自变量 G_i 同样是一个哑变量，用以区分试点医院与非试点医院，试点医院类别为 1，非试点医院类别为 0，其系数 β_2 为试点医院与非试点医院的基线差异；交叉项 $T_i \cdot G_i$ 被称为双重差分估计，其系数 β_3 为干预政策的效应系数，反映了取消药品加成政策对用药结构指数影响的大小，如果 β_3 显著为负，说明取消药品加成政策能有效减少试点医院高价药的使用，若 β_3 显著为正，则表明取消药品加成政策会增加试点医院高价药的使用；μ_{itT} 代表残差。

3. 结果分析

对 5 家试点医院分别构建双重差分模型评估取消药品加成对全身用抗菌药物中高价药使用变化的政策效应，计量结果见表 5-1。

表 5-1　样本医院取消药品加成的政策效应

医院编号	β_0	$T(\beta_1)$	$G(\beta_2)$	$T \cdot G(\beta_3)$
A	0.23* (2.78)	0.0626* (3.51)	−0.10 (−0.62)	−0.230 (−0.68)
B	0.24* (2.90)	0.0563* (3.15)	−0.22 (−1.31)	0.079** (2.20)
C	0.24* (2.90)	0.0563* (3.16)	−0.11 (−0.65)	0.084** (2.36)
D	0.23* (2.75)	0.0705* (4.09)	−0.23 (−1.36)	−0.270* (−7.94)
E	0.24* (2.90)	0.0563* (3.31)	−0.27 (−1.66)	0.081** (2.37)

注：被解释变量是月度用药结构指数的对数，括号内的内容是各个变量所对应的 z；* $P < 0.01$，** $P < 0.05$。

计量结果表明：

（1）5 家试点医院 T 变量系数 β_1 在统计上均有统计学意义（$P < 0.01$），

说明 5 家试点医院的用药结构指数均受到了随时间自身变化的非干预政策因素的显著影响。

（2）5 家试点医院 G 变量系数 β_2 在统计上均无统计学意义，说明 5 家试点医院分别与 3 家非试点医院的基线差异无统计学意义。

（3）A 医院的 $T \cdot G$ 变量及干预政策的效应系数 β_3 表明，在取消药品加成政策实施后，A 医院的用药结构指数下降了 23%，但是在统计上却是不显著的，即政策效果没有大到相当的程度使得有足够的证据证明该结果并不是统计误差等原因造成的。说明取消药品加成政策后，A 医院全身用抗菌药物中高价药的使用变化不明显。

（4）B、C、E 医院干预政策的效应系数 β_3 表明，在取消药品加成政策实施后，B、C、E 医院的用药结构指数分别增加了 7.9%、8.4%、8.1%，且有统计学意义（$P<0.05$），说明取消药品加成政策会增加 B、C、E 医院全身用抗菌药物中高价药的使用。

（5）D 医院干预政策的效应系数 β_3 表明，在取消药品加成政策实施后，D 医院的用药结构指数降低了 27%，且有统计学意义（$P<0.01$），说明取消药品加成政策使 D 医院全身用抗菌药物中高价药的使用有所减少。

4. 结论

取消药品加成政策对北京市 5 家三级综合公立医院在全身用抗菌药物中高价药使用变化的影响效果与不同的医院有关，取消药品加成政策对公立医院减少高价药使用的有效性有待进一步研究。

三、间断时间序列设计

间断时间序列（interrupted time series，ITS）设计又称为分段回归、中断时间序列分析，是前后对照研究的一种，多数情况下用于回顾性分析某种干预措施的效果，最早由 Box 和 Tiao 提出。ITS 通过分析干预措施实施前后某些结局指标的变化及干预前后的差异，判定干预措施的实际效果，适用于评价在特定时间内某种干预措施引起的群体水平结局的变化，如医疗改革政策的实施。

（一）基本原理

ITS 设计分为单组 ITS 设计和带有比较组的 ITS 设计（多组 ITS 设计）。因 ITS 设计主要用于常规收集时间间隔相等点的干预前后指标的比较，所以单组 ITS 设计更为常用，其设计原理见图 5－2。横坐标为时间点，测量间隔相等，以"○"代表，如日、月、年等，X 表示干预的时间点；纵坐标为测量某项指标的数或率，如脑卒中死亡数（率）、疫苗接种数（率）、住院或门诊就诊数（率）和分娩数（率）等。

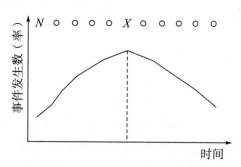

图 5－2　单组 ITS 设计原理示意图

在统计分析时，ITS 分析对干预实施前和实施后两个时间段进行线性回归分析，分析干预因素作用的水平改变和斜率改变，应用间断线性回归模型（segmented linear regression model）。此分析可检验试验前后在干预点水平下降或升高的幅度是否有统计学意义，以及在干预实施后某事件发生率或数随时间下降或上升的斜率是否与试验前不同，其主要优势是控制了试验前某事件发生率或数已随时间下降或上升的趋势。当时间序列数据在干预前和干预后呈现线性趋势时，可应用线性回归模型来拟合数据，探讨干预措施对结果变量的影响。

ITS 的回归分析模型如下：

$$Y_t = \beta_0 + \beta_1 X_1 + \beta_2 X_2 + \beta_3 X_3 + \sum \beta_j X_j + \varepsilon_t$$

式中，Y_t 为开始观测以来 t 时间点观测到的指标测量值，X_1 是计数的时间变量，$X_1 = 1, 2, 3, \cdots, n$；X_2 指示干预，干预前的观察 $X_2 = 0$，干预后的观察 $X_2 = 1$；X_3 表示斜率，X_3 在干预前赋值为 0，干预后赋值等于 X_1 取值。$\sum \beta_j X_j$ 表示一组协变量，这里暂不考虑协变量。

将变量 X_1、X_2 和 X_3 代入上式：

试验前：$X_1 = 1, 2, \cdots, n$，$X_2 = X_3 = 0$，则模型为：

$$Y_t = \beta_0 + \beta_1 X_1 + \varepsilon_t$$

干预后：$X_2 = 1$，$X_3 = X_1$，则模型为：

$$Y_t = \beta_0 + \beta_1 X_1 + \beta_2 X_2 + \beta_3 X_3 + \varepsilon_t$$
$$= \beta_0 + \beta_1 X_1 + \beta_2 + \beta_3 X_1 + \varepsilon_t$$

$$= (\beta_0 + \beta_2) + (\beta_1 + \beta_3)X_1 + \varepsilon_t$$

式中，β_1 为干预前的斜率，β_2 是水平改变量，β_3 是斜率改变量，$(\beta_1 + \beta_3)$ 是干预后的斜率。

回归系数的假设检验就是水平改变量和斜率改变量的显著性检验。

（二）应用举例

优质医疗资源总量不足、结构不合理和分布不均衡成了制约健康中国战略实现的突出短板。国际经验表明，推进整合卫生服务体系建设，建立医疗资源纵向整合和分工协作机制，是解决卫生服务供给侧结构性矛盾、提升区域内医疗资源配置和使用效率、提高基层医疗卫生服务能力的关键环节和重要举措。浙江等地于 2018 年 1 月起探索推进了以打造县域医共体为主要突破口的整合卫生服务体系建设。袁波英等（2020）基于浙江省医共体试点地区的经验数据，通过比较政策实施前后运行指标变化，评价县域医共体政策实施的效果[①]。

1. 数据来源

选取浙江省第一批 3 个医共体建设示范县的 7 家县级公立医院为研究对象。数据来源于公立医院综合改革台账快报系统、医务财务报表和医疗绩效评价报告。除病例组合指数（CMI）需收集近 3 年数据外，其余指标统计时间段主要集中在 2017 年 1 月 1 日—2018 年 12 月 31 日，其中 2018 年 1 月 1 日—12 月 31 日是医共体试点政策实施后的数据。

2. 指标选择

服务效能方面，由于县域就诊率统计口径及数据来源尚需清晰定义，双向转诊量尚无可靠的统计基础，本次研究选取门急诊量和出院患者数量间接反映县域就诊服务量的变化情况，并以基于 DRG 的 CMI 体现医院技术水平的进步；费用控制方面，选取门诊次均费用和住院次均费用反映医院为控制费用不合理增长所做的努力，并以各类医疗保险收入占医疗总收入的比例体现居民医疗费用负担的变化状态；收支结构方面，选择医疗服务收入占医疗总收入比例和人员支出占业务支出比例反映医务人员待遇提升水平。

3. 模型构建

有关服务量和费用数据采用间断时间序列（ITS）方法中的分段回归模型

---

① 袁波英，林凯，董恒进. 县域医共体建设对县级公立医院运行的影响——以浙江省为例［J］.中国医院管理，2020，40（2）：26-29.

进行分析。模型结构如下：

$$Y_t = \beta_0 + \beta_1 \times t_1 + \beta_2 \times t_2 + \beta_3 \times t_3 + e_t$$

式中，Y_t 是因变量门急诊量、出院患者数量、医疗总收入及次均费用等数据；t_1 是时间序列数据，依次为 $1\sim24$，与每月采集数据的月份对应；t_2 代表试点建设阶段，实施前为 0，实施后为 1；t_3 是试点建设后时间序列，实施前为 0，实施后依次为 $1\sim12$；β_1 是试点建设前数据变化趋势；β_2 是试点建设引起的差异；β_3 是试点建设前后的变化趋势差异，即政策引致的长期效果。因变量经对数转换改善数据异方差状况，模型经杜宾－瓦特森（Durbin－Watson）检验，若有自相关现象，则应用科克伦－奥科特（Cochranc－Orcutt）迭代估计参数。

4. 结果

（1）出院患者数量。2018 年出院患者数量较医共体试点实施前一年增长了 11.50%，月均增长 0.91%。模型分析结果显示，试点建设前经对数转换后的每月出院患者数量呈现缓慢增长趋势（$\beta_1=0.0069$，$P<0.01$），且政策即时效果显著（$\beta_2=0.1013$，$P<0.01$），月出院患者数量较试点前有增加（表 5－2）。

（2）门急诊量。门急诊量增长了 13.61%，月均增长 1.07%。试点建设前经对数转换后的每月门急诊量呈现缓慢增长趋势（$\beta_1=0.0050$，$P<0.01$），尚不能认为试点建设对门急诊量造成了即时影响，但试点建设却引致了门急诊量出现了缓慢下降趋势（$\beta_2=0.0255$，$P<0.01$）。具体见表 5－2。

表 5－2　试点建设前后服务效能指标变化的趋势分析

参数	月出院患者数量对数	月门急诊量对数
试点建设前水平（β_0）	3.6108*	4.9656*
试点建设前变化趋势（β_1）	0.0069*	0.0050*
试点建设引致差异（β_2）	0.1013*	0.0255*
试点建设前后的变化趋势差异（β_3）	−0.0046*	−0.0041*

注：* $P<0.01$。

（3）费用控制。2018 年住院次均费用较医共体试点实施前一年下降了 1.41%，月均下降 0.12%。经一阶差分控制后的模型分析结果显示，试点建设前经对数转换后的每月住院次均费用呈现缓慢增长趋势（$\beta_1=0.0072$，$P<$

0.05），但试点建设后则出现了缓慢下降趋势（$\beta_3 = -0.0106$，$P < 0.05$）。具体见表5-3。

表5-3　试点前后次均费用指标变化的趋势分析

参数	月住院次均费用对数	月门诊次均费用对数
试点建设前水平（β_0）	3.8710*	2.3060*
试点前变化趋势（β_1）	0.0072**	−0.0478
试点引致差异（β_2）	−0.0277	0.0304
试点前后的变化趋势差异（β_3）	−0.0106**	0.0052

注：* $P < 0.01$；** $P < 0.05$。

5. 结论

医院提升了服务效率和能力水平，留住了更多的县域内患者，并在一定程度上控制了医疗费用的不合理增长。

四、卫生经济评价法

政策评价中常用的卫生经济评价包括成本效果分析（cost-effectiveness analysis，CEA）、成本效益分析（cost benefit analysis，CEA）和成本效用分析（cost utility analysis，CUA）三种方法。卫生经济评价时，首先必须明确所研究的问题、目的及评价的立场。不同立场的人，对同一方案的评价可能得出不同的结论，其主要原因是不同立场的评价者，其所确定的成本和效益的内涵也有所不同。例如，从患者视角，还是从政府视角，对某政策评价的成本和效果计算即存在差异。

（一）成本效果分析

成本效果分析是从成本和效果的角度出发，评价一定量的卫生资源投入下，政策所影响的个体或群体的健康产出结果（或者生物学结果）表现，例如，治愈率的提高、死亡率的降低等。其以最低的成本投入来实现确定的目标，或用有限的卫生资源取得最大的经济效益和社会效益为指导思想，是对各种备选方案做出科学决策的一种临床经济评价方法。

成本效果分析一般用于目标相同、指标类似的不同方案之间的比较。当不同方案的成本相同或接近时，选择效果较好的方案；当不同方案的效果相同或接近时，选择成本较低的方案。

具体分析时，常采用以下两个指标分析：① 成本效果比（cost/effectiveness，C/E），是指获得一个健康单位的结果所需要投入的成本。单一方案的成本效果比是没有应用意义的，常用于两个方案及两个以上方案进行比较。成本效果比越小或效果成本比越大，说明该方案越有效率。② 增量成本效果比（incremental cost effectiveness ratio，ICER），是指计算一个方案比另一个方案多投入的成本，与该方案比另一个方案多得到的效果之比。ICER 是更能客观刻画不同方案经济学效果的指标。

（二）成本效益分析

成本效益分析主要用于评价不同的政策、项目或方案。其重要的一个假设前提就是在一定的时期内，需要解决的健康问题很多，而政府或个人投入的资源是有限的。在有限的资源投入下，资源的利用效率就显得尤为重要。通过比较不同政策、健康服务项目或技术方案，从中优选方案，使有限的资源获得最大的效益。为了使原本不同种类的"效益"具有可比性，成本效益分析方法通过将不同政策、项目或方案的效果用货币来表示，如因减少死亡、发病而节约的资源，健康人群为社会创造的价值等。

与成本效果分析不同的是，成本效益分析不仅对投入的成本用货币单位来表现，而且对产出的指标也要求用货币单位的形式来衡量。那些经济效益指标比较容易用货币单位来衡量，而健康结果指标用货币单位衡量就存在着一定的困难。成本效益分析最重要的就是找到合适恰当的方法把健康的结果用货币的形式表现出来。

具体分析时，常采用以下指标分析：① 净现值（net present value，NPV），是根据基准收益率或通过设定的折现率，消除货币时间因素的影响，将各年的现金净流量折现到项目起始时的现值之和，以此来计算评估的计划期内方案的各年效益现值总和与成本的现值总和之差的一种方法，它表明计划期内项目投资对赢利的净贡献。② 内部收益率（internal rate of return，IRR），是指能够使未来现金流入量现值等于未来现金流出量现值的贴现率，或者说是使投资方案净现值为零的贴现率。简单地说就是投资项目的报酬率。③ 年当量净效益（net equivalent annual benefit），就是将方案各年实际发生的净效益折算为每年平均净效益值，它是净现值考虑贴现时的年平均值。

（三）成本效用分析

成本效用分析是通过比较健康促进/干预方案或政策投入成本量与经过质量调整的健康效益产出量，来衡量健康促进/干预方案或政策效率的一种卫生经济评价形式。其注重把生命数量的增加和生命质量的提高结合到一起进行评价，常用的效用评价指标有质量调整生命年（QALY）和伤残调整生命年（DALY）两种方法。

（四）应用举例

1. 背景

流行性感冒是一种由流感病毒所致的上呼吸道疾病，其发病率较高，严重时可造成患者死亡，给社会带来较大的疾病负担。我国 70％～90％的流行性感冒发生于 15 岁以下儿童，其中学龄前儿童最为高发。临床上流感的治疗多属于对症治疗，而预防和控制流感最有效的手段是接种流感疫苗。何琛璐等对西宁市学龄儿童接种流感疫苗的成本收益做了分析[①]。

2. 方法

资料收集：通过每季度一次的问卷调查获得儿童接种流感疫苗后 1 年的流感样疾病、普通感冒和其他呼吸系统疾病的发生情况，计算由上述疾病就医或服药产生的诊疗和医药费用及家长误工费。同时分别计算以下指标：

疫苗保护率＝（对照组发病率－接种组发病率）/对照组发病率×100.00％

效果指数 ＝ 对照组发病率/接种组发病率

接种成本 ＝ 直接成本（疫苗费用 ＋ 注射费用）＋ 间接成本（误工费用 ＋ 交通费用 ＋ 不良反应诊疗和药物费用）

接种效益 ＝ 对照组人均费用（直接医疗费用 ＋ 间接费用）－接种组人均费用（接种成本 ＋ 直接医疗费用 ＋ 间接费用）

效益成本比 ＝ 接种效益/接种成本

3. 结果

接种组和对照组儿童的人口信息学特征差异无统计学意义，两组具有可比性（$P > 0.05$）。入组儿童经 1 年内的四次随访后发现，接种组和对照组儿童

① 何琛璐，刘润武，许钦，等. 西宁市学龄儿童接种流感疫苗效果与效益评价 [J]. 公共卫生与预防医学，2021，32 (5)：97—100.

流感样疾病的总体发病率分别为 7.44％（16/215）和 16.74％（36/215），差异有统计学意义（$\chi^2 = 8.75$，$P < 0.05$），保护率为 55.7％，保护指数 2.26；普通感冒发病率分别为 16.74％（36/215）和 25.58％（55/215），差异有统计学意义（$\chi^2 = 5.03$，$P < 0.05$），保护率为 34.8％，保护指数 1.53；其他呼吸系统疾病发病率分别为 1.86％（4/215）和 3.72％（8/215），差异无统计学意义（$\chi^2 = 1.37$，$P > 0.05$），保护率为 52.6％，保护指数 2.11；不合理使用抗生素的比例分别为 6.05％（13 /215）和 20.93％（45 /215），差异有统计学意义（$\chi^2 = 20.41$，$P < 0.05$），保护率为 71.3％，保护指数为 3.48。人均接种收益为 667.9 元，效益成本比为 9.97∶1。

4. 结论

学龄儿童接种流感疫苗可有效预防流感样疾病及普通感冒的发病率，且疫苗的接种具有较高的成本效益。

参考文献

［1］邵华，王琦琦，胡跃华，等. 中断时间序列分析及其在公共卫生领域中的应用［J］. 中华流行病学杂志，2015，36（9）：1015－1017.

［2］陈林，伍海军. 国内双重差分法的研究现状与潜在问题［J］. 数量经济技术经济研究，2015，32（7）：133－148.

［3］FANG Z, WAGNER A K, SOUMERAI S B, et al. Methods for estimating confidence intervals in interrupted time series analyses of health interventions［J］. Journal of Clinical Epidemiology, 2008, 62（2）：143－148.

［4］ASHENFELTER O, CARD D. Using the longitudinal structure of earnings to estimate the effect of training programs［J］. Review of Economics and Statistics, 1985, 67（4）：648－660.

［5］HARTMANN D P, GOTTMAN J M, JONES R R, et al. Interrupted time－series analysis and its application to behavioral data［J］. Journal of Applied Behavior Analysis, 1980, 13（4）：543－559.

［6］PURDON S, LESSOF C, WOODFIELD K, et al. Research methods for policy evaluation［M］. London：National Centre for Social Research, 2001.

（邹锟　文进）

第六章　将健康融入所有政策的实施和评价

▶本章导读

将健康融入所有政策的科学组织和稳步实施对促进全民健康至关重要。本章首先介绍将健康融入所有政策的组织架构与实施保障、运作机制和实施路径；其次，重点阐述将健康融入所有政策评价的主要原则和一般程序、逻辑框架和常用的评价工具；最后，以地震灾区将健康融入所有政策评价指标体系构建为例，展示了如何开展将健康融入所有政策的评价。

第一节　将健康融入所有政策的组织与实施

将健康融入所有政策不仅是全世界各国健康促进的重要共识，也是我国近年来重要的国家发展战略。2016 年习近平总书记在全国卫生与健康大会上强调，"要坚持正确的卫生与健康工作方针，以基层为重点，以改革创新为动力，预防为主，中西医并重，将健康融入所有政策，人民共建共享。""将健康融入所有政策"是国家卫生与健康工作方针的重要内容，成为推进"健康中国"建设、实现全民健康的重要手段之一。

长期以来，由于对将健康融入所有政策内涵的深入教育和普及存在不足，一些地方政府在具体推进该政策落地的组织和实施过程中缺乏指导和明确的路径，以致全国各地推进将健康融入所有政策这一重要国家战略的速度和力度差异较大。新冠肺炎疫情加速了政府官员和民众对于将健康融入所有政策的认知，围绕维护人民生命安全和身体健康打通各项政策，建立长效机制，全方位全周期地保障公民健康权益，树立"大卫生、大健康"理念，增强全生命周期健康管理理念，成为新时代政府施政和学术研究的重点。

一、组织架构与实施保障

要切实推进将健康融入所有政策，首先必须有固定的组织架构。缺乏强有力的组织架构和专门的组织推动者，几乎不可能真正推动将健康融入所有政策的落地。常见的将健康融入所有政策的组织架构有 5 种形式：①卫生当局发起行动，由一个或更多部委或机构参与，并主要侧重于增进健康和健康公平，其特点是比较专业，但相关部门或机构参与程度不一，也缺乏强有力的考核约束手段；②政府首脑发起行动，多数时间由所有部委参与处理卫生方面的一个优先事项，其特点是常常具有临时性，且形式和内涵取决于执行力，长期可持续性有一定的不确定性；③建立新机构（或使用现有的政府机构）以监督和促进不同部门之间的协作，解决公共卫生优先关注的问题，是最具可持续性的一种组织模式，强调政府责任和统一管理；④卫生和健康之外的主管当局承担带头机构的作用，这种形式较为少见；⑤在地方政府层面上，以特定项目为载体，不同部门一起开展工作，通过以社区为基础或以环境为基础的健康促进活动，处理一个或更多的公共卫生和健康公平问题。

二、运作机制

有了将健康融入所有政策（HiAP）的组织架构，还需要科学的运作机制，方能推进该政策的持续实施。运作机制是引导和制约决策和与人、财、物相关的各项活动的基本准则及相应制度，是决定行为的内外因素及相互关系的总称。各种因素相互联系、相互作用，要保证 HiAP 目标和任务的真正实现，必须建立一套协调、灵活、高效的运行机制。

例如，美国公共卫生协会在加州通过多年 HiAP 的实践，总结出确保将健康融入所有政策能顺利实施的五大要素：①促进健康、公平性和可持续性；②支持跨部门合作；③创造合作共赢的多伙伴关系；④整合利益相关者；⑤推动结构或程序变化。

芬兰是最早执行 HiAP 的国家，其组织架构和运作机制是由国家成立一个由多部门组成的永久性委员会，专门负责健康相关事务的政策、项目等。芬兰政府在顶层设计中建立跨部门委员会，委员会成员不仅仅包括芬兰社会事务健康部，还包括其他部门的成员，如芬兰政府成立公共卫生咨询委员会，委员会成员共计 17 人，来自所有政府部委机构、非政府组织和科研机构等，委员会常设秘书处组织工作的开展。此外，多部门间有关健康的政策合作项目受到总理办公室的监督。社会事务和健康部还成立了其他机构（如国家公共卫生协会、国家健康福利研究发展中心等）来实施和督导公共卫生政策、项目及有关活动。HiAP 在芬兰慢性病防控领域发挥了重大作用，使其居民心血管疾病的发病率大大降低，同时也降低了慢性病过早发病率、死亡率，提高了人口健康水平。

南澳大利亚州将 HiAP 理念融入现有国家战略中。HiAP 的实施由总理和内阁授权，建立专门的 HiAP 机构，并且将 HiAP 与现有的"南澳大利亚战略计划"（SASP）紧密联系起来。南澳大利亚州 HiAP 的执行机制称为"健康棱镜分析"，通过检验政策、战略及健康政策和健康产出提供决策依据的建议。

HiAP 于 21 世纪初引入我国后，各地对其进行了积极的探索。其中，四川省汶川县"健康委员会"的设立是中国在县级实施 HiAP 的一个范例。汶川县从 2010 年起，在县政府层面成立了专门的部门——健康委员会。其性质是综合性的议事决策协调机构，由主任、执行主任、副主任和成员组成。主任由县长担任，执行主任为分管卫生的副县长，副主任为分管经济和社会事业的三名副县级干部。成员是与健康相关的部门的负责人，包括具卫生健康局、财政局、发改局、教育局、人社局、生态环境局等近 20 个县级单位。根据分工，健康委员会下设五个专业委员会，分别为健康与发展专家专业委员会、全民健身专业委员会、卫生与保障专业委员会、健康经济专业委员会和健康文化专业委员会。健康委员会的职责是充分发挥综合协调、指挥、督促、服务等职能作用，将健康经济、健康环境、健康文化、健康生活和健康服务融入所有政策。

三、实施路径

将健康融入所有政策，第一必须坚持以人民为中心的发展思想，牢固树立和贯彻落实新发展理念，坚持正确的卫生与健康工作方针，以提高人民健康水平为核心，以体制机制改革创新为动力。

第二，将健康融入所有政策的最终目标是促进全民健康，应从供给侧和需求侧两端发力，统筹社会、行业和个人三个层面，加强各部门各行业的沟通协作，形成维护和促进健康的强大合力。要促进全社会广泛参与，强化跨部门协作，深化军民融合发展，形成多层次、多元化的健康共治格局。

第三，应全面建立健康影响评价评估制度，系统评估各项经济社会发展规划和政策、重大工程项目对健康的影响，健全监督机制。畅通公众参与渠道，加强社会监督。

第四，将健康融入所有政策，推进健康城市和健康村镇建设是重要抓手。

保障与健康相关的公共设施用地的需求，完善相关公共设施体系、布局和标准，把健康融入城乡规划、建设、治理的全过程，促进城市与人民健康协调发展。针对当地居民主要健康问题，编制实施健康城市、健康村镇发展规划。广泛开展健康社区、健康村镇、健康单位、健康家庭等建设，提高社会参与度。重点加强健康学校建设，加强学生健康危害因素监测与评价，完善学校食品安全管理、传染病防控等相关政策。加强健康城市、健康村镇建设监测与评价。

第五，将健康融入所有政策，必须加强组织领导。地方政府和各部门要将健康融入所有政策作为重要的决策考虑因素，健全领导体制和工作机制，把将健康融入所有政策阶段性工作列入经济社会发展规划，将主要健康指标纳入各级党委和政府考核指标，完善考核机制和问责制度，做好相关任务的实施落实工作。

第二节　将健康融入所有政策的评价

政策评价的目的是考察政策目的是否达成。将健康融入所有政策（HiAP）评价是指评估主体根据一定的标准和程序，通过考察 HiAP 生命周期的各个阶段、各个环节，对政策的效果、效率或目标进行测量、评价和判断。

将健康融入所有政策评价的构成要素包括：①评价主体（谁来评价）；②评价视角（为谁评价）；③评价时机（何时评价）；④如何评价（理论、工具、方法）；⑤评价内容；⑥评价原则和流程；⑦评价的有效性和局限性；⑧评价结论和建议。

HiAP 评价可按不同依据进行分类：①按形式分为正式和非正式评价；②按主体分为内部/外部评价或官方/非官方评价；③按时间分为政策形成评价、过程评价和结果评价。

HiAP 将评价也面临许多困境，包括：①HiAP 涉及面特别广，目标分散或不明确；②政策效果多样，影响广泛；③政策效果常常具有时间滞后性，尤其健康效应，短期内难以评价；④政策行动与评价结局指标之间因果关联不容易确定，存在一因多果和一果多因的情况；⑤政策制定和实施过程复杂，相关信息的采集和储存都欠完整和完善；⑥人力、物力和财力花费较大。

一、将健康融入所有政策评价的主要原则和一般程序

HiAP 评价的主要原则包括：①客观公正性；②科学规范性；③多维度；

④动态性；⑤长期性。

HiAP 评价的一般程序是：①明确评价目的；②制订评价方案，包括人员组成、评价方法、数据来源、评价内容等；③数据或信息采集；④数据分析或信息处理；⑤撰写初步评价报告；⑥听取各方意见，修改完善报告；⑦确定终稿，提交报告。

二、将健康融入所有政策评价的逻辑框架

与其他政策评价一样，HiAP 评价必须秉承清晰的逻辑架构。表 6—1 显示了 HiAP 评价的逻辑框架，整体的评价逻辑是投入—行动—短期效果—中期效果—长期效果的过程。投入方面主要评估人力、物力、财力、技术和信息等资源配置情况，行动方面主要评估有无专门的组织机构、是否多部门参与、有无行动方案等，短期效果包括相关部门关键决策者对 HiAP 的认知和出台建立HiAP 的机制或规划，中期效果包括相关政策或规划的更新及资源配置优化等，长期效果包括居民生活质量提升、健康公平性增加、不同部门之间协同性加强及形成 HiAP 的文化等。

表 6—1　HiAP 评价的逻辑框架

投入	行动	短期效果（产出）	中期效果（结果）	长期效果（影响）
人力	专门组织机构	观念转变	政策或规划更新	居民生活质量提升
物力	多部门参与	出台 HiAP 运行机制或规划	资源配置优化	健康改善
财力	确定利益相关者需求和优先领域	……	……	健康公平性增加
技术	协调及研讨会			不同部门协同性增强
信息	政策建议、制定、实施和评价			HiAP 文化
……	……			HiAP 流程化
				……

在基本的 HiAP 评价逻辑框架基础之上，开展 HiAP 评价还必须考虑不同阶段评价的重点和测量任务。表 6-2 清晰地展示了不同阶段 HiAP 评价的重点和测量任务。

表 6-2　不同阶段 HiAP 评价的重点和测量任务

HiAP 阶段	评价重点	测量任务
政策制定的投入（阶段1）	政策制定基础：资源，跨部门的政治支持	问题的定义和范围，明确利益相关者
政策分析和规划（阶段2）	政策方案，不同利益相关者的相对利益和权衡	政策制定过程的评价和各种利益相关者的观点
政策实施（阶段3）	从政策对象角度看政策是否公平、是否按计划进行	定性和定量评价政策的实施过程
间接影响（指标）（阶段4）	与健康相关的社会环境变化	政策对健康中间指标的影响，如医保政策、社会支持等
人群健康结果（阶段5）	政策实施导致的中间指标改变最终影响健康重点指标的变化，如人口疾病风险指标的改善、幸福感增加、与健康相关的社会准则的变化	明确具体的、可测量的健康终点指标

三、将健康融入所有政策的评价工具

评估决策对健康的影响，提高公众的认识，并支持在更广泛的社区和政府内部决策过程中考虑这些影响非常必要。政府可利用多种工具，包括开放政策程序，让更多人参与审议。在许多情况下，对利益相关者感兴趣的具体问题进行有针对性的评估，可以增强参与感。HiAP 评价可作为独立评价或综合评价的一部分开展。

目前，国际上常用的有 7 种将健康融入所有政策的评价工具，包括健康影响评估（health impact assessment，HIA）、快速健康影响评估（rapid HIA）、健康矩阵（the health matrix）、健康发展测量工具（healthy development measurement tool）、健康背景研究（health background study）、卫生经济学评估工具（the health economic assessment tool，HEAT）及健康棱镜分析（health lens analysis）。

（一）健康影响评估

HIA 是促进健康问题与部门决策相融合的工具中最常被应用的工具，可

以引起政策决策系统的持续变化；但它的弊端是过程较为烦琐。所有的社会行为都有其健康效应，一条政策法规的出台、一项活动的开展、一个项目的实施、一种服务的提供、一点环境的改变，都会对人们的健康产生影响。然而，这些社会行为究竟会对哪些人群的健康产生影响、产生什么影响、通过什么途径、程度如何等需要进行科学的评估，对一种社会行为可能会对人群的健康产生的影响进行综合评估并提出改进意见和建议的过程就是健康影响评估，其主要目的是找出一种社会行为可能会对人们的健康产生哪些不良（negative）的影响，应该采取什么措施减少或避免这种影响。随着世界各国政府对人民健康重视程度的不断提高，各国政府均在出台法规、举办活动或实施项目前开展健康影响评估。

世界卫生组织认为，开展 HIA 应遵循以下原则：①采用整体的健康模型全面考虑可能影响人们健康的社会、经济、政治、环境、遗传、健康服务等因素。②关注社会公正和平等，考察其是否为不同的社会人群创建了获取健康的平等的机会。③采用多学科、参与式的评估方法，其参与者应包括可能会受到该政策、项目和计划影响的社区代表。④从相关研究中寻找可能会对健康产生影响的证据，无论这些研究是定性的还是定量的。⑤评估过程要公开透明，接受公众监督。

在我国有很多健康影响评估的例子，如三峡工程开工前、施工期间都对该工程对库区及周围居民的健康可能产生的影响进行了全面的评估。但是，世界卫生组织认为，就全世界范围来说，健康影响评估仍然做得很不够。事实上，一条高速公路的修建、一家超市的开工建设、一项活动的启动、一个卫生项目的实施等所有社会活动都应该事先进行健康影响评估。

（二）快速健康影响评估

Rapid HIA 是标准 HIA 的简化版，也被称作桌面影响评估；可以在 HIA 的初始阶段使用两种辅助工具进行汇总分析。Rapid HIA 包括网格筛选表和因果路径图两个部分。典型的网格筛选表包括健康决定因素列表和可能被提案影响的人群亚组。因果路径图通过追踪直接和间接因果链直观描述项目与人群健康之间的关系。网格筛选表和因果路径图有时是相辅相成的。除了易于使用，Rapid HIA 的优点是它将灵活性与整体的健康方法结合起来，这使得它可以应用于任何类型的项目或政策。

一个典型的网格筛选表包括一系列健康决定因素（物理的、社会的和经济的），以及可能受到一项建议（政策、计划或项目）影响的各种人口亚群。在审查筛选网格所包括的元素时，使用者必须考虑某种健康决定因素可能会（正面或负面）受到某决策提案影响的可能性，如果有，则估计预期变化的重要程度。对于每一种可能的健康影响，应确定这种影响是否会对受该提案影响的特定群体产生特别大的影响。

网格筛选表是基于现有的健康影响因素知识而形成的。为了有效地将健康融入所有政策，网格必须邀请所有利益相关者进行讨论，包括决策者、卫生部门执行者和公民团体，至少在理论上是这样。这种讨论不仅有助于确定诊断结果，而且还有助于就提案的哪些方面最需要审查或修改达成共识，以避免对健康和公平产生不利影响。网格筛选表常与因果路径图相互补充，这种类型的图表通过直接和间接决定因素的连接，直观地描述了项目与人口健康之间的关系。

（三）健康矩阵

健康矩阵是瑞典市政决策者提供的评价工具之一，帮助他们考虑决策对人群健康的影响。由健康矩阵和其他两种工具形成的组合工具，支持各种不同的、渐进的分析，当这些分析相结合时，形成一个类似于快速 HIA 过程的框架。组合工具的优势在于，它提供了一系列工具，可以将健康问题与基于资源和可用时间的决策结合起来。因此，即使是在时间有限的情况下，也总是有可能考虑到健康问题。

在瑞典，健康矩阵是用于政策评价的三种工具中的一种。它介于题为"健康问题"的工具和题为"健康影响分析"的工具之间，前者简要概述了决策者在每个新项目开始时应考虑的问题，后者在前两项工具之后使用，如果潜在影响的性质和范围要求这样做，而且完成分析所需的资源是可及的。健康矩阵是当地决策者使用最多的工具，它包括一个由 8 类健康决定因素组成的网格，用户需要考虑这些因素对人口分组及整个人口的短期和长期影响。被考虑的 8 类健康的社会决定因素分别是：①民主或追求平等的机会；②经济保障；③就业/有意义的追求/教育；④社会网络；⑤获得医疗和福利服务；⑥对未来/人生目标和意义的信念；⑦自然环境；⑧生活习惯。

（四）健康发展测量工具

健康发展测量工具是由旧金山公共卫生部门于 2007 年开发的，目的是将健康问题纳入城市发展项目。该工具为项目规划人员、公共卫生行动者和一般公众提供机会，在考虑到项目将实施的社区的健康情况时，参考健康社区目标来分析拟议的项目。该工具相对完整，但需要较大的资金投入。

这个工具由 6 个主要目标组成，这 6 个主要目标对于一个健康社区而言必不可少：①环境管理；②可持续和安全的交通；③社会凝聚力；④公共基础设施/获取商品和服务的途径；⑤宽敞和健康的住房；⑥健康的经济。针对每一个健康的社区发展目标，提出以证据为基础的政策或策略的例子，让利益相关者迅速找到替代解决方案。

作为健康发展测量工具的拓展，研究者又开发了健康发展清单，以此快速评估城市规划项目和受其影响的社区健康状况。

（五）健康背景研究

健康背景研究框架及其健康发展指数（healthy development index，HDI）是在加拿大的 CLASP5 项目的背景下开发的。HDI 工具旨在帮助市政决策者分析城市发展项目发起人提交的提案对健康的潜在影响。该研究工具采用基于证据的理念，聚焦于 7 大要素：①密度；②服务邻近性；③土地用途组合；④街道连接性；⑤道路网络和人行道特征；⑥停车；⑦美学和人文尺度。

（六）卫生经济学评估工具

卫生经济学评估的目的是评估死亡率降低带来的潜在的医疗费用节省。它主要用于评估由于采取了主动运动的措施，如步行和骑自行车所带来的经济收益。这个易于使用的评估工具是由 WHO 欧洲及其伙伴区域办事处开发的，并在网上提供。它由 16 个问题组成，分布在 5 个连续的步骤中。对于每个步骤，信息的元素根据用户的响应提供。WHO 2013 年对其使用的评估展示了它的有用性及它对决策者的可接受性。该工具的目的是通过将积极主动的交通方式与城市发展规划对接，从而通过更健康的人来发展经济。该工具常会带来卫生部门和城市规划部门的双赢局面。

（七）健康棱镜分析

健康棱镜分析最广为人知的应用是它在南澳大利亚州政府的持续使用。健康棱镜分析是指由政府高级主管部门采用的一种全面的、五阶段的方法，并由公共卫生部门引导，全方位考虑政策对于个体、群体和社会健康的影响，旨在加强政府议程上优先考虑的政策和项目。

表 6-3 比较了将健康融入相关政策或项目的 6 种评价工具的特征。

表6-3 将健康融入相关政策或项目的6种评价工具比较

特征	快速HIA	健康矩阵	健康发展测量工具	健康背景研究	卫生经济学评估工具	健康棱角分析
1. 议题背景			√	√	√	√
2. 政策形成	√	√	√	√	√	√
3. 实施			√		√	
4. 解决所有健康决定因素	√	√	√			√
5. 应用场景	所有	所有	城市发展	城市发展	主动交通	所有
6. 易用性	√	√		√		不适用
7. 主要使用者	卫生健康部门	决策者	卫生健康部门	决策者，推动者	研究者	卫生健康部门
8. 目标对象	所有政府相关部门的政策制定者和决策者	地方决策者	规划者，地方决策者，公众	健康推动者	规划者，地方决策者	所有政府相关部门的政策制定者

除了上述评价工具外，实际评估研究中还常用到综合评估方法，也称为"复杂程序评估"。该评估方法的特点是使用多种或混合研究方法，包括定性方法、定量数据分析对政策制定、实施过程、影响和结果进行评估。

四、将健康融入所有政策评价的评价指标

对将健康融入所有政策进行评价时，针对不同的阶段（政策制定、实施、政策影响和结果）有不同的评价指标。系统全面的HiAP指标通常需要在HiAP评价的逻辑框架内进行细化和制定。目前发展较成熟的是对健康结果的评价。健康影响的评价指标包括中间指标和终点指标。由于政策实施存在滞后性，当短期内不能评价长期健康影响时，中间健康指标就显得尤为重要。健康结果评价一般需要收集健康和非健康监测数据，包括定量健康数据、行为风险因素数据、定量环境数据、经济或成本数据，以及对精神健康、生活质量、服务利用率或实际发病率/死亡率的测量。健康结果评价需要衡量健康状况、风险或幸福感，包括实际的疾病结果（例如，老年人跌倒、新生儿出生体重增加）和经流行病学证实的人群健康改善（例如，改善心理健康、减少吸烟、改善参与者社区服务）。

卫生经济学指标是评估实践中常用到的政策影响评价指标。例如，Kahlmeier S等制定骑行的卫生经济学评价工具时，以干预措施的全因死亡率降低对应节省的医疗费用作为主要结局指标，次要指标包括生产成本的降低、

交通安全及空气污染的改善。

五、将健康融入所有政策评价的研究方法

将健康融入所有政策评价的研究逻辑框架包含了设计（design）、测量（measure）和评价（evaluate）三要素。政策研究设计包括定性、定量和混合研究方法；测量阶段重点考虑指标、量表或问卷；政策评价应重点关注"5E"，即效果（effectiveness）、效率（efficiency）、经济性（economy）、公平性（equity）和伦理（ethicality）。

将健康融入所有政策评价的研究方法包括质性方法和定量方法。常用的质性方法有文献综述、文件审查、案例分析、个人深入访谈、研讨会和焦点小组等；定量研究方面，比较可行的研究方法包括有对照的前后研究（controlled before and after studies）、间断时间序列设计（interrupted time series design）、回归不连续设计（regression discontinuities design）、双重差分法（difference in differences，DID），以及真实世界的观察研究等。如果进行了充分的数据监测，可以使用贡献分析来估计或模拟 HiAP 对中长期结果的影响。此外，计量经济学的相关方法也常被纳入政策评价。

第三节　将健康融入所有政策评价案例

一、题目

案例题目：地震灾区健康融入所有政策评价指标体系构建研究①。

二、研究背景

将健康融入所有政策（HiAP）是我国新时期的卫生与健康工作方针之一，也是全世界卫生工作的必然趋势。我国是世界上发生破坏性地震最频繁的国家之一，汶川特大地震后国家开展了全方位的灾后重建工作，但 HiAP 的效果如何尚不清楚，也缺乏科学的评价指标。对伤亡惨重的地震灾区 HiAP 开展评价，既是检验灾害治标和治本、短期和长期政策实效性的有力手段，也是促

---

① 资料来源：王裙蔓. 地震灾区健康融入所有政策评价指标体系构建研究［D］. 成都：四川大学，2021.

进灾区人口社会发展到一个新高度的必要路径。

三、研究目的

构建一套统一、科学、有效、可操作的地震灾区 HiAP 评价指标体系，为指导地震灾区决策者开展 HiAP 工作，以及综合评价并比较地震灾区不同区/市/县 HiAP 开展情况提供参考。

四、研究方法

采用循证评价理念，在综合查阅国内外相关文献基础上，结合理论分析、跨学科专家咨询及实地调研访谈，初步构建地震灾区 HiAP 评价指标池。通过两轮 Delphi 专家咨询构建了地震灾区 HiAP 评价指标体系。最后采用层次分析法，并通过和法、根法及幂法三种权重计算方法来分析各级指标的权重及进行一致性判断。

五、研究结果

经过两轮 Delphi 专家咨询后，构建出地震灾区 HiAP 评价指标体系一级指标 5 个，包括投入、行动、短期效果、中期效果和长期效果；二级指标 15 个；三级指标 44 个（详见表 6-4），各级指标判断矩阵均通过了一致性检验。各条目水平的内容效度指数均大于 0.78。参与 Delphi 咨询的专家权威系数为 0.82；第一轮调查表的信度指标克朗巴哈系数为 0.948，第二轮为 0.920。指标重要性和可操作性分数权重为 0.558 和 0.442；各层指标重要性和可操作性评分的协调系数显著性检验 P 值均小于 0.05。通过层次分析法计算后，权重排名前 10 位的三级指标为："居民健康素养得分""卫生部门各科室领导对 HiAP 的认知与重视度得分""各部门领导对 HiAP 的认知与重视度得分""是否出台了 HiAP 相关的政策文件或相关规章制度来确保其落实""是否成立了以 HiAP 为重点的机构组织（如"健康促进办公室"等）""灾后重建财政专项资金投入金额（万元）""HiAP 相关机构领导是否主要由政府党政领导出任""各部门政策制定者对 HiAP 推进的满意度""是否有灾后健康政策咨询专家""甲、乙类传染病发病率"。

六、研究结论

本研究构建的地震灾区 HiAP 评价指标体系具有较好的信度和效度，可为地震灾区或自然灾害地区决策者提供 HiAP 的工作指南，同时可用于综合评价并比较不同地震灾区 HiAP 开展情况及其绩效。

表 6-4 地震灾区 HiAP 评价指标体系

一级指标	二级指标	三级指标
投入	1. 管理体系	(1) 是否成立了以 HiAP 为重点的机构组织（如"健康促进办公室"等）
		(2) 是否建立有灾后重建机构
		(3) 是否出台了 HiAP 相关的政策文件或相关规章制度来确保其落实
		(4) 灾后重建相关的政策文件及规章制度的数量
		(5) HiAP 计划参与部门的数量
	2. 人力	(6) HiAP 相关机构领导是否主要由政府党政领导出任
		(7) 是否有灾后健康政策咨询专家
		(8) 灾后每千人医师数较灾前增长率
		(9) 每千人公共卫生人员数
	3. 经费	(10) 灾后重建财政专项资金投入金额（万元）
		(11) 其他资金投入金额（万元）
行动	4. 政府行动	(12) 是否建立了统一权威、互联互通的人口健康信息平台
		(13) 是否有为促进健康而制定了跨部门数据共享机制
		(14) 以 HiAP 为主题的相关会议/研讨会开展频率
		(15) HiAP 相关会议/研讨会参与部门数
		(16) 是否出台了公共卫生应急相关的措施、规章等
		(17) 各部门目标考核是否纳入了 HiAP 相关的条目
		(18) 纳入 HiAP 相关目标考核的部门数量
		(19) 是否每年发布官方的居民健康情况工作报告
		(20) 灾后医疗卫生支出占 GDP 比例是否逐年上升
	5. 社区行动	(21) 是否在社区开展 HiAP 相关的健康知识宣传
		(22) 举办减灾、应急准备和灾后恢复培训的次数
	6. 学校行动	(23) 定期向学生们开展各类健康教育活动和课程的学校的比例

一级指标	二级指标	三级指标
短期效果	7. 观念转变	(24) 各部门领导对 HiAP 的认知与重视度得分
		(25) 卫生部门各科室领导对 HiAP 的认知与重视度得分
中期效果	8. 健康服务	(26) 灾后每千人口医疗卫生机构床位数（张）
	9. 健康环境	(27) 空气质量优良天数比率（%）
		(28) 灾后有无关闭辖区内污染企业
		(29) 社区公厕普及率
	10. 健康水平	(30) 新生儿死亡率（‰）
		(31) 孕产妇死亡率（1/10 万）
		(32) 人均期望寿命
	11. 健康生活	(33) 人均体育场地面积（m²）
	12. 健康保障	(34) 医疗卫生费用总支出占该地区生产总值的比重
		(35) 人均社会保障支出
		(36) 基本医保覆盖率
		(37) 灾后个人卫生支出占卫生总费用的比重是否逐年降低
		(38) 商业健康保险赔付支出占卫生总费用比重
长期效果	13. 健康素养	(39) 居民健康素养得分
	14. 疾病情况	(40) 甲、乙类传染病发病率
		(41) 15 岁以上人群高血压患病率
	15. 满意度	(42) 居民对健康政策的满意度
		(43) 居民对生活环境的满意度
		(44) 各部门政策制定者对 HiAP 推进的满意度

本章小结

　　要切实推进将健康融入所有政策，首先必须有固定的组织架构和运作机制。将健康融入所有政策的实施路径包括：必须坚持以人民为中心的发展思想；应从供给侧和需求侧两端发力，统筹社会、行业和个人三个层面，加强各部门各行业的沟通协作，促进全社会广泛参与，形成多层次、多元化的健康共治格局；应全面建立健康影响评价评估制度；推进健康城市和健康村镇建设；必须加强组织领导。

将健康融入所有政策评价的主要原则有：①客观公正性；②科学规范性；③多维度；④动态性；⑤长期性。将健康融入所有政策评价的一般程序是：①明确评价目的；②制订评价方案；③数据或信息采集；④数据分析或信息处理；⑤撰写初步评价报告；⑥听取各方意见，修改完善报告；⑦确定终稿，提交报告。将健康融入所有政策评价的逻辑框架是投入—行动—短期效果—中期效果—长期效果的过程。

国际上常用的 7 种 HiAP 评价工具包括：健康影响评估、快速健康影响评估、健康矩阵、健康发展测量工具、健康背景研究、卫生经济学评估工具及健康棱镜分析。

参考文献

[1] 华晓刚，王晓辉，杨玉冰，等. 健康融入所有政策在不同国家环境背景下推进策略分析 [J]. 中国公共卫生管理，2017，33（2）：179-181.

[2] 胡琳琳. 以政府创新推动全民健康——四川汶川县成立"健康委员会"的做法与启示 [J]. 行政管理改革，2013（6）：60-63.

[3] KAHLMEIER S，RACIOPPI F，CAVILL N，et al. "Health in all policies" in practice：guidance and tools to quantifying the health effects of cycling and walking [J]. J Phys Act Health，2010（71）：S120-125.

[4] ST-PIERRE L. Selected tools to facilitate the integration of health in all policies. In. National Collaborating Centre for Healthy Public Policy[EB/OL]. 2017[2021-11-05]. https://ccnpps-ncchpp.ca/docs/2017-HiAP-Tools-to-Integrate-HIAP.pdf

（文进　赵莉　蔡玥）

XIAPIAN

下篇

实践与案例

第七章　将健康融入所有政策的国际经验

▶**本章导读**

　　"将健康融入所有政策"并非新鲜事物，它根植于"健康的社会决定因素"、健康促进、卫生系统等理论，强调政府各部门间的伙伴关系。尽管将健康融入所有政策的重要性不言自明，各国也都采取了一定的综合举措来改善健康福祉，但实现系统且可持续的健康促进并非易事。同时，由于新自由主义盛行，医疗卫生领域"政府"和"市场"作用失衡，将健康融入所有政策实践举步维艰。本章选取了芬兰和南澳大利亚州两个成熟的 HiAP 案例，通过分析比较两地实践，归纳共性，总结经验，为我国落实"将健康融入所有政策"提供借鉴。

第一节　HiAP 在芬兰的发展

一、概况

　　"将健康融入所有政策"一直是芬兰卫生领域的优先事项，也是该国推进健康公平的行动重点（ståhl，2018）。目前，芬兰政府的战略计划共有 5 个要点、26 个关键项目，其中包括促进健康和福祉，以及开发跨部门工作的新模式。该项目也逐步将行动扩展为"将健康和福祉纳入所有政策"（health and well-being in all policies，HWiAP）"，并提供细致框架，支持政府各部门决策时考虑健康和福祉，从而促进健康公平的实现。

二、发展历程

　　早在 1972 年，由总理担任主席的芬兰经济委员会就发表了《探索健康目标的工作组报告》，将促进健康公平的跨部门工作纳入政府的施策重点。除此以外，芬兰也在 1972 年开展了"将健康融入所有政策"的早期实践，即北卡累利阿区（North Karelia）心血管疾病防治项目。这一项目通过与政府机构、非政府组织、私营部门等合作，基于社区的行动来改变该地区人群与心血管疾病风险相关的生活方式。这一项目不仅促进了跨部门工作的早期实施，还影响了北卡累利阿区的社会、自然和政策环境。随后，这一项目向全国推广，推动了卫生、农业、商业等政府部门的合作。

与此同时，1972 年，芬兰《初级保健法》生效，地方政府通过经营管理"卫生服务中心"，逐步统筹之前分散的医疗保健服务，并将重点放在了预防工作上。这些中心的建立为跨部门卫生合作提供了新的框架。当然，在当时，人们关注的重点在于这些基层卫生服务本身，而非跨部门的卫生健康合作。

1976 年，作为国家卫生行政部门的一部分，芬兰成立了健康教育署。不久，该机构的工作中心就逐步由健康教育，转向在更广泛的背景下促进健康。它旨在与其他部门合作，特别是与国家教育行政部门等建立起协作关系。芬兰随后建立了国家公共卫生研究所，其职能范围也从传染病，逐步扩大到慢性病和环境卫生。但是，20 世纪 90 年代初，公共行政机构改组时，健康教育署被撤销，其职责也被分散到了其他部门。

1986 年，第一届全球健康促进大会召开，《渥太华宪章》发表。芬兰基于自身经验，作为大会的积极参与者，为宪章的起草做出了贡献，尤其是健康的公共政策部分。1985 年，芬兰政府向议会提交了一份卫生政策报告。这是第一份获高层批准的有关卫生目标和政策路线的文件。它以未来为导向，制定了 24 个目标并提出了实现途径。在起草过程中，该文件在政府内部的部长层级进行了深入的讨论，从而促进了全政府的支持。在议会辩论之后，芬兰政府扩大了报告的范围，将其确立为一项全民健康计划。

五年后，世界卫生组织欧洲办事处对这一项目进展做了评估，助力芬在 20 世纪 90 年代制定新的卫生议程、政策和行动。评估组还建议芬兰建立正式的跨部门合作机构，并推动"芬兰健康 2015"计划的形成。1992 年，芬兰社会事务和卫生部将预防保健和社会工作结合，成立了一个专门促进健康的部门——社会事务和健康部，从而形成改善健康促进的跨部门推动力。1996 年，政府公共卫生报告被提交至议会并获得了批准，体现了社会事务和健康部的跨部门立场，及其在健康促进方面发挥战略家和协调员作用的意愿。该报告要求所有部委都必须报告其与健康相关的活动，从而为 HiAP 的实施奠定了基础。但是，2002 年，该部委的组织机构发生变化，两部门再次分开。

芬兰于 1995 年加入欧盟后，进一步探索政府内部跨部门工作的有效方式，以准备该国在欧盟的立场文件。2006 年，芬兰担任 2006 年欧盟轮值主席国时，首次提出"将健康融入所有政策"的概念，并在欧盟推广。2013 年，芬兰政府与世界卫生组织在赫尔辛基主办了以 HiAP 为主题的第八届全球健康促进大会，推动 HiAP 成为全球健康议程。

三、愿景与目标

芬兰 HiAP 的愿景是"在每个政策部门的决策中考虑公平和人类影响（包括健康影响）"。其主要目的在于探索新的、具体的跨部门合作行动方案，以促进健康、福祉和公平。具体包括：在芬兰的国家层面进一步开展 HiAP 工作，促进各部委之间的合作，并在政治议程上强调健康、福祉和公平问题；认可跨部门合作的良好做法及机会，并解决合作时出现的障碍；建立跨部门工作的新模式和行动建议。

四、模式

芬兰的 HiAP 模式见图 7-1，具体由监测、评估和报告，框架计划的实施，支持性的组织机构和流程，确定需求和优先事项，促进评估和参与，以及能力建设六个部分组成。

监测、评估和报告
- 评估政策周期的所有阶段的影响
- 建立或利用现有的公共卫生报告机制来报告跨政府部门为改善健康和福祉而采取的措施

框架计划的实施
- 了解与卫生有关的政府部门的主要目标
- 确定对健康公平具有潜在重要影响的政策范围

支持性的组织机构和流程
- 建立或利用现有的多部门行动结构
- 加强卫生部进一步采取主动的能力
- 加强问责机制

确定需求和优先事项
- 定义和分析关注领域：共同利益及冲突
- 确定实施的优先事项和机会

促进评估和参与
- 让所有部门和社区参与进来
- 使用影响评估

能力建设
- 支持机构发展并参与社区能力建设
- 培养熟练的工作人员
- 监测公共卫生及其决定因素的能力
- 数据分析

图 7-1 芬兰的 HiAP 模式（WHO，2014）

五、治理结构与机制

芬兰落实 HiAP 的主要部门是芬兰社会事务和健康部。该部下属公共卫生咨询委员会（Advisory Board for Public Health）由政府任命来自行政机关、地方政府、非政府组织、大学和研究机构的人员组成。该委员会的职责是支持社会不同部门（包括医疗保健和社会福利部门）实施旨在发展福祉、健康和安全的措施。具体包括：监测福祉、健康和安全的发展及健康和社会政策的实施；制定国家卫生和社会政策；加强福利方法的经济性；与不同的行政部门、组织等各方合作，促进福祉、健康和安全。

针对立法、政策和计划草案的广泛协商咨询是芬兰决策时经常被使用的做法。目前，芬兰政府也在探索是否可以通过新的跨部门工作方式，即"政府重点项目"，以取代以前的结构。具体而言，当政府在制定重点项目时，由所有相关部委代表组成网络，开展联合编写。该网络通过举行一系列工作研讨会，形成特定部门实施计划的路线图。近年来，"政府重点项目"的指导方针逐渐变得全面而准确，且具有约束力。具体来说，由总理办公室负责选定指标，详细监督该项目的实施，促使所有行政部门履行职责以达成项目目标。这很大程度上推动了 HiAP 的落实。例如，该项目于 2015 年启动子项目，"尽早确认所有部门健康、福祉和公平的跨部门结构"，旨在开发跨部门工作和建议的新模式。新模式的核心在于探讨政府各部门如何最有效地考虑其决策和行动对健康、福祉和公平的潜在影响。跨部门计划的准备和实施，要求不同部门定期会面，不仅有助于具体问题的落实，也促进了各部门相互理解对方的需求和优先事项。这促进了各部门对共同利益的理解，并借此建立信任，以便在出现分歧时协商出最佳解决方案。但是，起草政府计划的时间通常有限，且工作通常被分配给特定主题领域的小组，容易导致计划的部门化。

在国家层面，芬兰也有许多横向委员会推动 HiAP 的实施。这些委员会多由卫生部门以外的其他部委领导，如全国营养委员会由农业和林业部管理，全国促进体育活动委员会由教育和文化部管理，道路安全委员会由交通运输部管理。一般而言，这些委员会的成员来自所有相关部委、非政府组织、工会、研究界、私营部门和地方政府等。另外，其他横向机制也会涉及健康问题，如常务秘书会议等。

在芬兰加入欧盟后，该国政府也成立了总理办公室负责的欧盟事务委员会，为欧盟决策整理准备芬兰国家立场文件。该委员会由所有行政部门的代表组成。在委员会的工作中，卫生部门紧密参与各部门的工作，并与其他部门就卫生政策进行对话，从而促进了 HiAP 的实现。

除此之外，芬兰出台的多部法规也为 HiAP 奠定了基础。例如，1999 年《芬兰宪法》第二章第十九款就规定"公共当局应保障每个人，并设立法律详细规定充分的社会、健康和医疗服务，并促进人民的健康。"《地方政府法案》也规定："地方政府要努力促进民众福祉，促进本地区的可持续发展。"在此基础上，2010 年芬兰《卫生服务法》对地方政府的健康和福祉保障职责进行了详细规定，明确提出"地方各部门要共同推进健康福利事业"。

六、监测评估

在芬兰，政府向议会提交法律提案的影响评估是强制性的。司法部也发布了通用指南，对评估程序和评估影响进行了规定，供所有部委遵循。而健康影响作为社会影响的一部分，也被纳入评估。2015 年，芬兰建立了立法评估委员会，隶属于总理办公室，以确保拟议提案影响评估的质量。

另外，芬兰还基于国家公共卫生战略，于 2006 年启动健康促进能力建设基准系统（benchmarking system for health promotion capacity building，BSHPCB）。该项目由社会事务和健康部资助，并与国家健康与福利研究所、教育和文化部、芬兰地方当局协会及芬兰国家教育局密切合作，开发和运营名为 TEAviisari 的工具，为城市健康促进活动的管理、规划和评估提供了可供比较的客观指标。这一项目数据的收集和报告基于健康促进能力建设框架，包括七个方面：①对促进人群健康的承诺；②健康促进管理；③人群健康监测、需求评估和评价；④促进健康的资源；⑤日常工作方式；⑥规划和评估过程中的公众参与与合作；⑦其他核心健康促进功能。每半年政府将从各地方的行政部门收集数据，包括初级卫生保健、基础教育、高中教育、职业教育、体育活动、市政管理和老年人服务等部门，以开展评估。

第二节　南澳大利亚州的 HiAP 实践

一、概况

在南澳大利亚州，HiAP 是跨政府部门合作的原则之一，各部门通过"联合"政策制定改善人群健康和福祉，以更好地达成公共政策的目标。南澳大利亚州 HiAP 模式具有两个关键组成部分：强大的政府核心治理问责，以及灵活的合作实践流程。从适应当地情况的、明确的治理和问责制出发，该模式规定了横向合作和联合政策制定的任务。同时，它通过交互式的健康棱镜分析（HLA），促进各部门就政策重点达成一致，并利用可靠的评估和分析方法探索政策与人群健康福祉之间的联系，从而改进政策或健康结局的社会决定因素。南澳大利亚州 HiAP 的成功实施，离不开中央政府的高级别授权、支持多样化工作计划的总体框架、跨机构合作和伙伴关系的承诺，以及强大的评估过程。

二、发展历程

南澳大利亚州 HiAP 实践已经开展了十余年。2007 年，阿德莱德公民思想家 Ilona Kickbusch 教授首次建议政府采纳 HiAP 的方针，并将其应用于南澳大利亚战略计划（South Australia's Strategic Plan，SASP）当中。南澳大利亚战略计划最早于 2004 年被提出，并在 2007 年更新，旨在实现日益繁荣、改善福祉、实现可持续、培养创造力和创新能力、建立社区及扩大机会等 6 个相互联系的目标及 98 个子目标。该战略计划的各目标并非独立的，而是具有紧密联系的框架的一部分，从而鼓励共同行动和创新思维。该计划使南澳大利亚州政府意识到经济发展、生产力与健康和福祉之间的联系，从而为 HiAP 的推行奠定了基础。

HiAP 在南澳大利亚州的实践可分为 5 个阶段。在每一阶段，HiAP 的发展都吸收了过往的经验教训，并根据现状进行调整，从而更好地实现目标。在概念引入阶段（2007—2008），州长和内阁部（Department of the Premier and Cabinet）及卫生和老龄化部（Department for Health and Ageing）采取桌面分析、案例研究、会议研讨等方式，探讨实施 HiAP 在南澳大利亚州的可行性。这些措施为其他部门的参与提供了平台，并将各机构的核心业务与健康结局直接联系起来。在得到南澳大利亚州政府的认可后，两部门在建立应用阶段（2008—2009）开展合作，开发了 HiAP 模型，包括治理问责和健康棱镜分析。2012 年，南澳大利亚州政府发布了 7 个战略优先事项。因此，在巩固发展阶段（2009—2013），HiAP 治理模式进一步成熟，并将健康棱镜分析应用于战略优先事项。随着政治和组织变革，HiAP 实践进入适应更新阶段（2014），而 HiAP 的重点也逐步转变为支持 2011 年南澳大利亚《公共卫生法》的实施。强化系统化阶段（2015 至今）则见证了支持 HiAP 治理机制的多样化和整合。2016 年 8 月，政府发布了《携手合作以实现政策整合》报告，总结了影响公共部门政策发展的困难及所需的战略，并将 HiAP 作为实现政策整合的实例之一加以介绍。

三、愿景与目标

南澳大利亚州 HiAP 的愿景在于"公共政策创造社会、经济和环境条件，以促进人群健康、福祉和公平"。通过对政府优先事项和公共政策采取 HiAP 的方针，加强针对健康社会决定因素的跨政府行动，从而改善南澳大利亚州民众的健康和福祉。

同时，南澳大利亚州 HiAP 策略还旨在实现以下几个具体目标，包括：①通过将 HiAP 应用于南澳大利亚战略计划和七个战略优先事项，支持在所有政策中系统地实施该方法；②支持政府战略优先事项的实现，并通过跨政府协作来促进健康和福祉，实现有效的政策伙伴关系；③通过应用健康棱镜分析模型和其他方法，阐明健康的社会决定因素与公共政策之间的相互作用，并确定支持健康和福祉的循证政策机会；④通过建设和维护包括卫生部门在内所有部门的能力，确保 HiAP 方法和支撑理念的可持续性和适用性；⑤通过适当的研究和评估，提高南澳大利亚州卫生政策模型的可信度和严谨性；⑥将南澳大利亚州 HiAP 的方法与国内和国际策略进行比较评估，以进一步发展该模型的有效性和适用性。

【拓展】

南澳大利亚州 HiAP 原则

HiAP 策略的核心是将健康作为全政府的共同目标。包括以下原则：

（1）认识到健康对于所有公民的福祉，以及南澳大利亚州社会和经济发展的价值——健康是一项人权，是日常生活的重要资源，也是可持续性的关键因素。

（2）认识到健康是多种因素的结果——如自然和建成环境，以及社会和工作环境的变化——其中许多不属于卫生部门的范畴，因此需要责任共担，并整合全政府的可持续政策响应。

（3）承认所有政策都可能对健康的决定因素产生积极或消极的影响，这种影响反映在南澳大利亚州人目前的健康状况和子孙后代的健康前景中。

（4）认识到健康决定因素的影响在南澳大利亚州人群中分布不均，旨在缩小健康差距，特别是与原住民相关的健康不平等问题。

（5）认识到健康是实现南澳大利亚州战略计划目标的核心——它既需要识别潜在的健康影响，也需要认识到良好的健康有助于实现该战略计划的目标。

（6）承认改善所有南澳大利亚州人健康的努力需要可持续的机制，来支持政府机构合作开发针对当前和未来政策挑战的综合解决方案。

（7）承认目前大多最紧迫的人口健康问题需要长期的政策和资源投资，以及创新的预算方法。

（8）认识到衡量成功的指标将同样是长期的，需要建立定期监测和中期进展评估，并向南澳大利亚州公民报告。

（9）认识到需要定期与公民沟通，将政策变革与围绕健康和福祉的、更广泛的社会和文化变化联系起来。

（10）认识到政府各级、学术界、商界、专业组织和非政府组织之间在政策实施方面建立伙伴关系带来的持续变革的潜力。

（资料来源：Government of South Australia. Health in All Policies－the 10 principles. 2007.）

四、机制

南澳大利亚州 HiAP 机制如图 7－2 所示，包括中央治理和问责制，以及一系列 HiAP 的实践流程。这些方法提供了探索政策问题并加强协作应对的机制。同时，使用方法与政策制定过程的需求相匹配，旨在提供强有力的评估和分析，以探索政策领域与人群健康和福祉之间的联系。

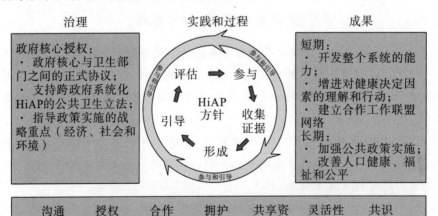

图 7－2　南澳大利亚州 HiAP 机制（Government of South Australia，2017）

（一）治理与问责

跨部门行动的成功关键在于建立明确的治理和问责架构，以明晰政府各部门的责任（图7-3）。在南澳大利亚州，四个关键要素使得HiAP取得了早期成功，包括全政府授权、核心领导、卫生和老龄化部内设专门的战略性HiAP部门，以及明确的优先级设定过程。

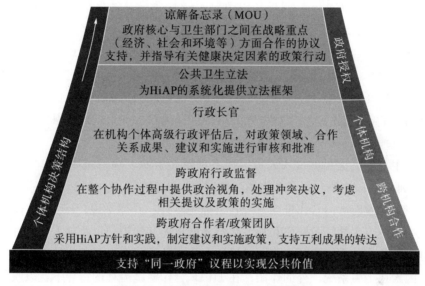

图7-3　南澳大利亚州HiAP治理体系

（资料来源：Government of South Australia & World Health Organization，2017）

南澳大利亚州HiAP计划由州长和内阁部、卫生和老龄化部共同监督，由州长和内阁部提供中央授权。这种合作关系是南澳大利亚州HiAP的关键特征之一。通过将HiAP与南澳大利亚战略计划（SASP）联系，HiAP获得了跨政府的合法性与授权，因为SASP是南澳大利亚州所有政府部门的重要框架，由州长担任主席的执行委员会（ExComm）监督，并包括财政局长、其他三名局长，以及政府两个最强大的咨询机构——经济发展委员会和社会包容委员会的主席作为成员。ExComm根据战略计划和其他政府目标的落实情况，对行政长官（chief executives）的表现进行年度评估，还责成内阁首席执行官委员会（ExComm CEG）监督地方政府SASP和HiAP的制定、实施和评估。州长和内阁部支持ExComm CEG履行监督职能，包括批准HiAP的优先领域；邀请其他政府部门的行政长官与卫生部门合作，将HiAP健康棱镜分析应用于他们负责的SASP目标；批准项目提案和最终报告等。

除此之外，州长和内阁部、卫生和老龄化部之间也签订了谅解备忘录，规定了支持 ExComm CEG 监督 SASP 和 HiAP 有效实施所需的关系、角色和职能。通过 2011 年南澳大利亚州《公共卫生法》，HiAP 的合法性和问责制得到了进一步加强。重要的是，这些机制为 HiAP 提供了可持续的、全面的治理和报告框架。这些伙伴关系也会根据政策环境的变化，进行灵活的调整。

政府核心的领导对于南澳大利亚州 HiAP 的成功至关重要。在南澳大利亚州，政府通过 ExComm、州长和内阁部的授权进行横向合作和联合决策。这不仅确认了政府对"将健康融入所有政策"的承诺，还规定了跨政府工作的任务，并为其他合作部门的参与提供了动力。但同时，南澳大利亚州政府也认识到支撑 HiAP 工作除了横向治理结构外，也需要在项目审批等过程中，利用纵向决策结构开展工作，保持对个别机构业务的行政监督和控制。这些纵向治理结构明确了各个部门行政长官和执行领导团队的权力和责任，确保每一项政策建议都有来自高层的理解和承诺，从而推进政策落实。

卫生与老龄化部也投入人员、技术和财政资源，在系统内部建立了一个 HiAP 部门，以协调与州长和内阁部的工作。该部门还致力于运用健康棱镜分析，与其他政府部门合作推动 SASP 目标的实现。具体来说，HiAP 部门的职能包括：在卫生部门及跨州和地方政府发展技能和知识，以改善人口的健康和福祉；支持跨政府部门的组织基础设施，实现政策整合；促进和校准健康社会决定因素在卫生系统内外的作用；在 HiAP 合作实践流程的指导下，以收集证据和提供解决方案等方式与其他组织合作；记录 HiAP 流程以评估其影响和有效性；建立 HiAP 方法，并使其在地方、国家和国际层面产生影响。值得一提的是，项目的专业知识和技术支持由合作机构和卫生与老龄化部的相关专家提供，而 HiAP 部门被更多地视为流程的推动者。从南澳大利亚州的经验来看，跨政府部门的 HiAP 行动并不需要大量的新资源投入，而是通过有效地部署现有资源，来有效率地实现目标。

HiAP 每年都会进行优先事项的设定，以确保现有工作承诺和新出现的优先事项之间的有效平衡。一般设定由州长和内阁部与 HiAP 部门之间协作完成，并借鉴了两个监督小组的现有决策结构，即 ExComm 首席执行官小组和 HiAP 内部协调小组。具体操作过程如下：首先由卫生和老龄化部各领域的高级官员组成 HiAP 内部协调小组，确定在改善健康结果方面具有最强联系和最大潜力的 SASP 目标。随后，与主要的 SASP 联络官/政策官协商，让其他南澳大利亚州政府部门能够了解 SASP 的目标选择过程，并确定哪些部门愿意与卫生和老龄化部合作，为目标实现应用健康棱镜分析。而后，州长和内阁部内部进行协商，由政府核心机构确定可能受益于健康棱镜分析的 SASP 目标。在此基础上，由 ExComm、州长和内阁部，以及卫生和老龄化部进行协商，综合信息，并最终向 ExComm CEG 提供咨询过程的概述和 SASP 目标的详细信息以供决策。在 HiAP 优先事项获得批准后，正式邀请确定的牵头机构运用 HiAP 流程与卫生和老龄化部合作。牵头机构通常是对该 SASP 目标或政策领域负有主要责任的机构。当然，若政策跨越了多个领域，两个或多个机构共同领导也是可能的。HiAP 部门和牵头机构随后围绕健康棱镜分析进行讨论，并确定参与的其他合作机构。

（二）合作实践流程

建立合作和伙伴关系是南澳大利亚州 HiAP 实践流程的核心。以共同设计和共同受益为原则，HiAP 的实践流程致力于在合作伙伴之间实现共同理解，并建立强有力的信任关系。其中，参与（engage）、证据收集（gather evidence）、形成（generate）、引导（navigate）和评估（evaluate）构成了 HiAP 实践流程的基石。这五个阶段指导共同设计过程，以实现共享成果和共同利益。

1. 参与

参与阶段是整个 HiAP 实践流程的起始，并贯穿于整个合作周期。这一阶段致力于识别背景问题，并发展与合作机构的关系，包括建立项目特定的治理结构、协商并就政策重点达成一致、组建项目团队并确定资源、建立共享的工作计划和流程、建立评价标准等方面。在牵头机构和 HiAP 工作人员讨论之后，每个健康棱镜项目都会建立一个跨政府的执行监督小组和项目团队。执行监督小组的作用包括：与项目团队合作制定健康棱镜项目提案，重点是优化 SASP 目标的结果并改善健康和福祉，在整个过程中提供项目监督专家建议；与项目团队一起制定最终项目建议。项目团队的作用包括：根据执行监督小组的建议起草项目提案；进行健康棱镜分析，包括证据收集；在执行监督小组指导下起草建议，供机构高级管理人员和行政长官考虑。

2. 证据收集

证据收集则是 HiAP 实践流程的基本特征。该阶段通过对定量、定性数据的收集分析，以及查阅文献综述等方式，总结归纳、协调不同的观点，并保证证据产生的严谨性，以循证的方式，共同探讨政策问题。

3. 形成

确定解决方案和制定共同行动的建议是形成阶段的基础。这个阶段包括：对证据进行整理、分析，然后由项目团队汇总成报告讨论稿，并由执行监督小组审查报告。执行监督小组对报告提供意见和建议，并形成最终报告。

4. 引导

引导阶段则主要考虑战略、政治等影响决策的因素，推动合作机构决策，并对政策方案提供指导建议。引导阶段影响合作关系的整个周期。具体包括：执行监督小组成员审查并形成建议后，主要利益相关者听取有关健康棱镜分析调查结果和建议草案的简报，并将建议转发给牵头机构的行政长官批准。在卫生和老龄化部的行政长官和所有合作机构批准后，提供给 ExComm CEG 进行最终审核。

5. 评估

问责和确认是评估阶段的重要驱动力，主要测量 HiAP 策略的影响，包括过程评估、影响评估和结果评估。

同时，南澳大利亚州政府还应用了一系列方法，以更好地完成 HiAP 实践，包括健康棱镜分析（HLA）、90 天项目（90－day projects）、公共卫生合作机构（public health partner authorities），以及用于快速决策的桌面分析（desktop analysis）等。

健康棱镜分析一直是南澳大利亚州 HiAP 方针的主要方法，用于确定政府政策战略与人群健康福祉间的交互和协同作用。通常根据分析目的使用多种方式，包括文献综述、途径分析、利益相关者图谱、定性和定量研究及经济建模等。这是一个循环的过程，使用灵活的方式来确保该分析适合所讨论的政策问题、可用资源和受影响的人群。重要的是，这一方法明确了有关特定问题的知识和证据间的差距，并与伙伴合作缩小这些差距，从而达成改善健康和福祉的目标。这与健康影响评价（health impact assessment）的区别在于，传统健康影响评价方法主要应用于现有的政策，而 HiAP 方法在政策制定的早期就考虑潜在的健康影响。另外，由于 HiAP 方法本身的复杂性和长期性，可能会受政策环境的影响，因此，为在限制时间内达成目标，HiAP 还开发了桌面分析的方法，快速地收集整理证据，以实现循证决策。

90 天项目作为政府变革承诺的一部分，其目的是使公共部门能够更好地响应南澳大利亚州社区的需求。该方法由公共部门办公室（office for the public sector）领导，每个项目都有明确的 90 天内可交付成果和预期收益，而实施的其他方面可在 90 天后继续进行。该方法以健康棱镜分析为基础，项目的跨机构团队通过共同设计流程开展工作，从多个角度探讨政策问题，并确定能够为公共部门和社区带来共同利益的解决方案。它拥有强大的治理和问责结构，并得到中央政府专门团队的支持，以指导变革过程。这一方法已被应用于一系列复杂的政策问题，有助于合作伙伴集中资源，并降低可能因环境变化导致政策搁浅的风险。

公共卫生合作机构是《2011 年南澳大利亚公共卫生法案》规定的机制，明确了卫生和老龄化部与其他机构之间的正式合作伙伴关系，从而实现部门间、各级政府，以及社区的联合行动。通过正式协议，明确了卫生和老龄化部与公共卫生合作机构之间合作的工作议程、工作方式和预期成果。HiAP 已与多个州政府部门、大学、非政府和社区部门就此进行协商，并有可能与私营部门合作。这些伙伴关系旨在通过共同努力，实现改善健康和福祉的共同目标。

五、监测评估

监测评估也是南澳大利亚 HiAP 模式的重要组成部分。评估由卫生和老龄化部与合作机构联合开展，并委托南澳大利亚州的大学进行。评估设计由 HiAP 部门的工作人员开发，但活动是独立和保密的。评估内容包括：卫生机构与合作机构之间是否建立了以共同利益为重点的牢固的合作关系，是否建立了互相信任、对共同利益和目标的认可及尊重；跨部门合作的能力是否得到了提升；决策者是否更多地了解政策对人群健康和福祉的影响及健康社会决定因素的重要性；政策相关研究是否得到发展和传播等。

第三节　总结与建议

"将健康融入所有政策"对于实现可持续发展目标至关重要。尽管它在各种环境和系统中有不同的表现形式，但都具备共同的价值观和目标，即通过跨部门伙伴关系的建立，促进人群健康、福祉和公平的实现。

比较芬兰和南澳大利亚州 HiAP 的经验，我们可以发现许多共通之处。总体而言，来自政府核心的支持、完善的治理和问责体系、基于信任的伙伴关系，以及证据的使用与评估，是两地 HiAP 成功的关键因素。当然，除此之外，专业的知识支撑、专有的资源支持，以及国际社会的认可等，也为 HiAP 的发展提供了动力。

第一，是政府核心的支持。在芬兰，得益于法律法规对健康问题的关注，以及议会对政府卫生事业的批准协调，HiAP 的落实有了持久的动力。类似的，在南澳大利亚州，HiAP 行动一直由州长和内阁部、卫生和老龄化部共同监督，并由州长和内阁部获得核心授权，从而推动 HiAP 的实施。

值得注意的是，与芬兰自上而下推动 HiAP 不同，南澳大利亚州 HiAP 的落实是自下而上进行的。2007 年，Ilona Kickbusch 教授运用 HiAP 的方法来探索南澳大利亚州政府战略计划目标之间的相互联系，将所有政策中的健康作为一个政府关注的整体建立起来，从而促进了 HiAP 的实施（Kickbusch，2008）。当然，这也建立在南澳大利亚州政府自战略计划于 2004 年首次实施以来，充分认识到南澳大利亚州多个部门协调一致的行动是至关重要的。

因此，广义地定义健康并尽早将健康纳入政策框架，是促进所有部门参与的推动力。将 HiAP 与现有政府优先事项结合，可以强化政府内部协同应对健康问题的政治环境和意愿，从而推进 HiAP 的实施。

第二，是良好的治理体系与实现机制。在芬兰，由社会事务和健康部主导的 HiAP 落实过程，以及多种政府部门间的横向机制，为政府各部门在推行政策时考虑健康影响奠定了基础。而南澳大利亚州则进一步固定 HiAP 的部门与人员，并将 HiAP 作为政府的重点工作加以推进。同时，开发了健康棱镜分析等一系列方法，促进政府部门自觉实践 HiAP。在这一过程中，通过合适的规制手段形成问责机制，也是 HiAP 能够落实的重要因素。例如，芬兰的诸多法律法规，以及南澳大利亚州的行政监督，都促进了两地 HiAP 的可持续发展。

显然，芬兰的模式并不适用于南澳大利亚州的环境，这意味着南澳大利亚州需要"在实践中学习"。由于没有现成的经验，HiAP 的参与者需要认同 HiAP 的理念，并对新想法、机会和观点持开放态度，同时可以在不确定的情况下工作，促进所有人的共同学习和发展。尽管目前治理模式趋向成熟，但是创新仍是 HiAP 的重要特征，以适应新的环境和机会。

第三，是在共同设计、共同实现和共同利益的基础上发展强大而优质的伙伴关系。建立共同信任的合作伙伴关系，对于 HiAP 的实施而言至关重要。芬兰和南澳大利亚州的经验都表明，尽管部门间的磋商耗时耗力，但是这一过程促进了各部门形成共同理解，并建立相互尊重和信任的关系。同时，它提供了创造可持续变革的最佳机会，因为它要求合作对象倾听和理解不同角度的观点，并做好改进现有观点并适应新想法的准备。这一过程为加强共识，提供整个系统的变革能力起到了重要的作用。值得一提的是，南澳大利亚州 HiAP 还建立了非正式的实践社区（community of practice），供参与者交流 HiAP 的经验。随着新合作伙伴加入并开展 HiAP 相关活动，该社区不断发展，为政府最近的公共部门改革议程做出了贡献。

第四，是证据的使用和评估。其一，就政策影响而言，芬兰和南澳大利亚州均积极落实健康影响评估的方法，从而对各政府部门的政策实施进行了有效的评估。其二，从 HiAP 项目出发，不管是芬兰还是南澳大利亚州，都将监测评估作为 HiAP 的重要组成部分。芬兰专门设计了健康促进能力建设基准系统，从而对地方的进展进行比较评估。而南澳大利亚州一方面通过行政手段，监测战略计划和 HiAP 的进展，另一方面则与研究机构合作，评估具体项目的影响。监测评估为 HiAP 的发展提供了科学基础，促进 HiAP 不断总结经验，适应不断变化的政策环境。

但是，也应该注意到，目前 HiAP 还存在一定挑战。

首先，是中央和地方的关系需要进一步理顺。在芬兰，由于政府体制的设计，地方政府在决定当地事务上有较大的自主权。一方面，如何加强中央和地方的合作关系，从而促进人群健康和福祉的提升，是一项重大的任务。而另一方面，如何自上而下地推动地方 HiAP 的落实，使地方政府有意愿、有能力、可持续地开展 HiAP 工作，也是需要进一步思考的问题。

其次，健康公平目前并未在 HiAP 的中心位置。在将来的发展中，如何将健康公平纳入 HiAP，更好地促进人群健康与福祉，是各国政府及社会需要思考的问题。总体来看，目前最重要的是需要减少社会不平等的政治意愿。

再次，尽管有法律支持，在某些领域，健康影响评估的作用并没有得到充分的重视。在政策评估时，健康的作用往往过小，特别是其与经济发展目标相冲突时。因此，进一步强调经济发展和健康的交互作用，在经济目标和健康目标之间取得新的平衡，使政府部门决策时充分考虑长期健康影响，同样值得关注。

最后，公共部门、私立部门及公民社会的参与至关重要。目前，随着人均期望寿命的提高，慢性非传染性疾病已成为影响人类健康的主要因素。考虑到政府的有限责任，如何加强公民社会的参与，使公共部门与私立部门就健康的价值达成共识，并在此基础上致力于公民健康和福祉的提高，是未来研究的重点方向。

本章小结

　　总体而言，芬兰和南澳大利亚州的成功实践证明了 HiAP 作为合作政策制定方法的价值。HiAP 方法通过政府内部合作伙伴关系的建立，共商共享，不仅有利于各部门自身目标的实现，也推动了全人群健康和福祉的改善。这恰恰反映了该倡议的关键基础理念，即互利互惠。当今，跨部门合作和伙伴关系已被视为政府重要的系统建设战略，如何在落实 HiAP 方法时，平衡科学和艺术、专业和政治、传统和创新，值得各国细细考量。我们也相信，将健康融入所有政策也只是一个开始。促使政府部门在制定政策时以人民群众的根本利益为出发点，全面考虑民众的长远福祉，才是我们的最终使命。

参考文献

［1］STÅHL T. Health in all policies：from rhetoric to implementation and evaluation—the Finnish experience ［J］. Scand J Public Health，2018，46 (20)：38－46.

［2］MELKAS T. Health in all policies as a priority in Finnish health policy：a case study on national health policy development ［J］. Scand J Public Health，2013，41 (11)：3－28.

［3］PUSKA P，STÅHL T. Health in all policies－the finnish initiative：background，principles，and current issues ［J］. Annu Rev Public Health，2010，31：315－28.

［4］GOVERNMENT OF SOUTH AUSTRALIA，WORLD HEALTH ORGANIZATION. Progressing the sustainable development goals through health in all policies：case studies from around the world ［M］. Adelaide：Government of South Australia，2017.

［5］GOVERNMENT OF SOUTH AUSTRALIA. Health in all policies：the south australian model and methods ［R/OL］. ［2017］. https://www. sahealth. sa. gov. au/wps/wcm/connect/0c5bde78－8d27－4db7－8bca－274df4a20bcf/FINAL＿HiAP＿Model＿and＿Methods＿2017.

［6］WHO. Health in all policies framework for country action ［J］. Health Promotion International，2014，29 (s1)：i19－i28.

［7］GOVERNMENT OF SOUTH AUSTRALIA. South Australian health in all policies initiative: case study [R/OL]. [2013]. https://www. sahealth. sa. gov. au/wps/wcm/connect/

[8] GOVERNMENT OF SOUTH AUSTRALIA. The South Australian approach to health in all policies: background and practical guide, Version 2[M/OL]. [2011－1]. https://www. sahealth. sa. gov. au/wps/wcm/connect/cb6fa18043aece9fb510fded 1a914d95/.

[9] KICKBUSCHI. Healthy societies: addressing 21st century health challenges[R/OL]. [2008－5－30]. https://apo. org. au/node/962.

[10] STÅHL T , WISMAR M, OLLILA E, et al. Health in all policies: prospects and potentials [M]. Helsinki: Ministry of Social Affairs and Health, Health Department, 2006.

[11] GOVERNMENT OF SOUTH AUSTRALIA. health in all policies—10 principles[R/OL]. (2007)[2022－10－24]. https://www. sahealth. sa. gov. au/wps/wcm/connect/public＋content/sa＋health＋internet/about＋us/about＋sa＋health/health＋in＋all＋policies/south＋australias＋hiap＋approach.

（方一安）

第八章 突发公共卫生事件协同救治能力提升路径构建

▶**本章导读**

实施将健康融入所有政策的关键环节之一在于跨部门的协同。本章以突发公共卫生事件为例，首先阐述了突发公共卫生事件在救治和管理过程中的协同服务障碍，分别从制度制约、基层能力薄弱和信息化支撑不强三个层面进行介绍；其次，重点阐述了如何提升协同救治服务能力，并从横向与纵向两个层面进行了探讨；最后，面对当前和未来社会发展，提出了五个提升突发公共卫生事件协同救治能力的关键因素。

第一节 制约协同救治服务能力的瓶颈

一、部门间协同机制不畅

政府部门之间明确的分工机制、流畅的沟通机制和良好的相互协作机制，是有效应对和处理突发公共卫生事件的前提与基础。我国当前与应急管理相关的法律法规有《突发事件应对法》《突发公共卫生事件应急条例》《中华人民共和国消防法》等，但现行相关法律法规由于多出发和形成于不同部门，存在法律法规相对较为分散、管理体制机制亟待深度融合和统筹规划、法律实施中的实效性不足，难以适应应急管理体系和能力现代化的实际要求等问题。在我国2018年成立应急管理部后，我国的应急管理机制才在管理对象、管理职责、管理过程三大条块实现了外在统一。但有关公共卫生应急管理的法律法规中，粗线条的内容多、精细化的内容少；概括性的内容多、具体性的内容少。这些问题都给公共卫生应急法律法规的使用带来诸多不便，难以在发生及应对突发公共卫生事件时据此形成操作性较强的应对方案和措施。《突发公共卫生事件应急条例》是我国当前与应对突发公共卫生事件关系最紧密的一部法律。

依据《突发公共卫生事件应急条例》的有关规定：当发生突发公共卫生事件后，国务院设立全国突发事件应急处理指挥部，负责对全国突发事件应急处理的统一领导、统一指挥。然而这也就意味着，突发公共卫生事件应对的综合性和协调性平台及常设性工作机制我国尚未形成。虽国务院机构改革后设立了应急管理部，然而突发性公共卫生事件的应对并不属于应急管理部的中心工作。负责我国卫生健康工作的职能部门为国家卫生健康委员会，下设卫生应急办公室（突发公共卫生事件应急指挥中心），承担应对突发性公共卫生事件的预案编制与演练、现场医学救援及卫生应急体系的建设与指导、应急处置信息发布等工作。但是，国家卫健委作为专业的卫生行政管理部门，工作覆盖面仅限于医疗卫生领域，业务渠道相对单一，故在应对突发公共卫生事件时，存在着防控物资调动能力有限、防控工作协调能力不足的明显短板。

二、基层能力薄弱，上下协同乏力

基层医疗卫生机构是社区防控工作中的主力军，其核心应急能力对保障公众健康、社会稳定有着重大的意义。自我国开展新冠肺炎疫情防控工作以来，城市社区和县域基层医疗卫生机构在预检分诊、病人早期发现、排查重点人员、指导防疫技术、康复复诊和健康管理、社区网格化管理等方面发挥了巨大作用。基层社区已经成为全国疫情防控的一线。随着疫情防控从"静态管理"向"动态管理"转变，从"社会防控"向"精准防控"转变，以及现实需要与形势的变化，其对发挥"健康守门人"作用的基层医疗卫生机构提出了更高要求。

基层应急能力薄弱是当前全社会普遍关注的难题。我国施行条块结合的医疗卫生管理体制，导致基层医疗卫生机构和上级医疗卫生机构之间沟通较少，协调管理机制也尚不完善，导致相关防控措施效果不好。基层医疗卫生机构人员对于突发公共卫生事件的发现和识别判断能力较低，且处理能力强弱不等。基层医疗卫生机构对可能会突发的公共卫生事件不具有风险评估能力，也缺乏风险管理的基本方法。因此，强化社区中心的应急能力建设在应急管理体系中尤为重要。基层医疗卫生机构应急能力较低的主要原因中，人才缺乏和应急能力不足是重要问题，这一问题也是我国各地普遍呈现的状况。现阶段，我国公共卫生系统中存在在编人员整体素质水平较低，高职称人员占比偏低，大专学历占比较多，全能型骨干缺少，对现场决策、组织、调查具有扎实理论知识、丰富实战经验能力的全能型专业应急人才稀缺的情况。这些不利因素严重影响了基层医疗卫生机构对突发公共卫生事件的有效监测、发现和控制等能力。在突发公共卫生事件发生时，难以形成高效且专业的上下协同联动，造成了较高的人力、物力等资源的浪费和低效的管理应对效果。

三、基于信息化支撑下的协同救治能力不强

信息技术的应用在突发公共卫生事件的应急防控中的意义与作用越发重要，并起着重要的技术支撑、政府决策的依据等作用。在信息时代下，互联网技术的有效使用不仅能够加强全球公共卫生信息的共享，同时也能够通过相关信息的公开，减少群众恐慌。国外有研究指出，社交媒介在疏解参与主体的负面情绪、避免事件升级恶化方面具有重要作用。在重特大公共卫生事件发生前后，及时有效的信息传播与发送机制能够在一定程度上缓解人民对于未知事件的恐慌心理，让人民群众对突发公共卫生事件有更为科学、准确的认知，提前进行有效心理准备，了解正确应对措施。

新型信息技术带来了重要的交流与沟通效果。本次新冠肺炎疫情中，新型信息技术的广泛应用发挥了重要的交流与沟通作用。一方面，政府部门、医疗机构、防控机构等单位得以加强了疫情实时监测信息的对外发布和及时公开，提升了我国在突发公共卫生应急事件中的风险评估、疫情监测和疾病防控等方面的应急能力；另一方面，及时的信息传递及其公开透明为社会力量的广泛参与和社会共治提供了良好而重要的途径。但与此同时，新兴科技等信息化依旧存在着互认机制不畅、地区化突出，尚未形成全国性、专业化的信息科技支撑下的突发公共卫生事件协同救治指挥信息决策支持系统等问题。

第二节　突发公共卫生事件横向协同
应急救治能力提升策略

一、构建政府部门间协同服务的法律保障体系与联动机制

《突发公共卫生事件应急条例》（以下简称《条例》）的制定是为了有效预防、及时控制和消除突发公共卫生事件的危害，保障公众身体健康与生命安全，维护正常的社会秩序。《条例》明确了国家、省（自治区、直辖市）、县级以上地方人民政府卫生行政主管部门及有关部门在各自的职责范围内做好突发

公共卫生事件的应急处理工作。

（一）法律法规的保障机制和作用

建立和完善重大突发公共事件区域协同治理的法治保障体系，不仅可以使合作协议具有法律约束力，还可以降低因合作产生的交易成本，提高应对效能。具体而言，构建重大突发公共事件区域协同治理的法治保障体系，应当从以下两个方面着手：一是国家层面制定区域合作机制或相关法规，调整各级地方政府之间在经济、社会、文化、应急、医疗等各个领域的合作，国家通过规章制度引导地方政府间的合作，确保合作的有效性和稳定性。二是参考美国的"州际协议"模式，将地方政府间的合作纳入法律法规相关条款，地方政府间签定的各类合作协议经全国人大同意的方式获得法律上的效力。这一模式可以称之为宪法确认模式，具有法律约束力，既符合法治原则，也符合中国的国情。

（二）公共卫生安全属于公共卫生服务，政府是提供者也责任者

建立和完善重大突发公共事件的区域协同治理机制，是政府履行公共服务职能和提供公共安全产品责任的要求。建立和完善重大突发公共事件的协同治理机制，应当从以下两个方面着手：一是在签订合作协议后，应当建立和完善应对重大突发公共事件的府际联动实施细则，做好双方认可的、有可行性的应急预案，使突发公共事件的区域合作有章可循，能够在危机爆发时按照既定计划进行处置，避免无序状态的发生。二是完善应对重大突发公共事件的府际联动协作机制，解决好指挥系统的效率问题，做到快速反应、高效运转、有效落实。

在组建领导或者协调机构上，可以根据重大突发公共卫生事件的类型、特点、救助难度和影响程度，建立由不同层级党委和政府统一领导的、政府相关职能部门（包括财政、应急、卫生、消防、公安、交通、通信等部门）参与的应对机构，如区域应对公共危机指导小组、区域应对公共危机指挥部等，做到应急的区域协同和资源的优化配置。我国新冠肺炎疫情危机应对中，主要是中央层面在调动和部署，协调军队和各省资源进行应对，各省之间及邻近区域之间的协作存在空缺和短板。因此，构建新型领导机构，形成有效的不同政府部门间和机构间的联动机制成为当务之急。

（三）新型领导机构的构建迫在眉睫

新型领导机构应由政府、医疗卫生机构、社会组织、企业、公民等群体中的专家代表组成，其对管理机构、执行结构并不是垂直的行政管理关系，而是合作共赢的新型关系，发挥决策指挥、仲裁协调、权力授予、资源整合、组织解散等作用，以不断提升预警能力、信息管理能力和应对能力，增强对突发公共卫生事件的可预控性，它应对的是一种涉及公众健康的"公共紧急状态"，即"一种特别的迫在眉睫的危机或危险局势，影响全体公民，并对整个社会正常生活构成威胁"，有效解决行政审批复杂、处理事件延误、领导者决策失误、资源难以整合等问题。

二、完善医疗卫生机构与疾病预防控制机构协同防治能力

党的十九届五中全会审议通过的《中共中央关于制定国民经济和社会发展第十四个五年规划和二〇三五年远景目标的建议》（以下简称《建议》），提出"提高应对突发公共卫生事件能力"的重大任务。《建议》提出了"十四五"期间实现"突发公共事件应急能力显著增强"的目标要求，明确了发展思路和重点举措，强调加强核心能力建设是提高应对突发公共卫生事件能力的重中之重。

国家卫健委主任马晓伟指出，坚持党的集中统一领导是成功防范和有效应对突发公共卫生事件的根本政治保证；要打破部门和地域界限，建立高效融合、反应灵敏、决策科学的组织指挥体系，完善重大风险研判、评估、决策、防控协同机制，统一领导、统一指挥、统一行动，做到指令清晰、系统有序、条块畅达、执行有力，大力提升指挥协调效率和能力，快速精准解决一线遇到的紧要问题。

（一）出台相关政策以规范医防协同

医学现场救治和突发公共卫生综合防控是突发公共卫生事件应急管理中最为核心的任务和工作。如何弥合医防割裂，即医防协同，已成为提升突发公共卫生事件应急管理中的重中之重。

一方面，在政策层面，采取引导、激励，甚至是约束措施，推进医防协同制度化，开展公共卫生人员与临床专业医师定期交流、公共卫生人员驻院预防等；另一方面，疾控机构可适当加强对临床医疗机构在开展公共卫生工作和应对突发公共卫生事件中的技能培训，指导实操演练和能力提升；最后，基本公

共卫生服务应开展医防共管，建立常态化合作机制。

（二）不断加强业务能力，提升协同服务程度

首先，各级各类医疗卫生机构均需重视相关专业人才能力建设，尤其是省级和地市级高水平综合医院和专科医院，储备一支业务能力强、综合素养高、反应速度快的应急医疗队伍。其次，省级卫生健康委员会应组织实施相关实操性强、针对性高和覆盖面广的应急演练，不断锤炼突发公共卫生事件应急防控的医疗服务和业务能力。再次，省级疾控中心基于专家咨询委员会行动指南编制突发公共卫生事件应急应对预案和具体行动方案，围绕疾病预防控制、医疗救治、资源保障等建立突发公共卫生事件应急指挥机制，协调指挥各级医疗卫生机构的行动。

三、鼓励与加强社会力量的协同参与

十九届四中全会指出，"必须加强和创新社会治理，完善党委领导、政府负责、民主协商、社会协同、公众参与、法治保障、科技支撑的社会治理体系，建设人人有责、人人尽责、人人享有的社会治理共同体"。重大突发公共事件的治理要求以政府为主导，也需要各类社会组织和公民的积极参与，只有政社互动和政社合作，才能提升公共危机应对的透明度和提高工作效能。因此，要求重大突发公共事件区域协同治理应当为社会应急力量的参与提供平台和制度保障：一要为社会应急力量提供信息共享渠道，提高政府信息的透明度；二要规范社会应急力量参与公共事件区域协同治理的规则、程序、保障、惩戒和激励机制；三要对社会应急力量进行分类，在危机应对中合理配置不同类型的应急力量，做到效能最大化。

第三节　深化突发公共卫生事件
纵向协同应急救治能力

国家卫健委主任马晓伟对于如何准确把握《中共中央关于制定国民经济和社会发展第十四个五年规划和二〇三五年远景目标的建议》提出的"提高应对突发公共卫生事件能力"的重点工作指出，要优化完善疾病预防控制机构职能设置，健全以疾控中心和专病防治机构为骨干，县级以上医院为依托，基层医疗卫生机构为网底，防治结合、军民融合的疾控体系，建立上下联动的分工协

作机制。创新医防协同机制，强化各级医疗机构疾病预防控制职责，建立人员通、信息通、资源通和监督监管相互制约的机制。完善公共卫生服务项目，强化基层公共卫生体系，筑牢基层重大疾病防控防线。实施应急救治能力建设工程，健全传染病诊疗和救治网络，明确"平时"和"战时"职责及转化模式。

一、基于分级诊疗制度加强医疗机构应急体系建设

医疗机构往往是最先发现病例的地方，是疫情防控的一线。新冠肺炎疫情暴发初期，大量疑似患者集中在医院造成了长时间排队等待等问题，暴露了分级诊疗与协作应对的不足。针对以上情况，应加强医疗机构的卫生应急体系建设，特别提高基层医疗体系应急能力，建立分级诊疗与网格化管理的疫情应对体系，发挥分级诊疗与协作功能，提升疫情防控能力。

二、提升上级医疗卫生机构与基层医疗卫生机构间的协同救治能力

我国现有的公共医疗卫生服务体系呈现出聚焦效应，优质医疗卫生资源主要集中在城市，广大农村和基层社区医疗资源匮乏，医护人员紧缺，医疗能力落后，不能满足人民群众日益增长的健康需求。特别是在面对突发公共卫生事件时，基层医疗卫生能力直接关乎着突发公共卫生事件应急处置的质量和时效，因此，需要采取综合措施不断加强基层医疗卫生能力建设。具体建议如下。

一要加大基层医疗人才的培养力度，以乡镇卫生院、村卫生室和社区卫生所为依托，与医联体、医共体等单位和上级医疗机构合作，重点培养感染科、呼吸科、外科、心内科、普外科等专业的医护人员。二要发挥医联体作用，以三级甲等医院为主体，以优势学科为骨干，建立紧密型医联体或医疗同盟，实施对口帮扶机制，不断提升基层医疗卫生机构的软实力。同时，拓宽基层医疗卫生机构的社会职能，推进医疗+养老的医养结合创新模式，扩大基层医疗卫生机构的社会影响力。三要提高重大传染病防控能力，传染病专科医院和上级医院应加强对基层医疗卫生机构的传染病防控提供技术性指导，实现传染病预检分诊、隔离、留观、诊断、治疗及康复一体化管理，实现对呼吸道、消化道的重大传染性疾病的快速、有效应对。

三、强化疾病预防控制机构与基层医疗卫生机构的联动协同机制

从突发公共卫生事件处置难度及其危害程度来说，重大传染病防控最为重

要。因此，基层需要将提高重大传染病防控能力作为今后一个时期工作的重点。

一要加强传染性疾病专科医院建设。结合地域实际，确定适当超前的医院规模、增加服务能力、加大资金投入和人才储备，实现传染病预检分诊、隔离、留观、诊断、治疗及康复一体化管理，实现对呼吸道、消化道的重大传染性疾病的快速、有效应对。

二要加强疾控中心业务能力建设。重点加强县区疾控中心实验室建设，结合当地常发传染病特点制定实验室配置标准。同时，为合理地利用实验室设备资源，解决好仪器设备短缺与浪费并存的问题，要对各地基层突发公共卫生事件检验资源的存量和功能进行重新配置，把闲置和使用率较低的检验仪器集中起来利用。

三要构建传染病防治的共防共治工作格局。鼓励高等院校设立公共卫生学院（系），建立健全公共卫生与防疫的研究体系和实验室体系。省级层面多开发一些传染病防治的课题研究项目，鼓励高校、医院、疾控中心、卫生监督机构等从事公共卫生服务和传染病防治工作的单位开展联合科研攻关，进一步开发和研究中医药在传染病防治中的作用。

第四节　提升协同救治能力的关键因素

为了落实《中共中央关于制定国民经济和社会发展第十四个五年规划和二〇三五年远景目标的建议》文件精神，国家卫健委主任马晓伟主任提出：要加强疾病防控和公共卫生科技攻关体系和能力建设，推进传染病防控研究基地建设，布局建设一批国家临床医学研究中心，形成覆盖全国的协同研究网络；要加大卫生健康领域科技投入，研究论证新发突发传染病和生物安全风险防控重大项目，支持协同开展重大传染病病原体溯源、传播途径、致病机理、防控策略、检测试剂、诊疗救治、药物和疫苗研发等全链条研究；要加强医教协同，适当扩大公共卫生相关专业招生规模，推进公共卫生医师规范化培训，强化高校与疾控机构、传染病医院的医教研合作，以科研项目带动人才培养，建设公共卫生高层次人才队伍。

一、健全突发公共卫生事件应急协同的制度保障

健全突发公共卫生事件应急协同联动组织体系，健全联防联控机制，明确

突发公共卫生防控、医疗救治、科研攻关、宣传、外事、后勤保障、前线、社区、乡村各子系统的职责，促进政府、社会、企业、医院、医务工作者、科研团队、患者及公民等之间有效协同，是首要也是最为根本的目标。

首先，尽快整合公共卫生相关法律政策，形成完整可行的一套制度规范。一是要整合目前医疗卫生机构内相对较为分散的公共卫生职责，以加强对公共卫生服务的有效管理与监督；二是统一规划职能管理部门，通过机构重组等方式理顺体系间的体制机制，推动医疗服务与公共卫生服务一体化发展，使公共卫生服务真正得到落实；三是进一步完善应对突发公共卫生事件的具体程序性规定，明确疾病预防控制中心、医政管理局、医疗保障局等主体在突发公共卫生事件防控中的权责，弥补公共服务漏洞，为三者协同创造清晰、可靠的制度保障。

其次，通过理顺政府内部关系，强化地方政府的属地管理责任，实现主动协调化应急管理。重大公共卫生事件通常暴发于一地，然后向其他区域乃至全国蔓延，任何规模的公共卫生应急管理都会涉及不同层级的政府之间和同一层级不同政府部门之间的关系。在常态化应急阶段，不同层级政府之间要形成信任与充分授权的良性互动关系，确保地方政府在面对公共卫生事件时能及时抓住时间窗口，采取果断措施防止疫情扩散，避免公共卫生事件升级。当进入非常态化应急阶段，重点加强各地政府之间的行动协调，提升应急管理统筹层次，树立"全国一盘棋"意识，确保应急信息、物资和人员的畅通和跨地区有序调配。

再次，通过理顺卫健委和其他管理部门（如公安、交通、民政等）之间的关系，实现常态化的信息共享和资源协调。应急管理是典型的跨部门公共事务，任何规模的公共卫生应急管理都涉及多部门的协作。在公共卫生事件发生之初通过强化跨部门的数据共享，将其他政府管理部门、互联网企业和通讯运营商的数据完整流向公共卫生机构使其能够在更大范围内快速协作和应急处置，抓住时间窗口采取果断措施控制疫情蔓延。在重大突发公共卫生事件中，地方政府乃至中央政府通过设置应急指挥部门对所涉及的卫生、公安、交通、民政、教育等部门进行统一领导和综合协调。

最后，理顺公共卫生机构和医疗机构之间的关系，建立联动响应机制，实现防控治疗一体化管理。医院的临床数据特别是发热、出血、腹泻、出疹等症候群的数据做到及时向公共卫生机构开放，并通过技术手段实现自动上报，促进各类潜在公共卫生事件的及早发现。另外，临床医师，特别是感染科、呼吸科等科室的医师也应培养公共卫生警觉性。公共卫生机构的检测手段、防控方案、监测结果及药品临床试验，同步做到向医院特别是基层医院开放。公共卫生机构与医疗机构之间通过强化信息协同，进一步建设和强化面向公共卫生的数据标准和协同流程，增强公共卫生机构的信息预警和反应能力。

二、围绕组织间协同运行机制和业务能力提升医防协同

首先，出台政策规范医防协同。一是在政策层面，采取引导、激励甚至是约束措施，推进医防协同制度化，开展公共卫生人员与临床专业医师定期交流、公共卫生人员驻院预防等。二是疾控机构可适当加强对临床医疗机构在开展公共卫生工作和应对突发公共卫生事件中的技能培训，指导实操演练，协助能力提升。三是基本公共卫生服务医防共管，建立常态化合作机制。

其次，不断加强和提升业务能力。一是各级各类医疗卫生部门和医疗卫生机构均需重视相关专业人才能力培养建设，尤其是省内和地市内高水平综合医院和专科医院，储备一支业务能力强、综合素养高、反应速度快的应急医疗队。二是省卫生健康委员会组织实施相关实操性强、针对性高和覆盖面广的应急演练，不断锤炼我省突发公共卫生事件应急防控的医疗服务和业务能力。三是省疾控中心参考专家咨询委员会行动指南编制突发公共卫生事件应急应对预案和具体行动方案，围绕疾病预防控制、医疗救治、资源保障等建立突发公共卫生事件应急指挥中心，协调指挥各级医疗卫生组织的行动。四是针对可能突发、暴发和流行的相关疾病和突发公共卫生事件，医疗卫生机构、科研院所等机构需加强研究，提升平时能力储备。

最后，建立医防紧密融合的疫情防控机制。目前疾控系统、医疗机构在医防结合的紧密程度、快速协作应对方面还远远不够。一般情况下，病例的发现主要是在医疗机构，由疾控中心进行不明原因传染病病原体的鉴定。疾控中心、医院在沟通衔接、协调合作方面，受制于距离、人员、决策机制等，容易出现反应迟滞、协同不力等问题。此外，医院信息管理系统（HIS）尚未实现与国家传染病网络直报系统的链接和信息整合，也加重了传染病填报工作的负担。建议加强疫情防控方面的医防融合，如疾控中心与医院合建 PCR 实验室，HIS 与传染病网络直报系统建立有效连接，建立两类机构间的项目合作共建机制与人员合作交流机制，建立更加快速方便的医防融合疫情应对机制。医疗机构还需构建高效的应对突发公共卫生事件的组织体系。现行医疗机构往往设有预防保健、医院感染、公共卫生和健康教育等相关科室，但存在着一套人员多块牌子的现象，医疗机构需在组织与管理上加强重视，建立健全应对突发公共卫生事件的管理体制和工作机制，明确各部门的工作职责，制定相应预案，

保证各类患者及时得到有效的医疗救治。公立医院要根据突发公共事件应急处置相关制度和《全国医疗机构卫生应急工作规范（试行）》，组建专门的应急组织管理机构，常设运行应急办公室，厘清部门岗位职责，全面负责领导、指挥和管理疫情防控工作，并协调其他应急部门的应急工作，做到统一指挥、统一协调、集中领导、部门配合，保证在整个疫情防控和医疗救治工作的连续性，共同完成突发公共卫生事件应急处置工作。

三、强化公共卫生、医疗服务、医疗保障多体系协同机制

公共卫生、医疗服务和医疗保障三大体系均具有极高的复杂性，三大体系间的协同涉及多个层次和类型机构与部门的协调整合、紧密衔接。深入探索新型"平战结合"道路并形成常态化机制，可以使各体系有序运行，高效协同应对突发公共卫生事件。

一是基于共同价值追求、保持协同战略意识。三大体系及其各个组织须以服务为导向，坚持公益性，创造公共价值，以守护国民健康作为基本前提与价值追求目标；坚持以预防为主的工作方针，防患于未然，深刻理解预防是最经济有效的健康策略。三大体系还须明确协同战略的重要性，在共同价值追求的基础上形成利益共同体，树立协同信念；培养体系间协同重要驱动力的信任意识，推动建立在平等自愿基础上的多体系合作伙伴关系。

二是构建协同整合机制、促进多部门协同。加强疾控体系对临床病例的监测把控，扭转当前预防、控制、治疗分离的局面，在提高疾控信息灵敏度的同时，巩固和加强疾控与临床早期的协同关系；整合现有防控资源，探索"平战结合"的道路，扩大传染病相关科室体量，提升医疗机构在防疫救治方面的承接能力，探索医疗机构与市、县级疾病预防控制中心组成防控预备专业队伍，通过日常协作中培养的工作默契度，促进疫情发生时的高效协同配合和快速转变能力；发挥医保杠杆调节作用，促进三大体系联动改革，衔接公共卫生与医疗服务。

三是建立沟通协商与激励机制。公共卫生与医疗服务促进沟通协商，不断强化流行病学调查和检验检测职能，共同提高检测能力；医保加强职能建设，与卫健委进行制度衔接，增强体系间协同程度，对医疗服务实行甄别支付，以制度设计引导就医行为。

四、协同救治能力构建需以人才为支撑

复合型的多样人才支撑是政府、市场与社会多元主体得以构成应急联动体

系，以及相应联动机制能够有效运转的重要条件。

重大突发公共卫生应急联动体系中的人才支撑包括应对危机事件的医护工作者、科研工作者、社区工作者、心理咨询师和广大志愿者等所有人力资源，以及以上人力资源所能够发挥出来的专业能力、自主能力和创新能力。无论是抗击疫情第一线的医疗救护，还是疫情联防联控的社区隔离和后勤服务，人才支撑所具备的专业技能在危机事件应对的关键环节发挥作用，是推动政府、市场与社会在危机处置中由缺乏理性的判断转向专业化判断，由盲目化决策转向专业化决策，由非专业行动转向专业化行动至关重要的前提条件。

在重大疫情暴发初期，地方政府工作人员或许不能准确把握事件的严重性与危急性，此时需要加强决策者和专业人士的联动，根据疾病防控专家的专业敏感性和流行病学调查结果，及时明确事件性质，并给出及时处置决策。然而，重大突发公共卫生事件的综合应急和专业应急等人才队伍往往是分专业、分领域和分地区进行布设和管辖的，各种人才队伍在非紧急事件的平时状态中缺乏充分且必要的沟通，更未能实现统合演练。因此在危机事件发生的战时状态往往需要临时整合，可能出现配合不佳与协调不畅的状态，多元主体难以形成高效统一的联动合力。

五、充分利用信息技术手段提升协同救治能力

应对重大突发公共卫生事件离不开信息的搜集、梳理、分析和解读。随着信息技术的发展，大数据和人工智能已经运用到经济社会生活的方方面面，重大突发公共事件的区域协同治理，应当以大数据和人工智能为基础建立信息共享平台，打破信息"孤岛"的束缚，强化各方的信息收集，实现信息的集成、分析、研判、传输和共享，尽可能提升应对重大突发公共危机的科学性、精准性和有效性分析。

在信息共享的基础上，定期对相关信息进行研讨和交流，提升预警能力。成熟稳定的合作机制，要求合作各方将对话交流、信息共享等机制作为日常工作常抓不懈。从信息共享和对话机制建设方面来看，粤港澳地区从 2001 年以来先后组织了卫生行政高层联席会议、防治传染病联席会议，签订了突发公共卫生事件应急合作和应急管理合作协议等，对话交流与合作进入常态化和制度化运行的状态。粤港澳地区在应对重大突发公共事件的信息通报、信息分享、技术互助等方面的合作经验丰富，但是大数据和人工智能的运用应当加强，强化信息的精准性，以对决策提供科学和精准的支持。

第五节　新冠肺炎疫情防控的江苏实践

一、江苏防控实践措施

（一）应急准备

2020 年 1 月 20 日，江苏省根据《中华人民共和国突发事件应对法》《突发事件应急预案管理办法》《国家突发事件总体应急预案》《江苏省实施〈中华人民共和国突发事件应对法〉办法》《江苏省突发事件应急预案管理办法》《江苏省机构改革方案》等法律法规和有关规定，修订、印发了《江苏省突发公共事件总体应急预案》，为指导卫生应急体系和能力建设，以及江苏省全面、系统地抗击新型冠状病毒感染的肺炎（以下简称新冠肺炎）疫情提供了纲领性依据。

由于新冠肺炎为新发传染病，病毒与以往感染人类的冠状病毒序列差异较大，中疾控和省疾控在短时间内给各设区市配发了应急审批合格的病毒检测试剂；意识到疫情可能存在人传人现象，各级积极筹备医疗防护和消毒物资。各级各单位通过多元渠道采购募集防护用品，但一时间物资仍处于紧缺状态。

（二）三级应急响应

1.　一级响应

江苏省一级响应阶段共计 31 天，涉及各级人民政府、卫生行政部门，各级各类医疗卫生机构，各级疾病预防控制机构，交通、公安、发改、网信等其他政府机构。一级响应阶段主要是湖北输入病例向江苏省续发病例过渡的阶段，主要涉及病例的发现、报告、流调、收治，病例密切接触者及高风险地区输入人群的排查、管理、筛查检测过程。其间，全省累计报告新冠确诊病例 631 例，无症状感染 203 例，追踪管理密切接触者 2 万余人，累计检测疑似病例和密切接触者标本 65000 余人份。

2.　二级响应

2020 年 2 月 24 日 24 时起，江苏省调整公共卫生事件响应级别至二级响应。这意味着疫情形势好转，防控措施采取分区分级差异化策略，统筹疫情防控与经济社会秩序恢复，推动重点企业有序复工复产。江苏省下调响应等级的同时，境外疫情防控形势产生了重大变化，呈加速扩散蔓延态势，导致境外疫情输入压力持续加大。2月28日，世界卫生组织将新冠肺炎（COV1D-19）疫情全球风险级别由"高"上调至"非常高"；3月5日，江苏省报告首例境外输入病例；自此，江苏省疫情防控进入了重点关注"外防输入"的疫情防控新阶段。3月6日，江苏省政府疫情防控领导小组印发63号文，要求民航、海关、边检、公安及时掌握疫情流行严重国家入境人员信息和健康情况，要求海关在人员入境时分类管理，对新冠肺炎病例和无症状感染者，移交给卫生部门进行病例隔离治疗；对密切接触者和疫情高度流行地区入境人员需实施集中隔离观察者，移交给目的地政府部门进行管理。要求社区排查2月20日以后来苏入境人员，全部实行隔离观察14天。3月11日，世卫组织宣布新冠肺炎可定为大流行病。

3. 三级响应

2020年3月27日24时起，江苏省政府决定，将新冠肺炎疫情防控应急响应级别由突发公共卫生事件二级响应调整为三级响应，主要对境外输入疫情和国内陆续出现的中高风险流行地区来苏人员进行健康管理。4月3日，省委党委会召开会议，强调要立足疫情防控常态化，做好严防控与促发展各项工作；抓细抓实疫情防控，把严防境外输入作为重中之重，加大对无症状感染者的防控管理力度，科学统筹各方面工作力量，确保"可知可控、精准防控""有输入、无传染"。

（三）落实防控措施

1. 人员管理：加强入境人员、重点地区来苏人员健康管理，"应检尽检"

一是先后印发、提请省领导小组印发、转发国家关于入境人员疫情防控措施等系列文件，根据境外输入性疫情防控需要，江苏省自2020年3月23日起对所有入境人员采取集中医学观察14天措施。二是做好入境人员解除隔离后健康管理工作。印发《关于进一步强化入境人员解除隔离后健康管理的紧急通知》等文件，强调入境人员解除隔离后必须单独居家隔离14天，不与他人同住。

江苏省卫健委及时向各地、各专项组通报中国疾控中心发布的中高风险地区名单，扎实做好国内中高风险地区来苏人员的信息核查和登记管理，将各类重点人群纳入"应检尽检"范围，严防疫情输入蔓延扩散。截至 2021 年 2 月 17 日，累计应检人数 1577.12 万人，累计检测人次数 1698.65 万人次，完成率达到 107.71%。

2. 常态监测：开展冷链食品新冠病毒常态化监测工作

一是对冷链食品核酸检测工作提出细化要求。2020 年 8 月—11 月，要求各地对进入本辖区范围内每批次进口冷冻食品均要进行核酸检测，做到"逢进必检"；每周对相关冷链食品（含包装物）、环境及从业人员开展 1 次新冠病毒核酸检测工作；各设区市每周采样场所不少于 15 个，检测冷链食品（含包装物）样本不少于 150 份，环境样本不少于 100 份。二是为预防性全面消毒提供政策支持。三是按照江苏省疫情防控工作小组、联防联控涉外指挥部印发的《进口高风险非冷链集装箱货物新冠肺炎疫情防控工作指引》等文件的要求，将进口冷链非食品货物、非冷链集装箱货物等同于进口冷链食品，提出工作要求。四是指导做好相关从业人员个人防护及健康管理工作。五是做好应急处置工作。六是开展督导检查。七是做好春节期间冷链等高风险行业来苏返苏人员健康管理工作。

3. 院感防控：应急病房建设，完善防控体系

（1）应急病房建设。2020 年 1 月 30 日苏州紧急加建应急医疗隔离病区和第五人民医院负压病房改造项目。2 月 11 日，苏州市"火神山医院"首期工程正式竣工移交使用，规划 500 张床位，分期实施。苏州市第五人民医院先后快速腾出两幢感染病大楼（共 360 张床位）积极备战，充分发挥病区"三区两通道"布局流程和全方位消毒隔离的优势，最大限度地保护患者安全，降低医务人员感染风险；快速新建 100 张临用医疗隔离病床，改建新增 29 张负压病床，首次启用负压手术室（产房），确保救治床位充足。2020 年 1 月 27 日，南京市委、市政府紧急决定在现有南京市公共卫生医疗中心的基础上，扩容建设应急工程，要求 2 周内完成总面积 20240 平方米，总计 288 间装配式应急病房楼和 1 栋 32 间医护人员隔离用房及相关配套工程的设计与建设。2020 年 2 月 7 日，连云港应急病房在第四人民医院预定场地正式开建。2 月底，建筑面积 6075 平方米、拥有 195 张床位、符合专业化传染病医院"三区两通道"设计标准的应急病房主体工程完工。2020 年 9 月 25 日，南京市公共卫生医疗中心扩建项目正式启动，体现了"平战结合"的原则，省市"共建、共管、共用"，实现区域医疗中心、传染病康复中心、防治研究中心、应急救治培训演练中心、救治质控中心、人才培养中心等六大功能。

（2）严格院感防控。①从严制定院感防控标准：制定江苏省新型肺炎医疗废物收集贮存运输处置技术指南、加强医疗机构发热门诊建设管理等 6 项制度，完善医用外科口罩佩戴流程等 17 个操作流程，让所有医务人员全面便捷获取和掌握防治知识和防护技能。②从严组织医护人员培训：先后就新冠病毒相关消毒隔离和个人防护等方面组织 6 次全省视频培训。分层分级对医务人员进行培训、演练和考核全覆盖，确保人人过关，提高防范意识和防治能力。③从严执行院感防控制度：严格执行一、二、三级标准防护，规范消毒、隔离和防护工作，实行医疗区和非医疗区分隔管理，加强预分诊、发热门诊、留观病室等重点区域、重点环节管控，做好新冠肺炎患者医疗废物的收集、贮存、运输、处置。④从严开展院感风险摸排：医疗机构每排查就诊患者、住院和本院职工，深挖流行病学史，尽可能筛查轻型病例和无症状者。疫情防控期间合理安排住院和择期手术，所有手术患者全部进行检测。暂停传播风险较高的口腔科、耳鼻喉科、眼科、健康体检科等科室的服务，降低院内感染风险。⑤从严保护好特殊人群：始终将保护好医护人员放在首位，按照工作岗位差异化提供防护用品，为医护人员做好标准防护提供保障，确保医护人员防护措施落实到位。⑥从严加强院感督导检查：组织专家定期开展院感防控督导，覆盖全省 13 个设区市，及时通报发现问题，做到重点部位防控无死角，风险点防范全到位。探索建立院感防控工作约谈制度，树立底线意识，压实岗位责任。

4. 医学跟踪：加强出院患者管理，延长工作线

加强对出院患者的管理，严格实施留院 14 天的医学观察、病情跟踪随访和健康管理，确保患者顺利康复。例如，常州市规定，新冠肺炎患者经核酸检测 3~4 次转阴后才能出院。出院后，再次进行集中统一的 14 天康复休养，并充分发挥中医药特色，给予健脾化湿、益气养阴的调理方，帮助患者改善状态，加快康复，促进免疫系统功能和损伤器官组织的修复。

5. 健康宣教：开展防护健康知识宣传

省疾控中心积极开展全方位远程培训，精准指导全省各级健教、医疗卫生机构及基层、企事业单位防控疫情，自创摄录、多渠道发布涵盖不同场所和人群的健教趣味课件集、海报、视频等，图文并茂，生动有趣，取得良好的宣传效果。通过江苏电视台、江苏健康广播、我苏网、大蓝鲸 App、抖音、腾讯、滴滴、微博等发布权威防控、消毒系列信息，其中《不吃野生动物》媒体报道视频点击量 6.1 亿次。《人民日报》《新华日报》《健康报》《科技日报》《扬子晚报》《现代快报》等十多家媒体报道疫情防控典型事迹、驰援武汉黄石风采

120 次，江苏机关党建、交汇点转载《中心党委全力以赴打好打赢疫情防控阻击战》《强化监测检测 搭建数字平台 助力精准防控——江苏切实做好疫情研判评估和技术指导工作》《江苏省启用苏康码助力长三角区域互通互认》系列文章，中国江苏网录播中心摄制的《重点场所新冠病毒预防性消毒技术指南与口罩分类使用》讲座在"学习强国"平台被引用播放近亿次。

（四）信息支撑保障

1. 远程会诊驰援前线

根据国家卫健委的统一部署，江苏省以"一省包一市"的方式与湖北黄石市建立对口支援关系，全力支持湖北省黄石市抗击疫情工作。江苏援黄石医疗队不仅将体外膜肺（ECMO）技术、呼吸支持、纤支镜治疗、营养支持等先进技术带到黄石市，还充分利用后方资源，在最短时间内快速搭建"远程医疗服务平台"，调动更多优质医疗资源支持黄石。据悉，2020 年 2 月 18 日，仅用一天时间，江苏省人民医院医疗队就搭建好了与武汉、黄石两地的远程医疗会诊系统；2 月 19 日上午，顺利为武汉、黄石两地 5 例新冠肺炎危重病例进行了远程医疗会诊。

基于"江苏健康通"统一互联网服务平台，江苏省卫健委搭建了专门为湖北省及黄石市居民提供服务的"江苏—黄石远程医疗服务平台"和开发"江苏—黄石医疗服务在线"，根据黄石需求，省人民医院、省中医院、鼓楼医院、苏北人民医院等 13 家三级医院的 732 名具有副主任医师以上职称人员组成了强大的医疗专家阵容，作为首批提供咨询问诊医生，专业覆盖呼吸科、儿科、肿瘤科、心理科等各临床科室，为黄石市民提供全方位的在线图文或视频问诊免费服务。黄石市民可以通过微信下载"江苏黄石医疗服务在线"小程序或通过扫码方式登录在线问诊界面，问诊服务时间为周一到周日的上午（8：30—12：30）和下午（13：30—17：30），非常便捷高效。同时，还使用人工智能技术，为黄石市民提供人工智能找医生与新冠肺炎智能筛查服务。

2. 舆情监测与健康档案

2003 年严重急性呼吸综合征（SARS）防治工作结束之后，按照国家统一部署，江苏省经过几年努力，已建立并逐步完善了以个案为基础的法定传染病疫情直报系统，以及结核病、艾滋病、鼠疫、流感等十多个专项疾病的监测管理信息系统。2008 年，引入 TRS 系统对网络卫生舆情进行了实时监测，并全面更新了中心网站，加大了对外宣传的力度。江苏省疾控中心定期编制

《12320舆情简报》，为管理者及时掌握和了解动态的网络卫生信息提供有效的途径，为领导决策提供了强有力的信息支撑。按照卫生部制定发布的居民电子健康档案、电子病历基本架构与数据集标准、区域卫生信息平台建设指南和建设方案等，江苏省在国家科技重大专项"传染病防治综合示范区和现场研究"的科研项目中开发的居民电子健康档案管理系统，已经成功应用于三个示范区（泰州、张家港和丹阳），收录了240余万人份电子健康档案，为实现全省的医疗服务信息共享和居民健康档案建立提供宝贵的经验。

3. 网络医院分流患者

疫情防控期间，医院门诊人数相对平常大大减少，但仍然具有较大的感染风险。江苏省各医疗机构积极利用远程医疗信息化优势分流就医患者，尽可能避免人群聚集。江苏省人民医院在疫情防控期间，积极响应省、市医保，省、市干保等相关政策，有相关门诊慢性病待遇患者开立慢性病相关药品时，一次取药最大处方量可以延长至2个月。同时，为减少慢性病患者、复诊患者来院次数，江苏省人民医院开通互联网医院进行线上问诊，为心血管内科、呼吸与危重症医学科、感染病科、慢病管理门诊（糖尿病）、内分泌科、皮肤科、临床心理科、产科、肿瘤科、老年神经科、老年肾科、老年内分泌科、疼痛门诊、胃外科、泌尿外科等十几个临床专科开设了网络问诊咨询服务。出诊医师通过电脑终端或手机端，即可为患者提供健康咨询、用药指导、心理疏导、康复建议等服务，节约人力，提升了门诊工作效率，减少了患者出行和相互接触带来的风险。

4. 助力优化就医流程

2020年3月12日，江苏省人民医院推进全面预约诊疗服务，进一步将抗疫关口前移。江苏省人民医院对全部来院人员（含医务人员）都要进行严格筛查，检测体温、详细询问流行病学史；全力做好风险防控，死守防线，确保安全。在门诊出入口使用先进的黑体热成像仪自动化测温并设发热预检分诊台，所有人员进入都需服从工作人员管理进行体温测量并佩戴口罩。发热预检分诊台工作人员将患者体温记录于本院自制的《告患者书》，并让患者如实填写流行病学史及个人基本信息。患者在进入诊间前需向工作人员出示《告患者书》，并在就诊时将《告患者书》交给接诊医师留存。患者在无《告患者书》的情况下无法进入诊间和就诊，需找到相关工作人员检测体温并填写《告患者书》后方可就医。只有经测温正常后，患者才可以进行挂号和看诊。根据统一安排，两个发热预检分诊点一共需要13名左右医护人员，对进入人员一一测温、询问接触史等，如有可疑人员按照发热患者防控就诊流程处置。此外，打破传统门诊布局，以器官和疾病设置诊疗分区，科学分布，采用主医街、一次候诊、二次候诊、一人一诊室的模式。二楼门诊大厅设置了门诊收费挂号和门诊药房，门诊药房配设 5 台全自动发药机，大大提高配药发药的效率，缩短患者的等待时间。进入医生诊间后，医院要求患者遵循"一诊一患"，且根据数据分析，及时增加专家号的排班频次，一方面满足患者的就医需求，另一方面减少单个医生接触的患者数量，减少人员聚集。信息技术的运用，就医流程的优化，在很大程度上减少了慢性病患者、复诊患者来院次数，减少了人员聚集。

二、江苏经验总结

在以习近平总书记为核心的党中央的坚强领导下，江苏省委、省政府审慎决策、科学组织，8000 多万江苏人民众志成城，在疫情防控的大战大考中，交出出色答卷，取得阶段性重要成果。截止至 2020 年 5 月，江苏省累计有 631 例本土确诊病例，在救治过程中取得了患者"零死亡"、医院"零感染"的非凡成绩。

江苏省卫健委副主任周明浩在国务院举办的联防联控机制发布会上介绍，江苏防疫经验主要围绕着"快、早、严"这三个字下功夫、做文章。"快"主要体现在决策响应上。第一例疑似病例发现后，就及时停运了发往武汉的班车，随后又迅速果断地关闭了人员聚集的场所，取消了不必要的人员聚集活动，后面又全面停止了省际公路的客运班车。"早"主要体现在病例的发现上。江苏构筑了三道防线，第一道防线是入境的口岸，采取向重点口岸派驻工作组、工作专班，由专车进行转运，集中隔离。在交通"两站一场"设置专用通道，对重点人员，包括入境人员进行转运和隔离；第二道防线是社区和单位，单位的情况及时向社区报告。采用"大数据＋网格化＋铁脚板"工作模式，特别是采取了"四包一"的工作方式：一个社区民警、一个社区干部、一个医务人员、一个网格员来共同管理服务一个重点对象；第三道防线是医院加强了预检分诊、发热门诊监测，加强了不明原因肺炎、重症肺炎和新冠肺炎的监测工作，特别是加强了发热患者和住院患者、手术患者的核酸检测，以尽早发现、确诊病例或者疑似病例，或者无症状感染者。"严"主要体现在人员的管理上。对疑似病例和无症状感染者，从发现第一例开始就作为病例对待，对其进行治疗和医学管理。在对密切接触者的范围判定上，在第一时间对病例的密切接触者和无症状感染者发病或者采样的前两天作为判定，当然后期又把时间继续往前推，以其航班信息、境外活动的情况来判定密切接触者。

三、江苏省新冠肺炎疫情协同防治路径图

江苏省新冠肺炎疫情协同防治实施路径如图 8-1 所示。

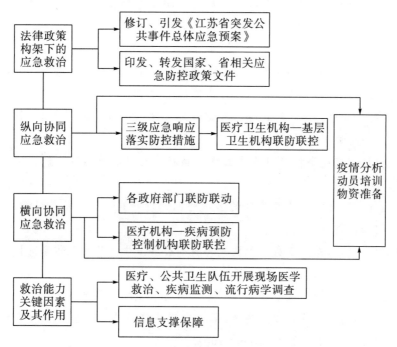

图 8-1　江苏省新冠肺炎疫情协同防治实施路径图

本章小结

突发公共卫生事件的应急协同救治及其管理应破除现有三大制约因素，即机制不畅、上下协同乏力、信息支撑不足。通过增加横向与纵向的协同服务，厘清部门间、机构间的运行机制、保障机制，是提升突发公共卫生事件应急协同救治及其管理能力的当务之急。

在横向上加强联系，提升协同救治能力：①构建政府部门间协同服务的法律保障体系与联动机制；②完善医疗卫生机构与疾病预防控制机构协同防治能力；③鼓励与加强社会力量的协同参与。

在纵向上加强协作，增强基层能力和上下联动：①基于分级诊疗制度加强医疗机构疫情防控应急体系建设；②提升上级医疗机构与基层卫生机构间的协同救治能力；③强化疾病预防控制机构与基层卫生机构的联动协同机制。

提升协同救治能力的五个关键因素：①健全突发公共卫生事件应急协同的制度保障；②围绕组织间协同运行机制和业务能力提升医防协同；③强化公共卫生、医疗服务、医疗保障多体系协同机制；④协同救治能力的基本条件需以人才为支撑；⑤充分利用信息技术手段提升协同救治能力。

参考文献

[1] 江林，吴鸿鑫. 我国突发公共卫生事件应急管理法制之完善——以新型冠状病毒肺炎事件为视角 [J]. 贵州警察学院学报，2020，32 (4)：3-12.

[2] 闪淳昌，周玲，秦绪坤，等. 我国应急管理体系的现状、问题及解决路径 [J]. 公共管理评论，2020，2 (2)：5-20.

[3] 钟雯彬.《突发事件应对法》面临的新挑战与修改着力点 [J]. 理论与改革，2020 (4)：24-37.

[4] 黄明涛. 重大突发公共事件的区域协同治理研究 [J]. 社科纵横，2020，35 (10)：79-85.

[5] 李继伟，徐丽君，王爽. 加快完善我国公共卫生应急管理体系 [J]. 宏观经济管理，2021 (1)：44-48.

[6] 黄蛟灵，傅玄琴，王黎强，等. 基层医疗卫生机构在疫情防控中的功能定位与作用路径研究：以上海市 W 社区卫生服务中心为例 [J]. 中国全科医学，2021，24 (13)：1596-1601.

[7] 赵睿，朱坤，刘峰. 后疫情时代下基层医疗卫生机构突发公共卫生事件应对能力现状研究 [J]. 卫生软科学，2021，35 (3)：90-93.

[8] 马小飞. 基层突发公共卫生事件应急管理能力研究 [J]. 中国应急救援，2020 (5)：10-13.

[9] 王红漫. 突发公共卫生事件应急管理体系和能力及其评价体系研究进展 [J]. 卫生软科学，2020，34 (11)：3-10.

[10] 吕鹏. 数字科技"战疫"与国家治理能力现代化 [J]. 中央社会主义学院学报，2021 (1)：167-171.

[11] 刘悦，赵宇. 突发公共卫生事件视域下多元治理网络构建研究 [J]. 中国医院，2021，25 (3)：24-26.

[12] 钱东福，王建明，胡志斌，等. 关于完善疫情防控体制机制的思考 [J]. 南京医科大学学报（社会科学版），2020，20 (3)：220-224.

[13] 陈安，陈樱花. 突发公共卫生事件协同治理研究 [J]. 广州大学学报（社会科学版），2020，19 (4)：59-69.

[14] 辛越，李建涛，原效国，等. 山西省县域医疗卫生综合改革背景下基本公共卫生服务整合研究［J］. 中国卫生事业管理，2019，36（6）：401－405.

[15] 贺哲，胡豫，季湘年，等. 突发公共卫生事件中医疗机构的应对——以武汉市新冠肺炎重症定点收治医院为例［J］. 医学与社会，2021，34（1）：110－113.

[16] 李福军，张彦杰. 宁夏某三甲医院应对突发公共卫生事件的 SWOT 分析——以新型冠肺炎为例［J］. 现代医院，2021，21（2）：282－283.

[17] 赵春琰，郭维淋，黄泽成，等. 公共卫生、医疗服务、医疗保障多体系协同机制研究——基于整体性治理理论视角［J］. 中国卫生事业管理，2021，38（3）：171－174.

[18] 朱荟，陆杰华. 中国特色公共卫生应急联动体系的支撑条件与实践路径［J］. 上海行政学院学报，2021，22（2）：4－14.

[19] 李飞，庞正. 在网格化社会治理中推进法治社会建设［J］. 法治现代化研究，2020，4（6）：41－52.

（唐卫卫　曹欣）

第九章　独具中国特色的爱国卫生运动

▶本章导读

2017 年 7 月 5 日，世界卫生组织向中国政府颁发"社会健康治理杰出典范奖"，表彰爱国卫生运动取得的辉煌成就。世界卫生组织西太平洋区域主任申英秀博士表示，"在我们努力实现联合国可持续发展 2030 年目标时，我们从中国的爱国卫生运动中有非常多可以学习的经验"。作为从中国发源并充分得以践行的一项特殊工作形式，其理论、方法和运作机制，是将健康融入所有政策的生动体现，为世界各国提供了解决公共卫生问题可借鉴的有效模式。本章从我国爱国卫生运动的实施背景出发，总结梳理每个发展阶段的组织运行模式和具体工作表现形式，旨在展示中国爱国卫生运动的发展历程和工作特色。

一、爱国卫生运动实施背景

爱国卫生运动并非无源之水、无本之木，它凝聚了中国人民的智慧和卫生防疫工作的历史经验。

爱国卫生运动是继承并发展了我国的优良传统创造和发展起来的。我国人民历来有讲卫生、预防疾病的优良传统，在传统节日注重卫生，如春节的卫生扫除、端午节的中药熏香，都可以达到除害防病的目的。土地革命战争时期，中国共产党继承和发扬了这一优良传统，在中央苏区就注重动员全社会各方面的力量支持和参与卫生健康建设事业，积极开展群众卫生运动，将搞好卫生防疫工作视为关系革命成败的大事。

中央苏区所在的赣南闽西山区，卫生状况十分恶劣，严重影响着人们的身体健康。1933 年，毛泽东在《长冈乡调查》一文中指出："疾病是苏区中一大仇敌，因为它减弱我们的革命力量。如长冈乡一样，发动广大群众的卫生运动，减少疾病以至消灭疾病，是每个乡苏维埃的责任。"1934 年 3 月中央防疫委员会成立了，建立了从城市到乡村，从中央到地方，从机关到部队的各级卫生防疫机构，即卫生运动委员会和卫生小组，采取了一系列措施改善苏区卫生环境，提高军民的防病能力和健康水平。苏区政府颁布了《苏维埃区域暂行防疫条例》《暂行传染病预防条例》《卫生运动纲要》等一系列卫生决议、法规，对开展卫生运动做了具体详细的规定。开展了形式多样的卫生宣传教育，如创办《健康报》《红色卫生》《卫生讲话》《卫生常识》等专业刊物，创作大量通俗易懂的歌曲和戏剧，书写卫生宣传标语，普及卫生防疫知识，引导群众改变陋习。同时还规定卫生运动日，熏蚊虫、挖厕所、种牛痘，开展卫生竞赛等活动，尽力将致使百姓患病的环境因素减到最少。中央苏区掀起的这场以政府主导、预防为主、全民参与、群防群治为特色的卫生运动，为爱国卫生运动积累了丰富而宝贵的经验。

新中国成立之初，由于长期战乱、灾荒，国家百废待兴，民众体质羸弱，备受各类疫病侵袭。当时，我国的疫病主要包括甲类烈性传染病、乙类寄生虫病及乙类其他传染病。其中，鼠疫、霍乱和天花三种甲类烈性传染病各地均有暴发流行，且死亡人数和死亡率都比较高，尤其是鼠疫。据不完全统计，鼠疫死亡率高达 33.02%。血吸虫病、钩虫病、疟疾、丝虫病、黑热病五大寄生虫传染病中，血吸虫病和疟疾感染情况比较严重。据不完全统计，新中国成立时，血吸虫病在江苏、浙江等 12 个省、市、自治区共 348 个县市流行，平均每年有 1 万人发生急性感染，死亡率约为 1%；疟疾在我国 25 个省、市的 1829 个县市流行，据第一届全国卫生会议估计，当时我国每年疟疾患者在 3000 万人以上。乙类的其他传染病主要有流行性乙型脑炎、白喉、麻疹、猩红热、伤寒等 17 种，普遍呈高发态势。当时的城乡环境尤其是乡村环境也普遍较差，农村地区人畜同居，人无厕、畜无圈的现象极为普遍，这使得疾病预防工作开展起来极为艰巨。

在国民经济恢复的艰难时期，1950 年朝鲜战争爆发。美国为从根本上削弱中朝军民的战斗力，公然违背国际公约，发动所谓的"细菌战"，企图造成广泛的瘟疫流行。为彻底改善内外交困的状况，1952 年 12 月，第二届全国卫生会议召开，毛泽东在会上号召人民群众"动员起来，讲究卫生，减少疾病，提高健康水平，粉碎敌人的细菌战争"，一场轰轰烈烈的爱国卫生运动应运而生。

二、爱国卫生运动的发展历程

（一）组织机构变迁

爱国卫生运动作为一项全民参与的工作，必然涉及多个部门的协同配合，政府主导的工作方针、科学的组织架构、完善的运行机制和明确的职责分工决定了工作推进的力度和工作实施的效果。

最初，在粉碎美国细菌战的"紧急防疫"时期，防疫组织首先是在志愿军部队中建立的。1952 年 3 月 1 日，中国人民志愿军成立了总防疫委员会，由邓华为主任，韩先楚、吴之理为副主任委员。总防疫办公室设在志愿军后勤部的卫生部。随后，各大军区纷纷组建和充实防疫队，在军区大队下设若干小队。3 月中旬，志愿军各部普遍成立防疫组织，军、师、团为防疫委员会，营、连为防疫小组。

同时，防疫工作从军队转向了"全民动员、全民防疫"，由中央到地方基层的卫生防疫组织网络也逐步建立。1952 年 3 月 14 日，中央人民政府政务院第 128 次政务会议通过，成立中央防疫委员会，组织开展爱国卫生运动，委员会由党政军民各有关部门参加，周恩来总理兼任主任委员，郭沫若、聂荣臻为副主任委员，贺诚为办公室主任。全国各省市纷纷成立了相应的地方防疫委员会。

由于这个运动直接发源于反对美国细菌战、保卫祖国，是在爱国主义思想指导下进行的，1952 年 12 月 31 日，各级防疫委员会全部改称为爱国卫生运动委员会，归各级人民政府直接领导，从此爱国卫生运动转为经常性的工作，成为我国人民卫生事业的重要组成部分。

1954 年 2 月，中央人民政府政务院发布《关于改变爱国卫生运动委员会组织机构及其领导关系问题的通知》，决定由习仲勋担任中央爱国卫生运动委员会主任委员，各级爱国卫生运动委员会的工作由卫生部门通归各级人民政府领导。

"文化大革命"期间，爱国卫生运动组织遭遇重创。1978 年 4 月，中共中央、国务院于决定重新成立中央爱国卫生运动委员会，李先念任主任委员，召开了全体委员会议，并发布《关于坚持开展爱国卫生运动的通知》，要求各地爱国卫生运动委员会及其办事机构，把卫生运动切实领导起来，并提出"加强领导，动员群众，措施得力，持之以恒"作为新时期爱国卫生运动的方针。

1979 年 6 月 11 日，中央爱国卫生运动委员会、卫生部发出通知，要求迅速将各级爱国卫生运动委员会办公室建立健全起来，配备专职干部。一系列的措施，使各地爱国卫生运动获得了蓬勃发展。

1988年，国务院将中央爱国卫生运动委员会更名为全国爱国卫生运动委员会，在国务院的历次机构改革当中，都保留了全国爱国卫生运动委员会作为国务院的议事协调机构之一，由国务院相关部委、直属机构、社会团体等其他的部门组合而成。明确具体工作由爱国卫生运动委员会办公室承担，设在国家卫生行政部门下。同样，在各级政府也作为一个议事协调机构设立，办公室设在省级卫生行政部门下。

2008年以后，全国爱国卫生委员会由卫生部、住房和城乡建设部、农业部、环境保护部、中宣部、中央办公厅、发展改革委、教育部、公安部、民政部、财政部、人力资源和社会保障部、铁道部、水利部、交通部、商务部、工商总局、广电总局、新闻出版总署、旅游局等31个成员单位构成，全国爱国卫生运动委员会主任由国务院总理（或副总理）担任，卫生部部长、住房城乡建设部部长、农业部部长、环保部部长、中宣部副部长等任全国爱国卫生运动委员会副主任，其他有关部门的领导任委员。凡是和卫生相关的部门，都是全国爱国卫生运动委员会的成员，体现了大卫生的理念。

综上，由于爱国卫生运动产生于我国计划经济时代，组织架构也体现了政治上的高度集中，一直到20世纪80年代都有着自上而下独立的管理体系，系统性、权威性较强，有利于发挥组织领导作用。随着爱国卫生运动的发展变迁，爱国卫生运动委员会作为议事协调机构，涉及的部门在不断增加，当前具体职能仍由卫生健康行政部门牵头承担，组织架构的变化势必影响爱国卫生运动的开展和工作成效。

（二）发展阶段

纵观爱国卫生运动发展历程，可以概括为以下五个阶段：

第一阶段：1949—1954年。新中国建立伊始，国民经济开始恢复，这一时期的爱国卫生运动主要是根据中共中央和毛泽东同志的指示要求，由中央防疫委员会领导和组织粉碎帝国主义细菌战的工作，各地迅速掀起了群众性卫生运动的新高潮，并最终彻底粉碎了敌人的细菌战。

第二阶段：1955—1965年。进入社会主义改造和建设时期，这一时期的爱国卫生运动以"除四害、讲卫生"为中心，并纳入国民经济建设规划和农业发展规划，以改善工作生活环境，遏制传染性疾病，保护劳动力，促进生产发展为主要任务，着重抓好城市、厂矿和农村卫生，使旧农村、旧城市卫生面貌得到极大改善。

第三阶段：1966—1977 年。这一时期由于受到"文化大革命"的影响，许多爱国卫生运动委员会和其办事机构被撤并，有些卫生工作被迫处于停顿状态，致使许多城乡的卫生面貌开始恶化，疫情回升。为此，周恩来总理多次指示要求继续开展爱国卫生运动，并亲自指导开展了"两管五改"。粉碎"四人帮"后，全国爱国卫生运动进入恢复期。1977 年底，卫生部电话会议传达了中共中央关于开展爱国卫生运动的指示。

第四阶段：1978—2012 年。十一届三中全会以来，随着改革开放国家经济社会高速发展，爱国卫生运动适应形势变化，步入高速发展的崭新时期。这一时期，爱国卫生运动的形式和内涵进一步丰富和发展。1978 年 4 月，党中央、国务院重新成立了中央爱国卫生运动委员会，制定了"加强领导、动员群众、措施得力、持之以恒"16 字爱国卫生运动方针。此后，将爱国卫生运动与建设社会主义精神文明相结合，并于 1982 年将"开展群众性的卫生活动，保护人民健康"写入《中华人民共和国宪法》，由此确立了爱国卫生运动的法律地位。1989 年，国务院发布了《关于加强爱国卫生工作的决定》，提出爱国卫生工作的 24 字基本方针："政府组织，地方负责，部门协调，群众动手，科学治理，社会监督。"此阶段的爱国卫生运动已开始呈现依法治理和管理科学的特点。

第五阶段：2013 年至今，党的十八大强调"开展爱国卫生运动，促进人民身心健康"。2016 年，习近平总书记在全国卫生与健康大会上进一步提出"大卫生、大健康"理念，改变了我国传统卫生服务中的健康内容、工作中心和服务范围，以健康内涵扩展后的标准来调整卫生与健康服务的对象范围。2017 年，爱国卫生运动 65 周年暨全国爱国卫生工作座谈会提出了新时代爱国卫生运动的方针，即"以人民健康为中心，政府主导，跨部门协作，全社会动员，预防为主，群防群控，依法科学治理，全民共建共享"。党的十九大提出"实施健康中国战略"，强调坚持预防为主，深入开展爱国卫生运动，倡导健康文明的生活方式。2018 年《"健康中国 2030"规划纲要》发布，从建设健康环境的角度，明确提出深入开展爱国卫生运动，加强城乡环境卫生综合整治，建设健康城市和健康村镇。2022 年 12 月，在爱国卫生运动开展 70 周年之际，习近平总书记作出重要指示，"始终坚守初心使命，传承发扬优良传统，丰富工作内涵，创新工作方式方法，为加快推进健康中国建设作出新的贡献"。新时期的爱国卫生运动，工作重点更加突出，体现出科学理念、法治理念和创新理念全民共建共享理念的时代特色。

三、爱国卫生运动主要举措与成效

爱国卫生运动虽然在不同时期呈现出不同的表现形式和丰富多样的工作内容，但都是围绕改造环境、除害防病、普及卫生、促进健康展开的一系列卫生防病举措。总体来看，主要有以下四方面。

（一）举措一：普及卫生，提升人群健康文明素养

"讲卫生"一直以来是爱国卫生运动的工作主线，并随着时代进步而不断丰富其内涵。爱国卫生运动把突击活动与经常保洁相结合，不仅涉及个人卫生、人居环境卫生、生产生活重点场所的清洁卫生，还结合社会主义精神文明建设的需要，从改善饮食习惯，关注社会心理健康和公共卫生设施等多方面，提倡文明健康、绿色环保的生活方式，使爱国卫生运动起到振奋精神，整顿社会公共秩序，改善社会风气，提升人群文明素养的新作用。

【工作回顾】1957 年 9 月 20 日，党的八届三中全会进一步明确，爱国卫生运动的任务和目的是"除四害，讲卫生，消灭疾病，振奋精神，移风易俗，改造国家"。1960 年，党中央发出《关于卫生工作的指示》中提出了一个著名的口号："以卫生为光荣，以不卫生为耻辱。"1981 年 7 月，中央爱国卫生运动委员会明确，爱国卫生运动是建设社会主义精神文明的一项重要的、长期的战略任务。1982 年 2 月，中央书记处确定将每年三月定为"全民文明礼貌月"，重点解决"脏、乱、差"问题，并把"治脏"列为第一位。此后，"讲卫生"一直是精神文明建设的重要组成部分。2020 年新冠肺炎疫情发生后，全国爱国卫生运动办公室联合 9 部门印发通知，提出开展"改善环境共享健康""向不卫生不文明的饮食陋习宣战""和谐心态快乐生活"等专题活动，与精神文明创建活动相结合，强化"每个人是自己健康第一责任人"的理念，倡导群众养成文明健康、绿色环保的生活方式。

（二）举措二：除害防病，开展有害生物媒介防治

开展有害生物媒介防治工作，是控制传染病的一个重要手段，也是我国爱国卫生运动始终坚持的一项重要内容。这项工作较好遏制了鼠疫、疟疾、天花、血吸虫病、黑热病等病原体的孳生物，尤其在医疗卫生条件落后的情况下，对控制消灭烈性传染性疾病做出了重大贡献。

【工作回顾】在粉碎细菌战时期，我国就开始了大规模杀灭媒介动物的防疫措施。据 1952 年《人民日报》刊发的关于在中国东北地区撒布细菌罪行调

查报告书显示，1952年2月至3月间，美军飞机散布了大量带有引起脑炎病毒和伤寒、副伤寒、斑疹伤寒、炭疽、出血性败血病等疾病病菌的各种昆虫及其他媒介物体，军队进入战时性紧急防疫阶段，按疫情范围分区分类开展预防注射、杀灭媒介动物、疫区封锁等防疫措施。农业生产时期，除"四害"运动广泛开展。1955年，毛泽东同志要求把爱国卫生运动和除"四害"讲卫生结合起来。1958年2月12日，中共中央、国务院发出《关于除四害讲卫生的指示》，在全国范围内掀起除"四害"的高潮。1959年6月，党中央在《为提前实现全国农业发展纲要而奋斗》的报告中提出，消灭"四害"要进行长期、反复的努力。1960年3月，全国人大把"除四害、讲卫生"列入《1956—1967年全国农业发展纲要》。在改革开放过程中，有害生物媒介防治也是改善投资环境、扩大招商引资的重要手段之一。当前，开展有害生物媒介防治工作依然是爱国卫生运动中的持续性工作，不仅号召群众参与，还结合专业化的防控治理措施，以达到科学降低有害生物媒介密度、减少疫病传播的效果。

（三）举措三：改水改厕，完善农村人居环境综合整治

农村卫生是爱国卫生运动关注的重点领域，而农村的水、粪管理一直是关键问题。改良饮水水源和改良厕所，可以有效控制粪便中的致病微生物对水、食物和环境的污染，降低农村地区寄生虫病、肠道传染病的发生，同时其作为农村卫生基本建设，不仅是改善农村卫生面貌的重要措施之一，也有利于改善广大农民卫生健康质量，促进农业生产和农村经济的发展。

【工作回顾】20世纪50年代至60年代中期，"两管五改"一直是组织指导农村爱国卫生运动的具体要求和行动目标，"两管五改"包括管理粪便垃圾、管理饮用水源，改良厕所、畜圈、水井、环境、炉社等工作，有效改变了农村部分地区人无厕所、猪禽散放、垃圾粪便随地、粪肥流失的卫生状况。1980年，联合国第35届大会发起《国际饮水供应和环境卫生十年》活动，我国将农村改水列入国家计划，在"政府领导，部门支持，民办公助，多方集资"方针的指导下，各地发动群众开展农村改水，大力兴建农村自来水，不少地区采取集中式供水，各地对饮用水井和饮水设施进行改进，改变了我国农民世世代代直接饮用地表水、土井水和涝坝水的状况。20世纪80年代末，推进改水、改厕、健康教育"三位一体"的爱国卫生运动，拉开"厕所革命"的序幕，将农村改厕工作纳入《中国儿童发展规划纲要》和中央《关于卫生改革与发展的决定》。2021年，习近平总书记对深入推进农村厕所革命工作指出，"十四五"时期要把农村厕所革命作为乡村振兴的一项重要工作，发挥农民主体作用，注

重因地制宜、科学引导。

（四）举措四：创建卫生健康城镇，实现卫生环境整体革新

创建卫生城市作为爱国卫生运动方式的又一创举，是营造良好生活、工作环境和树立城市形象的重要举措，可以有效激发广大群众自力更生、改善环境的热情，在全社会形成了卫生综合治理的强大合力，实现了卫生环境的整体革新，以及公共卫生服务和管理水平的大幅度提高。

【工作回顾】1989 年，国家开始倡导创建国家卫生城市，1990 年威海被命名为第一个"国家卫生城市"。在国家卫生城市创建基础上，1994 年起，我国开始了健康城市建设的探索，这不仅是响应世界卫生组织的全球性行动战略，也作为国家卫生城市创建的升级版。健康城市建设旨在通过完善城市的规划、建设和管理，改进自然环境、社会环境和健康服务，全面普及健康生活方式，满足居民健康需求，实现城市建设与人的健康协调发展。2016 年，习近平总书记在全国卫生与健康大会上指出，"要深入开展健康城市和健康村镇建设，形成健康社区、健康村镇、健康单位、健康学校、健康家庭等建设广泛开展的良好局面"。《"健康中国 2030"规划纲要》提出，"加强健康城市、健康村镇建设监测与评价。到 2030 年，建成一批健康城市、健康村镇建设的示范市和示范村镇"。同年，全国爱国卫生运动委员会印发《关于开展健康城市健康村镇建设的指导意见》，在全国全面启动健康城市、健康村镇建设，并选择 38 个城市作为健康城市试点市。2018 年，全国爱国卫生运动办公室发布了《全国健康城市评价指标体系（2018 版）》，明确健康环境、健康社会、健康服务、健康人群、健康文化 5 个建设领域的评价考核，突显"大卫生、大健康"理念和"将健康融入所有政策"方针。

四、爱国卫生运动成功的经验总结

爱国卫生运动是具有中国特色的一种公共卫生工作方式，之所以在各个历史时期都发挥了重要作用，并具有持续的生命力，深受社会各界认可，主要在于它建立在以下合适的政治土壤和管理理论基础之上。

（一）爱国卫生运动的工作形式符合中国国情，集中体现了社会主义制度的优势

爱国卫生运动作为具有重大政治意义的工作，始终强调党和政府的主导作用。从最初战时的军部紧急防疫，到成立中央防疫委员会，再到全国爱国卫生

运动委员会，均体现出集中领导、集中组织、集中开展的鲜明政治特色。尤其是 20 世纪 50 年代到 80 年代，全国爱国卫生运动委员会作为自上而下的独立系统，有着很高的权威性和号召力。当下将"健康中国"上升为国家战略，将进一步提升爱国卫生运动的地位和作用。

全国爱国卫生运动委员会始终作为国务院重要议事协调机构存在，各级爱国卫生运动委员会的工作也由各级人民政府统领，从中央到地方政府的集中领导，所有相关部门各司其职、统筹推进工作，这种独特的组织架构，为爱国卫生运动的开展提供了根本保证。纵观爱国卫生运工作对领导层面要求的变化，从"加强领导"到"政府组织"，再到"政府主导"，越来越强调政府的主体作用，体现国家主导的原则。而事实上，将卫生防疫工作提升到国家策略、政治任务的层面加以推动，能够较好以较低的成本获得较高的健康绩效。

在历次重大突发传染病〔如严重急性呼吸综合征（SARS）、禽流感、新冠肺炎等〕疫情防控工作中，以及汶川特大地震、玉树地震、舟曲泥石流等重大自然灾害卫生防疫工作中，甚至在北京奥运会、上海世博会、广州亚运会等重大社会活动公共卫生防控方面，爱国卫生运动都发挥了极其重要的作用，彰显了"集中力量办大事"的组织优势和制度优势，体现了社会主义制度的优越性。

（二）爱国卫生运动的工作方针随时代发展和人民健康需求而变，表现出与时俱进的强大生命力

不同历史时期，爱国卫生运动的工作重点都有所不同，其适应了国家各个阶段卫生现状和人民的健康需求，更加有利于在指导群众工作时，联系实际，突出重点，有的放矢。同时，在不断发展变化中，爱国卫生运动不再是单一的群众运动、突击运动，通过不断创新方式方法，丰富工作内涵，改进完善工作机制，逐步向制度化、规范化、科学化、法治化迈进。

爱国卫生运动主题（运动口号）和工作方针的变化，明显体现出爱国卫生运动工作的重点和要求。如 1952 年号召"进行灭虫、消毒的防疫运动"，全力粉碎美军细菌战阴谋；1953 年提出"除四害"，坚决遏制疾病传染源；1978 年提出"加强领导、动员群众、措施得力、持之以恒"的 16 字方针，以改变工作弱化、散乱的状况，强调领导作用和群众运动的持久性；1989 年提出"政府组织，地方负责，部门协调，群众动手，科学治理，社会监督"的 24 字方针，更加明确责任主体，讲究科学方式，强调社会监督的作用；2017 年提出"以人民健康为中心，政府主导，跨部门协作，全社会动员，预防为主，群防

群控，依法科学治理，全民共建共享"的 42 字方针，在科学方式的基础上更加强调依法工作和共建、共治、共享理念，符合新时期社会治理要求。

在开展新冠肺炎疫情防控工作中，爱国卫生运动工作也进一步积累经验，探索了更加有效的社会动员方式，倡导文明健康绿色环保的生活方式，树立良好的饮食风尚，推广文明健康的生活习惯，实现从环境卫生治理向全面社会健康管理的转变。

（三）爱国卫生运动是党的群众路线在公共卫生领域的生动体现，确保各项工作拥有广泛的群众基础

可以称之为运动，正是因其强大的动员力量，而爱国卫生运动立足爱国和群众两个原动力，更易在重大历史时期尤其是国家危难和民生维艰时焕发蓬勃生机。

纵观爱国卫生运动发展历史，虽发源于粉碎敌人的细菌战、保家卫国的特殊历史契机，但在漫长的发展过程中，一直致力于普及卫生知识、改造环境、改善社会公共卫生状况，突出解决群众生产生活中的卫生问题。它所推动的每一项具体工作，都与劳动人民的身体健康、生产生活环境、物质文化休戚相关，反映了广大人民群众的共同愿望，维护了人民群众的健康利益。

同时，这项工作扎根群众，拥有广大的工作队伍和坚实的工作基础。它在动员群众、组织群众的过程中，也充分发挥群众改造自然的主观能动性，创新工作方式，实现自我价值，收获劳动成果，掌握健康知识，提升健康素养。因此，爱国卫生运动虽然含有明显的政治意义，却备受群众欢迎，可谓取之于民而用于民。

（四）爱国卫生运动强调跨部门协作、全社会动员的工作机制，是社会综合治理的突出表现

爱国卫生运动始终把卫生、防疫、健康作为全社会、全人群的共同责任，强调通过调动全社会各方力量共同参与，协同促进、共建共享，充分发挥资源的集聚效应，实现社会综合治理，与大健康理念和要求一脉相承。

在政府主导下，各部门各司其职，密切协作，社会各界积极响应、献智献力，广大群众人人动手、人人参与。全社会动员体现了政府、社会组织、企事业单位、基层社区，乃至志愿者、家庭及个人全员参与的主动性。为更好地发挥多方力量的作用，爱国卫生运动还创造了形式多样的基层组织体系，有的基层组织分设妇幼组、行业组，将群众分类纳入组织中；有的以街道、居委会为基本单位，将爱国卫生运动深入到每家每户。

当然，全社会动员需要强调完善的组织体系、顺畅的工作机制、统一的思想信念、高效的执行能力、得力的工作队伍和严密的组织纪律等，任何一方出现断裂或工作不到位，都将造成资源浪费，阻碍效能提高，甚至导致功亏一篑。因此，爱国卫生运动的全民动员机制还需要在实践过程中不断改进和完善，以符合治理体系和治理能力现代化的要求。

（五）爱国卫生运动体现出平急融合、内外兼修的特点，具有移风易俗的深远意义

作为一个传统的农业大国，封建迷信思想的传统惯性深刻影响着民众的卫生观念。爱国卫生运动坚持突击运动与常态化保洁相结合，重在持续提升民众的卫生和健康素养，运动之初就明确其具有"移风易俗、振奋民族精神、实现国家改造"的重要作用，历经半个多世纪的实践，爱国卫生运动不仅仅使中国的卫生面貌得到了巨大的改变，而且使"讲文明""讲卫生"的观念进一步深入人心。

爱国卫生运动发展至今，大致分为重点专项突击运动和常态化卫生活动两种状态。中华人民共和国成立初期的爱国卫生运动更偏向开展突击的、阶段性的、立竿见影的运动，以在短时间内达到粉碎美国细菌战、"除四害"的显著效果，并对季节性和特定地点、特定传染病的不健康现象着力进行突破。但当全国卫生状况得到极大改善后，尤其是改革开放以来，爱国卫生运动更偏向常态化，具有长期性、连续性、预防性的特点，通过常态化的爱国卫生运动，并制定相关法律法规和规章制度来规范和约束人们的行为，实现对传染性疾病的群防群控。

当前，为全人群全生命周期服务的大健康理念成为爱国卫生运动的主要关切内容，因此将更加强调健康的社会环境、健康的行为方式和健康的心理状态，以满足人民高质量的健康需求，并进一步促进整个民族文明素养的提升，发挥爱国卫生运动在精神文明建设和健康中国建设中独特的作用。

参考文献

[1] 毛群安. 从爱国卫生运动到建设健康中国 [J]. 健康中国观察，2019，(10)：8.
[2] 张晓丽. 当代爱国卫生运动的发展战略研究 [D]. 南京：南京师范大学，2004.

［3］陈芳芳. 政治视野下 20 世纪 50 年代爱国卫生运动研究——以福州地区为例［D］. 福州：福建师范大学，2011.

［4］何爱华. 与时俱进开展爱国卫生运动［J］. 决策导刊，2012，（5）：28－29.

［5］龙长安. 国家政权建设视野中的爱国卫生运动探讨［J］. 宁波大学学报，2016，（1）：117－122.

［6］石超. 国家——社会视角下建国初期的爱国卫生运动探析［J］. 世纪桥，2017（12）：23－24.

［7］周凯. 中华人民共和国卫生壮举——爱国卫生运动［J］. 北京档案，2020（4）：50－51.

［8］李自典. 近年来关于爱国卫生运动研究综述［J］. 北京党史，2010，（3）：25－30.

［9］肖爱树. 20 世纪 60—90 年代爱国卫生运动初探［J］. 当代中国史研究，2005，（3）：55－65.

［10］李萍. 1950 年代爱国卫生运动中的社会动员对健康中国战略的启示［D］. 广州：南方医科大学，2019.

［11］金媛媛. 建国初期的爱国卫生运动（1949—1959）［D］. 合肥：安徽大学，2010.

［12］江维正. 新中国成立初期中国共产党领导爱国卫生运动的历史经验研究——以重庆为例［D］. 重庆：中共重庆市委党校，2020.

［13］张东献，武文. 创新爱国卫生运动全民动员机制［J］. 经济日报，2020，（5）.

［14］宋涛，柳东如，杨彧黎，等. 从卫生城镇创建看爱国卫生运动［J］. 中国健康教育，2016，（5）：476－477.

［15］高中伟，田向勇. 新中国初期“除四害”运动社会动员研究［J］. 四川大学学报，2019，（2）：13－20.

（倪洁）

第十章 健康促进县（区）建设的中国实践

▶**本章导读**

在世界卫生组织的倡导下，我国在过去健康促进工作的基础上，提出"将健康融入所有政策"策略，实施健康中国战略。其中，健康促进县（区）建设行动是落实健康中国战略的一个重要抓手。通过制定健康政策、改善健康环境、打造健康场所、传播健康文化、培育健康人群等措施，强化政府、社会、个人责任，全面普及健康知识，全面干预健康影响因素，全面防控重大疾病，延长全民健康预期寿命，全方位全周期保障人民群众的身心健康。

一、背景

健康是人全面发展的基础，关系千家万户的幸福，关系全民素质和民族未来。健康对社会发展和经济增长具有重要意义，健康是世界各国公共支出的优先领域，健康促进工作已经引起各个国家和地方政府的高度重视。

影响健康的因素非常广泛，除了个体因素和卫生服务提供因素以外，居民健康在很大程度上受到经济、社会、资源和环境等社会决定因素的影响。其他部门（如宏观经济、交通、农业、教育、住房、就业等部门）的政策会对健康产生深刻的影响，因此健康不仅仅是卫生健康部门的事情，更是政府的责任，需要多部门的政策支持和全社会的共同努力。第八届全球健康促进大会把"将健康融入所有政策"作为未来一段时期全球健康促进的方向和重点，呼吁各国重视健康的社会决定因素，在制定国家和区域发展规划时充分考虑各项政策对健康的影响，避免对健康造成不良后果，制定促进健康的公共政策。

2013年在芬兰首都赫尔辛基召开的第八届全球健康促进大会上，世界卫生组织把"将健康融入所有政策"列为应对和解决健康问题的核心策略。以芬兰为代表的全球许多国家成功运用该策略，在改善健康和促进经济社会发展方面取得显著成效。2014年，国家卫生计生委通过中央财政转移支付项目在全

国除港、澳、台地区外的 31 个省（自治区、直辖市）启动健康促进县（区）
建设实践。

在 2016 年的全国卫生与健康工作大会上，首次提出了新时期卫生与健康
工作方针："以基层为重点，以改革创新为动力，预防为主，中西医并重，把
健康融入所有政策，人民共建共享。"在 2017 年中国共产党的第十九次代表大
会上，做出了实施健康中国战略的重大决策部署，充分体现了对维护人民健康
的坚定决心。为积极应对当前突出的健康问题，必须关口前移，采取有效干预
措施，努力使群众不生病、少生病，提高生活质量，延长健康寿命。这是以较
低成本取得较高健康绩效的有效策略，是解决当前健康问题的现实途径，是落
实健康中国战略的重要举措。为此，《健康中国行动（2019—2030 年）》针对
重大疾病和一些突出问题，聚焦重点人群，实施一批重大行动，政府、社会、
个人协同推进，建立健全健康教育体系，引导群众建立正确健康观，形成有利
于健康的生活方式、生态环境和社会环境，促进以治病为中心向以健康为中心
转变，提高人民健康水平。

二、实施举措

（一）全国健康促进县（区）实践的两个阶段

1. 试点建设阶段

2014—2016 年，国家卫生计生委通过财政部立项形式，在全国除港、澳、
台的所有 31 个省（自治区、直辖市）已实施 2 年的中央财政转移支付健康素
养促进行动项目包中，新增加了健康促进县（区）试点建设子项目内容。按照
全面规划、分类指导、因地制宜、逐步推广的原则，每年启动一批次，每一批
涉及每个省（自治区、直辖市）的 2 个县（市、区），建设周期 2 年。根据
《全民健康素养促进行动规划（2014—2020 年）》等有关要求，到 2020 年年
底，全国有 20% 的县（市、区）建设成健康促进县（区）。

2. 全面建设阶段

自 2017 年起，国家卫生计生委要求各省在既往 3 年的试点建设实践基础
之上，在辖区内全面开展健康促进县（区）建设工作。全国各省根据各自工作
实际，大力开发政策，统筹规划资源，进行了声势浩大的推广建设实践，全国
每年均有上百个县（市、区）启动建设工作项目。

（二）具体措施

1. 建立健康促进工作机制

县（区、市）政府公开承诺开展健康促进县（区）工作，将健康促进县（区）建设纳入政府重点工作。建立县（区）政府主要负责人牵头、多部门参与的健康促进领导协调机制，明确部门职责。定期召开协调会议，通报工作进展。将健康促进县（市、区）建设工作纳入当地政府预算给予支持，并根据经济发展和财政增长情况逐年增加。

建立覆盖政府有关组成部门、乡镇/街道、学校、机关、企业的健康促进工作网络。每单位有专（兼）职人员承担健康促进与健康教育工作。县（区）级设置健康教育专业机构，健康教育专业机构人员配置率达到 1.75 人/10 万人口。建立以健康教育专业机构为核心，覆盖辖区内所有医院、公共卫生机构、计划生育服务机构、基层医疗卫生机构的健康促进专业网络。每单位有专职人员承担健康促进与健康教育工作。通过系统培训，提高政府、有关部门、专业机构对健康促进试点县（区）的认识和工作能力。

开展基线调查和需求评估，了解项目县（区）人口、资源、环境、经济和社会发展基本情况，人群健康素养、健康状况、疾病负担和健康需求，健康促进资源和意愿等基本情况，分析主要健康问题，确定重点人群和优先干预的健康问题。结合健康促进县（区）评价标准，研究制定适合当地经济社会发展和卫生健康工作能力的健康促进策略和措施，制订具体的工作计划，明确责任部门和完成时限。

开展培训。采取多种形式，提高政府、有关部门、专业机构对健康促进试点县（区）的认识，提高健康促进工作能力。针对政府、部门和健康促进网络人员，通过工作会议、专题讲座、研讨会等形式，提高其对健康促进县（区）理念、将健康融入所有政策方针的认识，提高其发挥部门优势、促进居民健康的能力。针对卫生健康部门和健康促进与教育专业人员，采取逐级培训、案例分析、模拟演练等方式，提高各级健康促进主管部门和专业机构对健康促进县（区）理念、方法和建设内容的理解，帮助其掌握健康教育理论和方法，熟悉健康素养、烟草控制、优生优育等基本内容，掌握健康教育计划制订和实施、健康传播材料设计制作、健康讲座和健康咨询、社区诊断和现场调查等基本专业技能。

建立督导检查、考核评估的工作机制，定期了解各项工作进展，听取政府各部门和居民的工作建议。定期监测项目组织实施情况，开展项目技术评估。

2. 制定健康政策

落实"将健康融入所有政策"方针。卫生健康部门主动向各级党政领导和部门负责人宣讲"将健康融入所有政策"的概念和意义。建立公共政策健康影响评价制度，成立健康专家委员会，在新政策制定时增加健康影响评价程序，在提出、起草、修订、发布等政策制定环节中，征求健康专家委员会的意见。制定促进健康的公共政策，相关部门和乡镇（街道）梳理本部门与健康相关的公共政策，补充、修订或新制定促进健康的公共政策。

针对当地需要优先应对的健康问题，开展针对慢性病防控、传染病防控、健康生活方式、妇幼健康、健康老龄、环境与健康等重点健康问题的跨部门健康行动。在多部门协作、资源统筹、社会动员、健康管理、健康产业等方面取得创新。

3. 建设健康促进场所

建立健康促进场所建设工作机制，在县域范围内全面开展健康促进社区/健康村、健康家庭、健康促进医院、健康促进学校、健康促进机关和健康促进企业建设。在县域范围内，建设20%健康社区/健康村，建设20%健康家庭，评选出100个示范健康家庭。建设40%的健康促进医院（包括综合医院、专科医院、基层医疗卫生机构、计划生育技术服务机构等），建设50%健康促进学校（包括高中、初中、小学）、50%的健康促进机关（包括机关和事业单位）、20%的健康促进企业，提高场所内居民和职工的健康素养，发挥健康促进场所的示范和辐射作用。

建设促进健康的公共环境。建设健康步道、健康主题公园等公共设施，所有室内公共场所、工作场所和公共交通工具全面禁止吸烟，营造促进健康的公共环境。无烟环境是健康促进医院、学校、机关和企业建设的必要前提条件。

4. 建设健康文化

加强媒体合作。在本地电视台、广播电台和报纸开设健康教育类专题节目或栏目并加强监管，定期组织媒体培训会或媒体交流会，充分利用电视、报纸、广播等媒体平台，积极宣传健康促进县（市、区）理念、试点工作及活动成效，营造良好的舆论氛围，提高社会影响力。设立健康类微博、微信等新媒体平台，开展健康科普。开展卫生日主题活动，在世界卫生日、无烟日、高血压日、糖尿病日、结核病日、艾滋病日等卫生日时段内，多部门联合、深入城乡开展健康主题活动，普及健康知识，提高群众参与程度，增强宣传教育效果。

以国家基本公共卫生服务，如健康教育项目、健康素养促进行动、国民营养计划等为重要抓手，充分整合卫生健康系统健康促进与教育资源，利用好健康中国行、全民健康生活方式、婚育新风进万家、卫生应急"五进"活动等平台，加强健康知识的传播，普及健康素养的基本知识和技能，促进健康生活方式形成。

5. 建设健康环境

城乡布局合理，推进污水处理、垃圾无害化处理、公共厕所建设，建设整洁卫生的生活环境，空气、饮用水、食品安全、环境卫生等健康影响因素有所改善或达到一定水平，保障居民在教育、住房、就业、安全等方面的基本需求，不断提高人民群众的生活水平。建立公平可持续的社会保障制度，积极应对老龄化。健全社会救助体系。建设整洁有序、健康宜居的工作、生活和社会环境。建设无烟环境，所有室内公共场所、工作场所和公共交通工具全面禁烟。

6. 培育健康人群

根据当地居民健康素养水平和薄弱环节，制定健康素养促进工作规划或计划，开展有针对性的综合干预，提高居民健康素养，提高重点人群的健康素养。定期开展居民健康素养调查。经过建设，居民的健康素养水平、吸烟情况、参加体育锻炼情况等影响居民健康状况的指标有所改善，学生体质达到教育部《国家学生体质健康标准》相关标准。

（三）建设评分标准

健康促进县（区）综合评分表总分 920 分，包括组织管理（90 分）、健康政策（150 分）、健康场所（250 分）、健康文化（150 分）、健康环境（130分）、健康人群（150 分）六个维度。县（区）综合评分达到 650 分为基本完成建设工作，达到 750 分及以上为较好完成建设工作。健康促进县（区）建设评分表、健康促进场所目标人群快速测评方案、健康促进县（区）工作情况统计表等见本章附录。

三、实施成效

世界卫生组织 2013 年提出"将健康融入所有政策"的策略后，我国政府积极响应，并于 2014 年在全国范围启动健康促进县（区）建设试点工作，全国各地试点地区均结合自身实际，深入推进"将健康融入所有政策"策略，在建立健康促进工作机制、制定健康政策、打造健康场所、维护健康环境、传播健康文化、培育健康人群等方面各显神通，呈现出百花齐放、百家争鸣的景象。

（一）推动"将健康融入所有政策"策略进入实践阶段

实践地区党委、政府主要领导积极转变思维方式，通过全新视角，设计规划地方建设发展蓝图。政府各部门在政策修订、制定过程中，在经济社会发展建设的过程中，在社会治理的方方面面充分体现人民健康优先原则，取得了明显的成效。

【案例】

四川省石棉县

成立石棉县健康专家委员会，出台《石棉县"将健康融入所有政策"指导方案》《石棉县健康促进公共政策审查制度》，在政府各部门制定政策法规时，充分执行健康审查机制。建设周期内，县政府印发了《石棉县全民健身实施计划（2016—2020年)》《石棉县绿美生态行动2018年度实施方案》《石棉县残疾人事业"十三五"发展规划》等，县爱卫办出台了《石棉县2017年全民健康生活方式"减盐行动"方案（2016—2025年)》，县大气、水、土壤污染防治"三大战役"领导小组办公室出台了《2017年石棉县环境污染防治"三大战役"工作要点》，县绿化委员会出台了《绿化美化石棉总体规划（2016—2020年)》，县水务局出台了《石棉县农村供水工程运行管理实施方案》。在各项政策指导下，坚持生态文化旅游融合发展的理念，共建共享，加快健康石棉建设，推动全民健身和全民健康深度融合。

（二）全力打造健康场所

各县（市、区）根据国家倡导的健康促进社区/村、医院、学校、机关和企业建设标准，结合各地实际，打造了一批又一批健康促进场所和健康主题公园（健身步道），让人民群众在工作、生活和休闲娱乐的过程中深刻体会到科学系统的健康行为与生活方式的倡导，深刻体会到健康促进网络的共同发力，推动人民群众奔健康、奔小康。

【案例】

湖南省长沙市雨花区

在健康促进社区建设过程中，积极营造健康促进服务品牌，融入百姓的日常生活：打造宣传品牌入户区、慢病防控落地区、生活方式引导区、健康环境营造区、和谐邻里关系区、多元化文娱区、健康阅读区、警示教育区，立体化打造覆盖小区全体居民的健康促进功能社区。构建健康文化宣传阵地，实现健康资源供给，提供健康管理服务、健康文娱活动、健康生活方式指导、健康大讲堂。

（三）全面优化健康环境

从自然环境的空气、土壤、水污染防治的三大攻坚战役，到社会生活环境的垃圾处理、污水处理和卫生厕所使用，再到社会保障体系的教育问题、养老问题、人均住房、人均绿地、人均体育锻炼场所等，均有了长足的进步。

【案例】

四川省什邡市

结合国家卫生城市创建、国家文明城市创建工作的开展，发动各方力量持续推进城乡环境卫生整洁行动，广泛深入开展爱国卫生运动；实行环境质量目标考核，深化区域大气污染防治联防联控，推进饮用水源地安全达标建设，加强土壤环境质量检测，综合治理健康危害因素；强化安全生产监管和职业病防护体系建设，促进道路交通安全，预防和减少伤害发生，加强突发事件应急处置，着力完善公共安全体系；加强农产品和食品安全监管，加强药品、医疗器械和化妆品安全监管，构建食品药品安全社会共治格局，全力保障食品药品安全。通过系列工作的开展，该市健康环境得到不断优化，人群健康水平不断提升。2020年1月—8月环境空气质量优良天数占比达87.3%；生活饮用水水质合格率达100%；食品监督抽检合格率达98%；建成区生活垃圾无害化处理率和农村生活垃圾集中处置率均达100%，生活污水集中处理率达95.4%；建成区三类以上公厕占比达100%，农村无害化卫生厕所普及率达78.89%；建成区人均公园绿地面积16.22平方米；城镇居民人均住房面积40.47平方米；人均体育场地面积1.82平方米；城乡居民养老保险参保率达98%；每千名老年人口拥有养老床位达到 35 张；2020 年城镇登记裁员率 3.69%；高中阶段教育毛入学率 93.56%。

（四）健康产业蓬勃发展

在健康促进县区建设过程中，各地结合自身发展特点，积极推进工业、农业和服务业三大支柱产业的经济结构优化转型，培育、引进了一大批生态环境友好型、人文环境传承型产业。

【案例】

四川省成都市金牛区健康产业推进健康促进

金牛区把医药健康产业作为区域经济发展的特色产业，也把医药健康产业作为健康促进工作的有益补充，形成了政府主导保基本和市场驱动满足多元化健康服务需求的互补互动的工作格局。按照区医药健康产业"一园一城一街区"空间布局，积极打造金牛特色医药健康产业生态圈，围绕医疗服务、中医中药、药品产销、健康养生四大重点，推动全区医药健康产业创新发展。2015—2016 年，通策医疗、太极药业等 30 余家实力雄厚的省内外企业纷纷落户金牛，在医疗服务、健康养生、健康管理等领域布局金牛，医药健康产业得到蓬勃发展的同时，居民群众多元化、多层次医疗卫生和健康服务的需求也得到极大满足。

（五）健康人群队伍日益壮大

每一个健康促进县（区），在建设的 2 年时间里，通过政府主导、部门配合、群众参与的模式，积极修订、制定促进人群健康的各项政策，深入开展各项重点人群和重点领域的健康干预活动，全方位、多角度传播健康文化，使得辖区居民健康素养水平显著提升，经常参加体育锻炼人口的比例也不断提高，成人吸烟率显著下降，健康人群的队伍日益壮大。

【案例】

上海市创新无烟理念，示范集体婚礼

上海市自 2011 年起，卫生系统牵头，联合民政、文明办、共青团、文化

广播等部门，在城市的地标性场所创新理念和形式举办无烟集体婚礼，倡导健康生活方式。经过征集新人、选择场地、部门合作、聘请大使、立体传播和精彩环节设计等过程，通过刚踏入婚姻殿堂、开启人生新篇章的新人这一特殊群体承诺和践行无烟婚礼，向全社会倡导无烟、健康的生活理念和行为习惯，推动全社会形成控烟的良好氛围。

四、实施亮点

（一）公共政策健康审查制度日益成熟

开展建设健康促进县（区）的县级人民政府，积极实施"将健康融入所有政策"策略，其中一个最大的亮点就是建立起了公共政策的健康审查制度。在政府和相关部门修订、制定公共政策的过程中，通过健康促进专家委员会的论证、咨询、评审，保证产出的公共政策有利于辖区居民的健康促进与可持续发展，使每一个环节均体现人民健康优先的原则。

（二）多重创建资源整合，共同发力

多数参与健康促进县（区）建设的地区，同时承担了创国家文明城市/县城、创国家卫生城市/县城、创国家慢病综合防治示范区/县等一系列创建工作，地方政府有效整合资源，组建沟通协调机制，固定专职人员，明确各部门职责分工，锁定各项建设工作进度，强化过程质量控制，凝聚各方力量，形成巨大合力，大大提高了工作效率，共享了建设成果，特别是在较大规模的基础设施建设、生活环境改造、人文环境维持、舆论氛围营造等方面，达到了事半功倍的效果。

（三）促进了政府各部门对健康促进工作的认识

所有开展了健康促进县区建设工作的地区，党委、政府主要领导，政府各部门，均能够从思想意识、思维方式上，以及实际行动上，对健康促进工作有全新的了解，对大卫生、大健康的概念有清晰的掌握，尤其是对自己的岗位工作对人民群众的健康有着直接的、巨大的影响这一事实，有透彻的认识。在新冠肺炎疫情联防联控机制中，多部门联动也更加迅速、高效，为战胜疫情奠定了坚实基础。

本章小结

自 2014 年起，国家开始推行健康促进县（区）试点建设工作，经过 3 批建设后，于 2017 年开始在全国全面铺开建设工作。在县级行政区划内，充分实践"将健康融入所有政策"策略。地方党委、政府统筹谋划、整体部署，部门单位协调配合、形成联动，社会各界积极响应、充分参与，为推进健康中国战略做出了有效探索。

参考文献

中国健康教育中心. 首批全国健康促进县区优秀实践案例汇编 [M]. 北京：人民卫生出版社，2018.

（李志新）

健康中国新路径：
将健康融入所有政策的理论与实践

附　录

一、健康促进县（区）评分表（2020版）

附表 10—1　综合评分表

省份：_____　县区：_____　评估时间：_____

一级指标	二级指标	指标解释	评分标准	权重（分）	评估办法	得分
一、组织管理（90分）	1. 工作网络	建立覆盖政府有关组成部门、乡镇（街道）、机关、企业的健康促进工作网络。每单位专（兼）承担健康促进与健康教育工作。定期对专（兼）职人员开展培训，人员培训覆盖率达100%	（1）查阅机构数量和工作网络人员名单。网络覆盖率100%得10分，达50%得5分	10		
			（2）查阅培训记录，培训覆盖率100%得5分，达50%得3分	5		
	2. 专业网络	建立以健康教育专业机构为核心、覆盖辖区内所有医院、公共卫生机构、计划生育服务机构、基层医疗卫生机构的健康促进专业网络。每单位有专职人员承担健康促进与健康教育工作。定期对专职人员开展培训，人员培训覆盖率达100%	（1）查阅机构数量和专业网络人员名单。专业网络覆盖率100%得10分，达50%得5分	10	听取汇报 查阅资料	
			（2）查阅培训记录，培训覆盖率100%得5分，达50%得3分	5		
	3. 项目管理	开展基线调查，了解当地的主要健康问题，具备数据分析能力，制定科学的干预策略和措施	（1）开展基线调查（或社区诊断），得10分	10		
			（2）完成基线调查报告（或社区诊断报告），当地主要健康问题清晰、健康促进资源分析合理、优先领域提出的干预策略和措施明确，得10分	10		

续表

一级指标	二级指标	指标解释	评分标准	权重（分）	评估办法	得分
一、组织管理（90分）	3. 项目管理	建立督导检查、考核评估的工作机制，定期了解各项工作进展，听取政府各部门和居民的工作建议 定期监测项目组织实施情况，开展项目技术评估	（3）每开展1次督导和技术指导，提出有针对性的工作建议，得5分，最高20分	20	听取汇报查阅资料	
			（4）完成健康促进县（区）评估人群健康调查，得10分	10		
			（5）有各类场所建设过程评估资料，得10分	10		
二、健康政策（150分）	1. 宣传普及	卫生健康部门主动向各级党政领导和部门负责人宣讲"将健康融入所有政策"的概念和意义	（1）举办"将健康融入所有政策"策略专题讲座或培训班，得10分	10	听取汇报查阅资料	
			（2）工作网络和专业网络人员参加，得10分	10		
	2. 公共政策健康审查制度	成立健康专家委员会。建立公共政策审查制度。相关部门在提出、起草、修订、发布等政策制定环节，征求健康专家委员会的意见	（1）成立健康专家委员会，得15分	15		
			（2）建立公共政策审查制度。相关部门在提出、起草、修订、发布或成健康领域行政人员和专家委员会的参与，得15分	15		
	3. 政策制定	相关部门和乡镇（街道）梳理本部门与健康相关的公共政策，修订、补充、修订或更新制定促进健康的公共政策	（1）梳理政府和相关部门政策情况，每梳理一个部门政策得3分，最高20分	20		
			（2）参与政府有关相关部门补充、修订与健康有关的公共政策，每制定1条政策得5分，最多30分	30		

续表

一级指标	二级指标	指标解释	评分标准	权重(分)	评估办法	得分
二、健康政策(150分)	4. 跨部门行动	针对当地需要优先应对的健康问题。在多部门跨部门协作、资源跨部门统筹、健康管理、健康产业等方面取得创新	(1) 联合多个部门开展针对重点人群的健康行动，每个行动 5 分，最高 30 分	30	听取汇报 查阅资料	
			(2) 每类创新得 5 分，最高 20 分	20		
三、健康场所(250分)	1. 健康社区/村	建立健康社区/村工作机制，建设 20%健康社区和健康村	(1) 有区域健康社区/村建设工作计划得 5 分，有区域健康社区/村督导评估报告和工作总结得 5 分	10	听取汇报 查阅资料 现场查看 快速测评	
			(2) 至少整理 6 个健康社区/村建设档案，得 5 分	5		
			(3) 有 20%达标健康社区和健康村名单得 10 分，有 10%得 5 分	10		
			(4) 在达标社区/村名单中，随机抽取 1 个社区/村开展现场考核，最高 15 分 现场考核得分	15		
	2. 健康家庭	建立健康家庭评选工作机制，建设 20%健康家庭，评选一批示范健康家庭	(1) 有健康家庭建设工作方案和总结资料得 10 分	10		
			(2) 有 100 户示范健康家庭名单得 5 分，有 50 户得 3 分	5		
			(3) 至少整理 10 户健康家庭档案，得 5 分	5		

续表

一级指标	二级指标	指标解释	评分标准	权重（分）	评估办法	得分
三、健康场所（250分）	3. 健康促进医院	建立健康促进医院建设工作机制，建设40%健康促进医院（包括综合医院、专科医院、基层医疗卫生机构、计划生育技术服务机构）	（1）有区域健康促进医院、无烟卫生健康单位建设方案得5分，有督导报告和工作总结得5分	10	听取汇报查阅资料现场查看快速测评	
			（2）有40%达标的健康促进医院名单得10分，有30%达标的健康促进医院名单得5分	10		
			（3）至少整理3个健康促进医院建设档案，得5分	5		
			（4）在达标医疗卫生机构名单中，随机抽取1个医疗卫生机构开展现场考核，记录现场考核得分，最高15分	15		
	4. 健康（促进）学校	建立健康促进学校工作机制，建设一定比例的健康（促进）学校	（1）有区域健康（促进）学校建设方案，有督导报告和工作总结得5分	10		
			（2）有50%达标的健康（促进）学校名单得10分，有30%达标的健康（促进）学校名单得5分	10		
			（3）至少整理3个健康（促进）学校档案得5分	5		
			（4）在达标健康（促进）学校名单中，随机抽取1个学校开展现场考核得分，最高15分	15		

续表

一级指标	二级指标	指标解释	评分标准	权重（分）	评估办法	得分
三、健康场所（250分）	5. 健康（促进）机关（单位）	建立健康（促进）机关（单位）工作机制，建设一定比例的健康（促进）机关（单位）	(1) 有区域健康（促进）机关（单位），建设方案得5分、有督导报告和工作总结得5分	10	听取汇报 查阅资料 现场查看 快速测评	
			(2) 有50%达标的健康（促进）机关（单位）名单得10分，有30%达标的健康（促进）机关（单位）名单得5分。	10		
			(3) 至少整理3个健康（促进）机关（单位）档案，得5分	5		
			(4) 在达标健康（促进）机关（单位）名单中，随机抽取1个机关开展现场考核，记录现场考核得分，最高15分	15		
	6. 健康（促进）企业	建立健康（促进）企业工作机制，企业建设一定比例的健康（促进）企业	(1) 有区域健康（促进）企业建设方案，有督导报告和工作总结得5分	10		
			(2) 有20%达标的健康（促进）企业名单得10分，有5%达标的企业名单得5分	10		
			(3) 至少整理1个健康（促进）企业档案，得5分	5		
			(4) 在达标健康（促进）企业名单中，随机抽取1个企业开展现场考核，记录现场考核得分，最高15分	15		

续表

一级指标	二级指标	指标解释	评分标准	权重（分）	评估办法	得分
三、健康场所（250分）	7. 公共环境	建设健康步道、健康主题公园等公共设施，所有室内公共场所、工作场所和公共交通工具全面禁止吸烟，营造促进健康的公共环境	(1) 建立无烟环境工作机制，有工作计划得5分，有督导报告得5分	10	听取汇报查阅资料现场查看快速测评	
			(2) 共同建设1个健康主题公园，得5分。共同建设1条健康步道，得5分	10		
			(3) 评估时经过的道路、公共场所和公园步道，有禁烟标识，有健康提示，环境卫生无垃圾堆放，无烟头，得10分	10		
四、健康文化（150分）	1. 媒体合作	本地电视台、广播电台开设健康类节目或栏目。定期组织媒体培训会或媒体交流会	(1) 共同建设满半年的电视台健康节目、广播电台健康节目、报纸健康栏目，分别得5分，不满半年得3分，最高15分	15	听取汇报查阅资料	
			(2) 组织1次媒体培训会或交流会（包括媒体培训会、交流会、通气会）得5分、最高15分	15		
	2. 新媒体健康传播	设立健康类微博、微信等新媒体平台，开展健康科普	每设立1个有专人维护、定期更新（至少每周更新1次）的健康类新媒体平台（微信公众号或微博账号）得20分，最高40分	40		
	3. 健康节日纪念日主题活动	在重要健康节日、纪念日宣传时段内，开展多部门联合的、单场活动人数不低于200人的、线上线下联合的、有媒体深入宣传的健康主题活动	每举办1次符合要求的健康节日、纪念日主题活动，得5分，最高40分	40		

续表

一级指标	二级指标	指标解释	评分标准	权重（分）	评估办法	得分
四、健康文化（150分）	4. 健康传播	媒体积极宣传健康促进县（区）建设工作进展和成效	各类媒体（包括电视、广播、报纸等）宣传报道健康促进县（区）相关工作进展，每报道1次得2分，最高40分	40	听取汇报 查阅资料	
五、健康环境（130分）	1. 空气质量	环境空气质量优良天数占比>80%	环境空气质量优良天数占比>80%，酌情得分	10		
	2. 饮用水质量	生活饮用水水质合格率达100%	生活饮用水水质合格率达100%，酌情得分	10		
	3. 食品安全	食品监督抽检合格率达100%	食品监督抽检合格率达100%，酌情得分	10		
	4. 垃圾处理	生活垃圾无害化处理率（建成区）≥95%，生活垃圾集中处理率（农村）≥90%	生活垃圾无害化处理率（建成区）≥95%，生活垃圾集中处理率（农村）≥90%，酌情得分	10	听取汇报 查阅资料	
	5. 污水处理	生活污水集中处理率，市辖区达到95%，县（建成区）达到85%	生活污水集中处理率，市辖区达到95%，县（建成区）达到85%，酌情得分	10		
	6. 厕所	建成区三类以上公厕比例≥80%，农村无害化卫生厕所普及率≥60%	建成区三类以上公厕比例≥80%，农村无害化卫生厕所普及率≥60%，酌情得分	10		
	7. 绿地	建成区人均公园绿地面积≥14.6平方米	建成区人均公园绿地面积≥14.6平方米。酌情得分	10		
	8. 住房	城镇居民人均住房面积达35平方米	城镇居民人均住房面积达35平方米。酌情得分	10		

续表

一级指标	二级指标	指标解释	评分标准	权重（分）	评估办法	得分
五、健康环境（130分）	9. 体育设施	人均体育场地面积达到1.8平方米	人均体育场地面积达到1.8平方米。酌情得分	10		
	10. 社会保障	基本养老保险参保率达到90%	基本养老保险参保率达到90%。酌情得分	10	听取汇报查阅资料	
	11. 养老	每千名老年人口拥有养老床位数达到35张	每千名老年人口拥有养老床位数达到35张。酌情得分	10		
	12. 就业	城镇登记失业率控制在5%以内	城镇登记失业率控制在5%以内。酌情得分	10		
	13. 文化教育	高中阶段教育毛入学率达到90%	高中阶段教育毛入学率达到90%。酌情得分	10		
六、健康人群（150分）	1. 健康素养	居民健康素养水平达到本省平均水平	高于本省平均水平20%得50分，达到本省平均水平得30分，低于本省平均水平30%以内得10分，低30%以上不得分	50		
	2. 成人吸烟率	成人吸烟率低于本省平均水平	比本省平均水平低20%得40分，比本省平均水平得30分，比本省平均水平高30%以内得10分，比本省平均水平高30%不得分	40	听取汇报查阅资料	
	3. 经常参加体育锻炼人口比例	经常参加体育锻炼的人口比例高于本省平均水平	经常参加体育锻炼的人口比例≥32%得30分，25%（含）～32%得15分，20%（含）～25%得5分，低于20%不得分	30		

213

续表

一级指标	二级指标	指标解释	评分标准	权重（分）	评估办法	得分
六、健康人群（150分）	4.学生体质健康	学生体质达到教育部《国家学生体质健康标准》有关标准	95%以上的学生达到合格以上等级得30分，94%以上的学生达到20分，92%以上的学生达到10分，低于92%以上的学生达到0分	30	听取汇报查阅资料	
合计				920		

附表10-2　健康社区/健康村评分表

省＿＿＿　市/州＿＿＿　县/市/区＿＿＿　村/社区＿＿＿

一级指标	二级指标	指标解释	评分标准	分值	考核办法	得分
一、组织管理（20分）	承诺倡导	居委会/行政村承诺建设健康社区/村	居委会/行政村采取签约承诺、部署承诺书等形式，承诺开展健康社区/村建设工作，得2分	2	听取汇报查阅档案	
		采取召开全体居民大会，倡议书入户，户外公共牌等形式，倡导辖区各单位和家庭参与健康社区/村建设	采取召开全体居民大会，倡议书入户，户外公共家庭各单位和家庭参与健康社区/村建设，得3分	3		
	协调机制	成立社区/行政村主要负责同志参加的健康促进社区领导小组，明确职责分工	成立主要领导牵头的领导小组2分	2		
		每季度召开工作例会，讨论社区主要健康问题并提出具体应对措施。	每年召开工作例会4次得3分，3次得2分，2次得1分	3		

续表

一级指标	二级指标	指标解释	评分标准	分值	考核办法	得分
一、组织管理（20分）	规章制度	将健康促进社区/健康村建设纳入社区发展规划	将健康促进社区/健康村建设纳入社区发展规划，得2分	2	听取汇报 查阅档案	
		制定促进社区健康的规章制度和相关措施，如改善社区环境卫生、落实公共场所无烟、促进居民采取健康生活方式、预防控制重大疾病和突发公共卫生事件、开展困难家庭健康帮扶措施等	制定促进社区健康的规章制度和措施，每制定1条得1分，累计不超过3分	3		
	组织实施	有专人负责健康社区工作，定期接受健康促进培训	有专人负责健康社区工作，得1分。每年接受健康促进培训达2次得1分，1次得0.5分	2		
		制订健康促进工作计划，定期总结。资料齐全，整理规范	有健康社区/健康村工作方案或计划，得1分。建设的文字、图片、实物等过程资料齐全、整理规范，得1分。有工作总结结构合理，内容详实得1分	3		
二、健康环境（20分）	无烟环境	辖区内所有室内公共场所、工作场所和公共交通工具一律禁止吸烟	居/村委会办公室、卫生室、主要道路设有发现烟头或吸烟现象，得3分	3	听取汇报 查阅档案 现场查看	
		社区主要建筑物入口处、电梯、公共厕所、会议室等区域有明显的无烟标识	居/村委会主要建筑物入口处、电梯、公共厕所、会议室有禁烟标识和健康提示，得3分	3		
		社区内无烟草广告和促销	社区内无烟草广告和促销，得2分	2		
	自然环境	环境整洁，垃圾箱数量满足需要，垃圾日产日清	环境整洁，垃圾箱整洁，无垃圾零散堆放现象，得3分	3		
		使用卫生厕所家庭比例达到80%，粪便无害化处理	农村使用卫生厕所比例达到80%，或者城市公共厕所清洁卫生，得3分	3		

续表

一级指标	二级指标	指标解释	评分标准	分值	考核办法	得分
二、健康环境（20分）	人文环境	有固定健身场所和基本的健身设备，有安全提示	有固定健身场所和基本的健身设备，得1分。健身设备定期维护以保证正常使用，周边无健康隐患，得1分。该场所有安全提示，得1分	2	听取汇报 查阅档案 现场查看	
		有健康文化场所，提供健康教育资料，提供交流环境	有健康文化的场所，定期组织健康交流，得1分。提供健康教育资料，得1分	2		
		对弱势群体有健康帮扶措施	对弱势群体有健康帮扶措施，得2分	2		
三、健康活动（50分）	基本健康教育服务	配合基层医疗卫生机构开展健康教育活动，活动质量和频次符合基本公共卫生服务项目要求	有开展健康教育工作的计划和总结，得2分。每年开展4次以上健康讲座、得2分。每年开展健康咨询，得2分。建有健康教育宣传栏并定期更新，得2分。定期发放健康教育材料，得2分	10		
	健康家庭	配合有关部门，组织社区居民参加健康家庭评选活动	有健康家庭评选工作计划和总结，有具体步骤和流程，得2分。动员、组织辖区居民参加健康家庭评选，得2分。开展针对家庭的健康活动，得2分	6	听取汇报 查阅档案 现场查看	
		选出的健康家庭符合健康家庭标准，对辖区其他家庭起到示范带头作用	现场进入一个健康家庭，家庭环境清洁得1分；有健康标识和健康材料得1分；无人吸烟得1分；家庭关系和邻里关系和谐得1分	4		

续表

一级指标	二级指标	指标解释	评分标准	分值	考核办法	得分
三、健康活动（50分）	主题活动	社区每年自发组织4次以上健康讲座或咨询（讲座主题在辖区健康教育机构的业务指导下确定，可包括以下内容：科学就医、安全急救、合理用药、传染病预防、戒烟限酒、合理膳食、适量运动、心理平衡、母婴保健、科学育儿、健康老龄等）	每年开展4次及以上健康讲座或咨询得10分，2~3次得5分	10	听取汇报查阅档案现场查看	
		每年举办2次以上，面向辖区居民的集体活动（如健康知识竞赛、健康演讲比赛、戒烟竞赛、健康展览展示、社区体育活动等）	每年举办2次及以上，50个以上居民参与的集体活动，得10分，1次得5分	10		
		开展有特色的健康教育活动，为居民提供健康自测和技术指导（如健康小屋、健康加油站、健康餐厅、健康一条街、健康俱乐部等）	开展有特色的健康教育活动，得5分。采取某种形式，为居民提供健康自测和健康指导，得5分	10		
四、建设效果（10分）	目标人群评价	目标人群对健康促进工作支持、理解、满意	详见目标人群测评方案	10	快速调查	
合计				100		

说明：健康社区/健康村评分表采取百分制，现场评估达到70分及以上，认为达到健康社区/健康村标准。

附表 10—3 健康促进医院评分表

___省 ___市/州 ___县/市/区 ___医院

一级指标	二级指标	指标解释	评分标准	分值	考核方法	得分
一、组织管理（20分）	协调机制	成立医院主要负责同志牵头的健康促进医院领导小组、职责分工明确	成立院长或分管院长牵头的领导小组，得1分	1	听取汇报查阅档案现场查看	
		每季度召开2次工作例会，推进健康促进医院建设	每召开1次工作例会得0.5分，最高1分	1		
		将建设健康促进医院纳入医院目标责任考核、医院发展规划、服务宗旨	每纳入一个重点文件得0.5分，最高1分	1		
		将控烟工作纳入本院责任和发展规划，有考核巡查制度、奖惩制度、劝阻制度	每做到一项得0.25分，最高1分	1		
	制度建设	明确健康促进工作牵头负责部门，明确各个科室职责	有文件支持，得1分	1		
		将针对患者及社区居民开展健康教育工作纳入医护人员绩效考核	有文件支持，得1分	1		
		制定全体员工定期接受健康教育与健康促进继续教育或专题培训制度	有文件支持，得1分	1		
		全体员工定期体检、接受健康管理	有文件支持，得1分	1		
	组织实施	有固定的科室和医技科室负责全院健康促进与健康管理和技术指导	有健康促进主管科室，得1分。有健康促进专职人员，得1分	2		
		每个临床和医技科室有人专兼职负责本科室的健康教育工作。设有控烟监督和巡查员	有各科室有健康教育人员名单，得0.5分。有控烟监督和巡查员，得0.5分	1		

续表

一级指标	二级指标	指标解释	评分标准	分值	考核方法	得分
一、组织管理（20分）	组织实施	每年制订健康促进医院工作年度计划，包括医院健康促进资源和健康同题评估、工作目标、任务分工、时间进度等	有年度工作计划，得1分。内容明确，措施具体，责任分工合理得1分	2		
		定期开展员工健康促进医院建设培训、开展控烟培训	每开展一次专题培训得0.5分，最高2分	2	听取汇报查阅档案现场查看	
		每年全面总结健康促进医院工作，总结经验和问题，接受上级部门的考核评估	有总结报告得1分。总结报告内容具体、经验亮点突出，下一步工作思路清晰，最高1分	2		
	保障措施	有健康促进与健康教育必备的场所、宣传阵地和设备	有专门健康教育教室得1分。有宣传栏等健康教育宣传阵地得0.5分。有专用设备得0.5分	2		
		保证健康促进与健康教育专项工作经费	医院设健康教育专项经费地得0.5分，如超过10万元再得0.5分	1		
二、健康环境（8分）	诊疗环境	医院设咨询台、设置导医标识，方便患者就诊。候诊区提供与就诊人数相匹配的候诊座椅，为患者提供安全、私密的就诊环境	有咨询台得0.5分，导医标识明显清晰，得0.5分，候诊区座椅够用，得0.5分，健康检查时保护患者隐私，得0.5分	2	听取汇报查阅档案现场查看	
		医院整体环境卫生，生活垃圾和医疗废物分类收集，处置及时。厕所卫生、有洗手设施	医疗废物与生活垃圾分类处置得1分。随机进入1个厕所，厕所卫生、有洗手设施得1分	2		
		辐射安全、医疗废弃物等标识清晰、明显	有明显的辐射安全标识，得0.5分。有明显的医疗废弃物标识，得0.5分	1		

续表

一级指标	二级指标	指标解释	评分标准	分值	考核方法	得分
二、健康环境（8分）	人文环境	医务人员对待患者和谐和亲、使用文明礼貌用语	随机进入诊室，医务人员态度和谐、使用文明用语，得1分	1	听取汇报查阅档案现场查看	
		考虑残疾人、老年人、孕产妇等特殊人群的需求，如绿色通道、优先窗口等	符合要求，得1分	1		
		根据需要提供安全的食品和饮用水	符合要求，得1分	1		
	无烟环境	医院室内完全禁止吸烟，所有室内场所没有烟头、没有吸烟者	发现烟头扣1分，发现吸烟者扣1分	2		
		医院所属区域有明显的禁烟标识，所有建筑物入口处、候诊区、会议室、厕所、走廊、电梯、楼梯等公共区域有明显的禁烟标识	每个缺乏无烟标识的公共区域扣0.5分，扣完为止	2		
		院内不销售烟草制品	如发现，扣1分	1		
		院内无烟草广告、促销和赞助	如发现，扣1分	1		
三、无烟医院（12分）	无烟宣传	有控烟宣传材料	有一类控烟传播材料得1分	1	听取汇报查阅档案现场查看	
		开展以控烟为主题的宣传活动，如讲座、咨询等	开展1次控烟主题的宣传活动得0.5分，最高1分	1		
	戒烟服务	在相应科室设戒烟服务医生和咨询电话，开展戒烟服务和咨询	有科室提供戒烟服务，得1分。有专人提供戒烟咨询，得1分	2		
		医生询问其吸烟史，对住院门诊患者戒烟者进行简短戒烟干预并有记录	开展门诊患者戒烟干预，得1分。开展住院患者戒烟干预，得1分	2		

续表

一级指标	二级指标	指标解释	评分标准	分值	考核方法	得分
四、健康教育（50分）		各科室制定门诊和健康教育工作流程和要点	内外妇儿等重点科室制定门诊健康教育流程和要点，每个科室得 1 分，最高 4 分	4		
		各科室制定住院患者在住院期间和出院后的健康教育工作流程和要点	内外妇儿等重点科室制定住院健康教育流程和要点，每个科室得 1 分，最高 4 分	4		
		每个临床科室开展健康教育服务，有针对不同病种的健康教育档案记录： （1）开展患者健康评估。 （2）为患者提供改进健康、促进疾病康复的个性化建议。 （3）患者出院时，给予患者或家属合理化的出院健康指导或建议。 （4）患者出院后，通过与社区合作、随访等方式，持续提供健康建议	每个科室有针对某病种或健康问题的全套健康教育工作记录，每个科室最高 3 分。全院最高得 15 分，可区分门诊和住院科室	15	听取汇报 查阅档案 现场查看	
	患者健康促进	集中候诊区、治疗区（如输液室）、门诊科室、住院科室合理使用健康教育资料、张贴健康海报或播放健康视频等）	每类诊疗区能合理使用健康传播材料，得 1 分，最高 4 分	4		
		设置健康教育宣传栏，县级及以上医院每月更换 1 次，基层医疗卫生机构每两月更换 1 次	有健康教育宣传栏得 1 分，定期更换得 2 分	3		

续表

一级指标	二级指标	指标解释	评分标准	分值	考核方法	得分
四、健康教育（50分）	社区健康促进	制定针对社区居民的健康教育工作流程和健康教育要点	有针对社区居民的健康教育工作流程，得1分。有一套常见疾病的健康教育要点，得2分	3		
		开展面向社区的健康讲座、健康咨询、义诊、健康烹调大赛、健康训练营、健康生活方式倡导等健康活动	每开展1次活动得0.5分，最高4分	4		
		通过广播、电视、报纸、网站和新媒体对公众开展健康教育	每开展1次活动得0.5分，最高3分	3	听取汇报查阅档案现场查看	
	职工健康促进	每年对全体员工进行体检、建立健康档案，开展健康评估	每年体检得1分。建立健康档案得1分为每个员工开展健康评估得2分	4		
		根据员工主要健康问题、开展健康管理、有具体的干预措施	发现员工主要健康问题，得1分。有健康管理计划，得1分。开展健康干预得1分	3		
		组织促进身心健康的文体活动、丰富员工生活、提高医院凝聚力	每开展1次集体健康活动得0.5分，最高3分	3		
五、建设效果（10分）	目标人群评价	目标人群对健康促进工作支持、理解、满意	采用目标人群测评方法	10	快速调查	
合计	16			100		

说明：健康促进医院评分表采取百分制，现场评估达到70分及以上，认为达到健康促进医院标准。

附表 10—4　健康促进学校评分表

省＿＿＿＿　市/州＿＿＿＿　县/市/区＿＿＿＿　学校＿＿＿＿

一级指标	二级指标	指标内容	评分标准	分值	考核方法	得分
一、健康政策（15分）	承诺动员	学校公开承诺开展健康促进学校建设，宣传健康促进理念。动员全体师生广泛参加健康促进学校建设，主动促进自身健康。给师生提供参与学校管理的机会，定期听取意见和建议	校内明显可见健康促进学校承诺或有关标识，得1分；在全校开展动员，得1分	2		
		成立校长或分管校长为组长的健康促进学校工作领导小组，明确相关职能部门职责，定期召开例会	校长为组长的领导小组得1分，副校长为组长得0.5分。领导小组每年召开例会满2次得1分	2		
		将健康促进学校工作纳入学校重点工作，所需经费在学校公用经费中列支	学年度工作计划体现健康促进学校建设得1分；财务表显示有健康促进学校建设经费得1分	2		
	组织管理	有专人负责健康促进学校工作，定期邀请专业机构开展培训，提高健康促进学校建设能力	有专人负责得1分。接受过健康促进学校培训得1分	2	听取汇报 查阅档案	
		制订健康促进学校工作计划，根据学校特点和学生主要健康问题作为切入点，整理收集工作记录，完成年度工作总结	有健康促进学校计划、计划合理、重点突出，得1分；有详细建设过程记录，有年度健康促进学校工作总结得1分	2		
	制度建设	学校制定系列促进师生健康的政策、规章制度和管理措施，包括校内禁烟、食品安全、饮水和环境设施，保障学生每天1小时体育活动时间，开设健康教育课，查验预防接种证，提高学生健康素养，学生安全和突发事件应急预案，困难学生帮扶等	学校制定促进学生健康的政策，每个政策得0.5分，最高5分	5		

续表

一级指标	二级指标	指标内容	评分标准	分值	考核方法	得分
二、学习生活环境（20分）	环境卫生	学校环境整洁优美，无卫生死角，无安全隐患。使用卫生厕所并保持清洁。新建教学楼每层设厕所，女生15人1蹲位，男生30人1蹲位，有洗手设施	校园无垃圾堆积，得1分	1	听取汇报 查阅档案 现场查看	
			随机进入1个厕所，数量够用得1分，清洁卫生得1分	2		
	无烟环境	符合无烟学校参考标准。校内无人吸烟，无烟头，无烟草销售和广告，有禁烟标识	有禁止吸烟标识得1分，学校内无人吸烟得0.5分，无烟头得0.5分，无烟草销售和广告得1分	3		
	教室设施	教室人均使用面积小学不低于1.15平方米，中学不低于1.12平方米；前排课桌前缘与黑板距离不低于2米；教室应配备9盏以上40瓦荧光灯	前排课桌前缘与黑板距离大于2米，得1分。学生1人1桌1椅，得1分。教室灯光明亮，得1分	3		
	健康饮食	提供安全，合理的营养膳食，提供充足，安全的饮用水。学生食堂三证齐全，有洗刷，消毒池等清洗设施，生熟分开	提供来源安全的饮食得1分，膳食结构合理得1分，提供充足，安全的饮用水得1分	3		
			学校食堂生熟分开得1分，厨房和就餐清洁卫生得1分	2		
	潜能发展	成立不同类型的兴趣小组，开设艺术课程，为学生提供发挥个人潜能的机会，促进学生良好个性的发展	每成立1个体育和艺术类兴趣班并定期组织活动1分，最高3分	3		
	师生互爱	对困难学生提供适当的支持和帮助，如减免学费，捐款，心理支持等。不体罚学生，学生无打骂，斗殴行为，相互关心，信任和友好	对困难学生有具体的帮扶措施，每项措施得1分，最高2分。没有学生反映体罚，恶性斗殴事件，得1分	3		

续表

一级指标	二级指标	指标内容	评分标准	分值	考核方法	得分
三、健康服务（20分）	卫生室/保健室和人员	寄宿制学校必须设立卫生室，非寄宿制学校可视学校规模设立卫生室或保健室	寄宿制学校设立卫生室得 3 分，未设卫生室但有医院医生定点诊疗得 2 分	3	听取汇报查阅档案现场查看	
		寄宿制学校或 600 名学生以上的非寄宿制学校应配备卫生专业技术人员，600 名学生以下的非寄宿制学校应配备保健教师	寄宿制学校或 600 名学生以上的非寄宿制学校，有卫生专业技术人员得 3 分，无专门人员但有医院医生定点诊疗得 2 分。600 名学生以下的非寄宿制学校有配备保健教师得 3 分	3		
		卫生专业技术人员和保健教师应定期接受专业培训，为学生提供健康教育、医疗服务和心理辅导	定期接受培训得 1 分。定期为学生提供健康服务得 1 分	2		
	健康管理和服务	建立学生健康管理机制。新生入学建立健康档案。每年组织学生健康体检，将健康评价结果告知学生和家长	有学生健康档案得 1 分	3		
			每年组织学生 1 次健康体检 1 分。体检结果告知学生和家长得 1 分			
		建立突发公共卫生事件、传染病、学生常见多发病管理机制。配合有关单位，开展传染病监测和学生常见病综合防治工作	有突发公共卫生事件应急处理预案得 1 分；学校卫生数据报送及时得 1 分	2		
		提醒学生到卫生行政部门指定机构接种常规疫苗和应急疫苗，儿童入学时查验预防接种证和接种记录	查验疫苗接种卡，得 1 分。适时提醒学生接种疫苗得 1 分	2		

225

续表

一级指标	二级指标	指标内容	评分标准	分值	考核方法	得分
三、健康服务（20分）	健康管理和服务	无集体性食物中毒和安全事故发生，无传染病暴发流行	无集体性食物中毒和安全事故发生，得1分。无传染病暴发流行，得1分	2	听取汇报 查阅档案 现场查看	
		积极预防控制营养不良、视力不良、肥胖、龋齿、贫血等学生常见疾病	有预防控制营养不良、视力不良、肥胖、贫血等学生常见疾病的具体措施，每项措施0.5分，最高2分。学生常见疾病发生率不高于当地平均水平得1分	3		
	健康教育课	开设高质量的健康教育课程，每学期"体育与健康"等健康教育类课程中有6学时用于健康教育	设健康教育课程得2分	2		
		采用规范的健康教育教材，教学过程中配合使用有针对性的课件和健康传播材料	使用规范教材得2分。使用健康传播材料得1分	3		
		授课教师定期接受健康教育技能培训	教师定期接受培训得1分	1	听取汇报 查阅档案 现场查看 现场访谈	
四、健康素养（25分）	体育锻炼	体育课课时应达到小学1~2年级每周4学时，3~6年级和初中每周3课时，高中每周2课时	课时数符合要求得2分	2		
		体育锻炼时间和运动负荷应达到《中小学生体育锻炼运动负荷卫生标准》（WS/T 101—1998）要求	没有体育课当天安排1小时集体体育锻炼得1分	1		
		40%以上学生达到《国家学生体质健康标准》良好以上等级，并逐年增长	40%以上学生达到良好以上等级得2分	2		

续表

一级指标	二级指标	指标内容	评分标准	分值	考核方法	得分
四、健康素养（25分）	心理健康教育	在《中小学心理健康教育指导纲要》指导下，根据不同年级学生生理、心理发育特点，开展特定的心理健康主题教育活动，提高学生心理健康素养。为有需求的学生提供心理援助	每个班级都开展心理健康主题活动，得2分。开展1次全校范围的主题活动，得1分。有畅通的心理等援助渠道1分	4		
	健康主题活动	在《中小学健康教育指导纲要》指导下，针对不同年级学生开展特定主题的健康教育活动，提高中小学生在健康行为与生活方式、疾病预防、心理健康、生长发育与青春期保健、安全应急与避险等5方面的知识和技能，提高学生健康素养	每学期每开展1次主题活动、形式新颖、主题明确、学生参与度高的健康主题活动得0.5分，最高5分。主题活动可包括专题班会、主题讲座、演讲比赛、健康知识竞赛、征文、健康绘画等形式，应配合使用健康教育材料	5	听取汇报 查阅档案 现场查看 现场访谈	
	健康素养	学生掌握一定的健康知识，具备基本的健康素养。学生养成良好的健康行为习惯。注意个人卫生。指甲清洁，饭前便后洗手，读写姿势正确，正确做眼保健操，早晚刷牙，睡眠充足，不吸烟，不饮酒	评估时随机进入1个班级，观察学生衣服整洁、手指清洁、读写姿势规范、眼保健操动作规范等情况，酌情赋分，最低0分，最高5分。有条件的地区可开展专项健康素养测评	5		

续表

一级指标	二级指标	指标内容	评分标准	分值	考核方法	得分
五、社会互动（10分）	家校互动	定期召开健康教育主题家长会，为家长开设健康讲座、邀请家长参与促进学校管理、宣传健康促进学校理念，与家长保持良好的沟通，与家长共同促进学生健康	项目期间，每召开1次至少覆盖一个年级的针对家长的健康主题家长会、家长健康讲座、亲子健康活动得0.5分，最高3分	3	听取汇报查阅档案现场查看现场访谈	
		家校互动、开展家庭健康支持，如家庭饮食结构改善、家庭成员行为改善、家庭健身计划等	家长响应学校号召开展家庭健康支持，酌情赋分，最高2分	2		
	社区健康支持	争取政府和社区支持、共享体育文化场地、设施等资源	学校与社区共享体育、文化资源，得1分	1		
		学校周围环境清洁安静，有明显的交通提示	学校周边环境整洁得1分，有交通提示得1分	2		
		与社区联合开展健康相关活动，每年至少组织学生参加2次社区健康实践	每学期与社区联合开展有学生参加实践的健康主题活动，1次0.5分，最高2分	2		
六、建设效果（10分）	目标人群评价	目标人群对健康促进工作支持、理解、满意	采用目标人群评测方法	10	快速调查	
合计				100		

说明：健康促进学校评分表采取百分制，现场评估达到70分及以上，认为达到健康促进学校标准。

附表 10-5　健康促进机关评分表

省_____　市/州_____　县/市/区_____　单位_____

一级指标	二级指标	指标解释	评分标准	分值	考核方法	得分
一、组织管理（20分）	承诺倡导	机关/事业单位书面承诺建设健康促进机关	采取签署承诺书或印发文件等形式，承诺建设健康促进机关，得3分	3		
		召开全职工大会，公开倡议全体职工积极参与健康促进机关建设	召开全体职工大会，对全体职工发出倡议，得2分	2		
	协调机制	成立机关主要负责的健康促进机关领导小组，明确职责分工	成立机关主要负责同志牵头的健康促进机关领导小组，明确职责分工，得3分	3		
		每季度召开工作例会，讨论主要健康问题并提出具体应对措施	每季度召开工作例会，讨论机关主要健康问题并提出具体应对措施，得2分。	2		
		将健康促进机关建设纳入机构年度工作计划	将健康促进机关建设纳入机构年度工作计划，得2分	2		
	规章制度	制定促进职工健康的规章制度和相关措施，改善单位环境卫生、落实公共场所无烟，促进职工采取健康生活方式，预防控制重大疾病和突发公共卫生事件等	制定促进职工健康的规章制度和相关措施。每制定1条得1分，累计不超过3分	3	听取汇报 查阅档案	
	组织实施	专人负责健康促进机关工作，每年接受1次专业培训	有专人负责健康促进机关工作，得1分。每年接受1次健康促进培训，得1分	2		
		制订健康促进机关工作计划，定期总结，健康相关档案资料齐全	有健康促进机关工作计划，得1分。内容明确、措施具体，责任分工合理得1分。文字、图片、实物等过程资料齐全、范围1分。工作总结结构合理，内容详实，得1分	3		

续表

一级指标	二级指标	指标解释	评分标准	分值	考核方法	得分
二、健康环境 (20分)	无烟环境	机构所有室内公共场所、工作场所禁止吸烟	机构的办公室、卫生室、所属室外环境设有发现烟头或者吸烟现象，得3分	3	听取汇报 查阅档案 现场查看	
		机构主要建筑物入口处、电梯、公共厕所、会议室等区域有明显的无烟标识	机构主要建筑物入口处、电梯、公共厕所、会议室有禁烟标识和健康提示，得3分	3		
		机构内无烟草广告和促销	机构内无烟草广告和促销，得2分	2		
	自然环境	环境整洁舒适，垃圾日产日清	符合要求得2分	2		
		厕所清洁卫生，数量满足需要，有洗手设施	符合要求得2分	2		
		职工食堂应符合卫生要求，膳食结构合理	符合要求得2分	2		
	人文环境	给职工提供锻炼和阅读环境，对弱势群体有健康帮扶措施	给职工提供锻炼环境，得2分。提供阅读环境，得2分。对弱势群体有健康帮扶措施，得2分	6		
三、健康活动 (50分)	健康服务	有条件的机构设置卫生室或医务室，配备专/兼职的卫生技术人员，配置必需的医疗用品和急救药物，没有条件的机构，安排专人接受急救和疾病预防知识培训	设置卫生室或医务室，有专/兼职的卫生技术人员，得10分，有必需的医疗用品和急救药物，得10分。没有卫生室或医务室条件的机构，有专人接受急救和疾病预防知识培训，得10分	10	听取汇报 查阅档案 现场查看	
		定期组织职工体检，根据体检结果制订健康管理计划	每年组织1次健康体检，得5分，每两年组织1次健康体检，得3分。根据体检结果，制定有针对性的健康管理计划或措施，得5分	10		

续表

一级指标	二级指标	指标解释	评分标准	分值	考核方法	得分
三、健康活动（50分）	主题活动	开展工间操、定期组织职工开展跑步、爬山、球类、游泳等活动，提高职工身体素质	每开展1项集体文体活动，得3分，最高10分	10	听取汇报查阅档案现场查看	
		每年开展4次以上健康讲座，讲座主题包括：①科学就医、合理用药、传染病预防、安全急救；②合理膳食、适量运动、戒烟限酒、心理平衡；③母婴保健、科学育儿、健康老龄等	每开展1次健康讲座，得2.5分，最高10分	10		
		每年举办2次以健康为主题的集体活动，如健康知识竞赛、健康演讲比赛、戒烟竞赛等	每开展1次以健康为主题的集体活动得5分，最高10分	10		
四、建设效果（10分）	目标人群评价	目标人群对健康促进工作支持、理解、满意	采用目标人群测评方法	10	快速调查	
合计				100		

说明：健康促进机关评分表采取百分制，现场评估达到70分及以上，认为达到健康促进机关标准。

附表 10－6　健康促进企业评分表

___省　___市/州　___县/市/区　___单位

一级指标	二级指标	指标内容	评分内容	分值	考核方法	得分
一、组织管理（20分）	承诺倡导	企业书面承诺建设健康促进企业	企业书面承诺建设健康促进企业，得3分	3	听取汇报查阅档案	
		召开全体职工大会、公开倡议全体职工积极参与健康促进企业建设	召开全体职工大会、公开倡议全体职工积极参与健康促进企业建设，得2分	2		
	协调机制	成立企业主要负责同志参加的健康促进企业领导小组，明确职责分工	成立企业主要负责同志参加的健康促进企业领导小组，明确职责分工，得3分	3		
		每季度召开工作例会，讨论企业主要健康问题并提出具体应对措施。	每季度召开工作例会，讨论企业主要健康问题并提出具体应对措施，得2分	2		
		将健康促进企业建设纳入企业年度工作计划	将健康促进企业建设纳入企业年度工作计划，得2分	2		
	规章制度	制定促进职工健康的规章制度和相关措施，如职业防护、职业卫生、善环境卫生，落实公共场所无烟、促进职工采取健康生活方式、预防控制重大疾病和突发公共卫生事件等	制定促进职工健康的规章制度和相关措施。每制定1条得1分，累计不超过3分	3		
		专人负责机构内健康相关工作，每年接受1次专业培训	专人负责健康促进企业工作，得1分。每年接受1次健康促进企业培训，得1分	2		
	规章制度	制订健康促进企业工作计划、定期总结、健康相关档案资料齐全	有健康促进企业工作方案或计划、责任分工合理得1分。文字、图片、实物等资料齐全范得1分。工作总结结构合理、内容详实，得1分	3		

续表

一级指标	二级指标	指标内容	评分内容	分值	考核方法	得分
二、健康环境（20分）	无烟环境	企业所有室内公共场所、工作场所禁止吸烟	企业的办公室、卫生室、所属室外环境没有发现烟头或吸烟者吸烟现象，得3分	3		
		企业主要建筑物入口处、电梯、公共厕所、会议室等区域有明显的无烟标识	企业主要建筑物入口处、电梯、公共厕所、会议室有禁烟标识和健康提示，得3分	3		
		企业内无烟草广告和促销	企业内无烟草广告和促销，得2分	2	听取汇报 查阅档案 现场查看	
	自然环境	环境整洁舒适，垃圾日产日清	环境整洁舒适、垃圾日产日清，得2分	2		
		厕所清洁卫生，数量满足需要，有洗手设施	厕所清洁卫生、数量满足需要、有洗手设施，得2分	2		
		职工食堂应符合卫生要求、膳食结构合理	职工食堂符合卫生要求、膳食结构合理，得2分	2		
	人文环境	给职工提供锻炼和阅读环境，对弱势群体有健康帮扶措施	给职工提供锻炼环境，得2分。提供阅读环境，得2分。对弱势群体有健康帮扶措施，得2分	6		
三、健康活动（50分）	健康服务	结合单位特点设置卫生室，配备专/兼职的卫生技术人员及必需的医疗用品	设置卫生室或医务室，有专职卫生技术人员，得8分。有必需的医疗用品和急救药物的机构，得8分。设有专/兼职医务室或急救人员接受急救预防知识培训，得8分	8		
		定期组织职工体检	每年组织1次健康体检，得4分。每2年组织1次健康体检，得3分。根据体检结果，制定有针对性的健康管理计划或措施，得4分	8	听取汇报 查阅档案 现场查看	

续表

一级指标	二级指标	指标内容	评分内容	分值	考核方法	得分
三、健康活动（50分）	职业安全	每年开展 4 次以上以职业安全和职业防护为主题的专题讲座	每开展 1 次得 2.5 分，最高 10 分	10	听取汇报查阅档案现场查看	
		每年举办 2 次以上以职业防护为主题的集体活动，如职业防护技能比赛、急救自救演示等	每举办 1 次以职业防护为主题的集体活动，得 4 分，最高 8 分	8		
	主题活动	每年开展 4 次以上健康讲座，可包括科学就医、合理用药、传染病预防、合理膳食、戒烟限酒、心理平衡、母婴保健等	每开展 1 次以职业安全以外的健康讲座得 2.5 分，最高 8 分	8		
		定期组织职工开展球类、游泳、棋类等文体活动，促进职工身心愉悦	每开展 1 项集体文体活动，得 4 分，最高 8 分	8		
四、建设效果（10分）	目标人群评价	目标人群对健康促进工作支持、理解、满意	采用目标人群测评方法	10	快速调查	
合计				100		

说明：健康促进企业评分表采取百分制，现场评估达到 70 分及以上，认为达到健康促进企业标准。

234

二、健康促进场所目标人群快速测评方案

（一）现场评估调查对象

1. 健康社区/健康村：随机选 5 名 15～69 岁居民。
2. 健康促进医院：随机选 5 名患者，住院患者优先。
3. 健康促进学校：随机选 5 名在校学生。
4. 健康促进机关：随机选 5 名在职职工。
5. 健康促进企业：随机选 5 名在职职工。

（二）调查表

根据场所和目标人群特点，设计 3 种快速测评问卷，分别为社区居民和单位职工问卷、医院患者问卷、学校学生问卷。

（三）评分标准

1. 社区居民、单位职工问卷。共 5 道题，总分 10 分。5 个调查对象中，有 3 人及以上选择②选项，该题得 2 分。
2. 医院患者问卷。共 5 道题，总分 10 分。5 个调查对象中，有 3 人及以上选择②选项，该题得 2 分。
3. 学校学生问卷。共 5 道题，总分 10 分。5 个调查对象中，有 3 人及以上选择②选项，该题得 2 分。

附表 10-7　社区居民、单位职工问卷

场所：社区/村、机关、企业（请勾选具体场所）

问　　题	选择
1. 您知道正在开展健康村/健康促进/机关/企业这件事情吗？ 　①不知道　　②知道	
2. 您支持健康村/健康促进/机关/企业这件事情吗？ 　①不支持　　②支持	
3. 社区/单位里面开展了一些具体的活动，比如健康讲座、咨询、集体活动等，您参加过几次？ 　①没有　　②参加过	
4. 您周围的人对这些活动感兴趣吗？ 　①不感兴趣　②感兴趣	
5. 您对健康村/健康促进场所这件事情满意吗？ 　①不满意　　②满意	

附表 10-8 患者问卷

医院：

问 题	选择
1. 医生有没有询问您吸烟、饮酒、饮食习惯？ ①没有 ②有	
2. 医生有没有告知您所患疾病的致病原因？ ①没有 ②有	
3. 医生有没有给您讲解过日常生活与行为的注意事项？ ①没有 ②有	
4. 医生有没有跟您讲过控制危险因素或不良生活方式的方法和步骤？ ①没有 ②有	
5. 您对本次为您看病的医护人员的服务态度满意吗？ ①不满意 ②满意	

附表 10-9 学生问卷

学校：

问 题	选择
1. 你听说过健康促进学校这个词语吗？ ①不知道 ②知道	
2. 学校组织过健康有关的主题活动吗？比如健康讲座、班会、演讲等。 ①没有 ②组织过	
3. 学校有没有给家长们讲过健康课、开过健康主题的家长会？ ①没有 ②组织过	
4. 学校有没有组织你们参加社区的健康活动？ ①没有 ②组织过	
5. 你对学校开展的健康活动满意吗？ ①不满意 ②满意	

三、健康促进促进县（区）工作情况统计表

表 10-10 健康促进县（区）工作情况统计表

一级指标	二级指标	填报指标	单位	具体情况
组织管理	健康促进工作网络	网络内健康促进专兼职人员总数	人	
		一年内健康促进人员培训总人次数	人次	
	健康促进专业网络	网络内健康促进与教育专业人员总数	人	
		一年内网络内专业人员总数培训总人次数	人次	
健康政策	宣传普及	启动以来专题培训班次数	次	
	政策健康审查机制	成立健康专家委员会（1是、0否）	选择	
		启动以来政策健康审查次数	次	
	多部门健康政策	启动以来多部门健康政策数量	条	
	多部门健康行动	启动以来两个及以上部门联合的健康行动数量	次	
健康场所	健康社区	社区总数	个	
		健康社区数	个	
		健康社区覆盖率	％	
	健康村	行政村总数	个	
		健康村数	个	
		健康村覆盖率	％	
	健康家庭	家庭数	个	
		健康家庭数	个	
		健康家庭覆盖率	％	
	健康支持性环境	健康步道数	个	
		健康主题公园数	个	
	健康（促进）学校	中小学校总数	个	
		健康（促进）学校数	个	
		健康（促进）学校覆盖率	％	
	健康促进医院	乡镇卫生院及以上医疗卫生机构数	个	
		健康促进医院数	个	
		健康促进医院覆盖率	％	

续表

一级指标	二级指标	填报指标	单位	具体情况
健康场所	健康（促进）机关（单位）	机关事业单位总数（医院、学校除外）	个	
		健康（促进）机关（单位）数	个	
		健康（促进）机关（单位）覆盖率	%	
	健康（促进）企业	大中型企业总数	个	
		健康（促进）企业数	个	
		健康（促进）企业覆盖率	%	
健康文化	媒体合作	电视台健康类节目数量	个	
		一年内电视台健康类节目总时长	小时	
		广播电台健康类栏目数量	个	
		一年内广播电台健康类栏目总时长	小时	
		报刊健康栏目数	个	
		一年内报刊健康栏目总期数	期	
	新媒体	健康类微博数量	个	
		一年内微博更新条数	条/月	
		健康类微信公众号数量	个	
		一年内微信公众号更新条数	条/月	
	主题活动	一年内健康主题活动数	次	
	健康传播	一年内媒体健康传播次数	次	
健康人群	评估调查情况	评估调查居民人数（15~69岁）	人	
	（1）健康素养	评估调查居民中，具备健康素养人数	人	
	（2）成人吸烟率	评估调查居民中，吸烟人数	人	
	（3）经常参加体育锻炼	评估调查居民中，经常参加体育锻炼人数	人	

注：健康人群三项指标，填写健康促进县（区）评估人群健康调查结果。

第十一章　中国将新冠肺炎疫情防控融入所有政策的特色实践

▶**本章导读**

新冠肺炎（COVID-19）疫情是 21 世纪以来全球发生的传播速度最快、感染范围最广、防控难度最大的一次重大突发公共卫生事件。疫情发生后，我国政府高度重视，根据疫情防控形势发展，中共中央做出统筹疫情防控和经济社会发展、有序复工复产的重大决策，确定了"外防输入、内防反弹"的防控策略，巩固深化国内疫情防控成效，分类推动复工复产。整个疫情防控过程体现了我国强大的政治制度优势和国家以人为本的治国理念，也充分体现了将健康融入所有政策的国家战略。

一、实施举措

（一）党建引领

党建引领主要表现在党的集中统一领导，各级党委发挥政治核心作用，各基层党组织发挥战斗堡垒作用，广大党员发挥先锋模范作用，形成应对公共卫生事件全国一盘棋、集中力量办大事的优势。2020 年 1 月 28 日，中共中央印发《关于加强党的领导、为打赢疫情防控阻击战提供坚强政治保证的通知》，强调要把打赢疫情防控阻击战作为当前的重大政治任务，把党的政治优势、组织优势、密切联系群众优势转化为疫情防控的强大政治优势。首先，利用党的政治优势，为疫情防控确定基本的方针政策和总体方略。党的十九届四中全会提出了国家制度和国家治理体系的十三个显著优势，其中第一点就是党的集中统一领导，这是中国制度的根本优势和制胜法宝。我国将政党权力嵌入疫情防控，疫情防控由执政党中国共产党作为领导核心，由党的总书记直接领导、指挥和部署，党中央成立应对疫情工作领导小组，对疫情进行科学研判，对防控工作进行全国性的统一部署。各级党委（党组）发挥政治核心作用，成立由党政主要负责人挂帅的应急指挥机制，基本做到了全面理解、快速行动、相互配合、准确落实。自上而下强有力的防控指挥体系，对推进各部门政策与行动协同起到了至关重要的作用。其次，利用党的组织优势，为疫情防控提供强大的组织执行力。各基层党组织发挥战斗堡垒作用，打通中央政策的"最后一公里"，将党的各项决策部署落实在基层。各级党员干部发挥先锋模范作用，身先士卒，承担各种艰难险重的任务，特别是医疗卫生战线上成千上万名党员干部勇敢地站出来，主动请缨，接受组织挑选，奔赴疫情防控第一线，成为一种无形的榜样力量。"火线入党"、表彰先进、严肃问责，严明的组织纪律让考察、识别、评价、使用干部更加严格，为疫情防控工作的有序开展提供坚实的组织保障。再次，利用党的密切联系群众优势，广泛动员群众、组织群众，构筑群防群治抵御疫情的严密防线。

（二）联防联控

新冠肺炎疫情发生后，为贯彻落实党中央、国务院各项决策部署，切实抓好各项防控措施的落实，由国家卫生健康委员会牵头建立应对新冠肺炎疫情联防联控工作机制，成员单位覆盖发改委、财政部、交通运输部等 32 个部门。联防联控工作机制下设疫情防控、医疗救治、科研攻关、宣传、外事、后勤保障、前方工作等工作组，分别由卫生健康委员会、工信部、科技部等相关部委负责同志任组长。各部门间通过职能响应、联合决策和共同执行等方式迅速形成疫情防控的公共政策体系，共同推进疫情防控政策与行动协同。全国人大常委会表决通过《关于全面禁止非法野生动物交易、革除滥食野生动物陋习、切实保障人民群众生命健康安全的决定》，以最严格的法律条文禁止和严厉打击一切非法捕杀、交易、食用野生动物的行为，加强市场监管，从源头上控制公共卫生风险。开创了在重大健康问题上突破部门立法的局限性，进行立法目标"健康化"的价值引领，从而推动动物源性传染病的源头治理。最高人民检察院、公安部联合编发了依法惩治妨害疫情防控秩序犯罪的司法解释和典型案例，引导人民群众自觉遵守疫情防控的有关法律规定，指导检察机关、公安机关依法办理涉疫防控违法犯罪案件，维护社会秩序。交通运输部按照"一断三不断"要求推进防控工作，坚决阻断病毒传播渠道，保障公路交通网络不断、应急运输绿色通道不断、必要的群众生产生活物资的运输通道不断。财政部为支持疫情防控制定了个人、企业、机关事业单位、地方财政等四大方面的政策措施，包括对新冠肺炎患者（包括确诊和疑似患者）发生的医疗费用进行兜底保障，对新增的疫情防控重点保障企业贷款给予贴息支持，阶段性提高地方财政资金留用比例等，充分体现了健康危机应对下财政投入的健康优先原则。

（三）群防群控

社区是联防联控的第一线，是疫情防控的重要战场。在疫情发生初期，应对新型冠状病毒感染的肺炎疫情联防联控工作机制印发了《关于加强新型冠状病毒感染的肺炎疫情社区防控工作的通知》（肺炎机制发〔2020〕5号），要求充分发挥社区动员能力，实施网格化、地毯式管理，社区要建立新型冠状病毒感染的肺炎疫情防控工作组织体系，建设专兼职结合的工作队伍，责任到人、联系到户，确保各项防控措施得到切实落实、不留死角。同时针对不同社区疫情给出了相应的防控策略和措施（详见表11-1）。各地党政干部、公安警察、社区干部、网格员、村两委委员、小区物管、退伍军人、志愿者众志成城、群防群控、稳防稳控，形成了有效的基层健康治理工作模式，成为我国疫情防控群防群控的重要抓手。各地在落实中央决策部署的基础上，积极探索适宜的基层治理模式。

浙江通过"大数据＋网格化"手段，获取全省户籍在武汉登记居住、武汉返浙，武汉到浙民航、铁路及旅馆住宿人员等信息名单，第一时间将名单下发至各乡镇、街道。按照属地化管理的原则，基层卫生人员参与乡镇、社区组织的网格化排查，依托公安和三大移动运营商监控，对两周内疫区返浙人员、与疫区人员有明确接触史的人员，以及省内疫情严重地区人员实施地毯式排摸，逐一登记在册，确保不留盲区、不留漏洞。

广东省在疫情防控中建立由（社区、村委会）干部、乡村医生、基层民警组成的"三人小组"，明确乡村医生在网络化管理和三人小组中的职责分工，由基层医务人员负责医学检查，社区干部负责引路介绍，基层民警保障人员配合。同时，乡村医生协助社区（村）开展电话问询、摸排登记、派发宣传资料、居家医学观察者生活保障等工作。为更好地指导乡村医生开展防控工作，提高村医防控和防护能力，开通全省乡村医生短信免费群发功能，根据防控工作需要，不定期推送信息。

表 11-1　不同社区疫情的防控策略及措施

疫情形势	防控策略	防控措施
社区未发现病例	外防输入	(1) 组织动员
		(2) 健康教育
		(3) 信息告知
		(4) 疫区返回人员管理
		(5) 环境卫生治理
		(6) 物资准备
社区出现病例或暴发疫情	内防扩散、外防输出	上述 (1) ～ (6) 措施
		(7) 密切接触者管理
		(8) 消毒
社区传播疫情	内防蔓延、外防输出	上述 (1) ～ (8) 措施
		(9) 疫区封锁
		(10) 限制人员聚集

(四) 数字治理

　　智能化治理为精准防控提供了先进手段。在此次疫情中，5G、大数据、人工智能 (AI)、云计算等新一代信息技术的运用为部门联动、科学防控、精准施策提供了有效支撑。例如，浙江省推出的"五色图""健康码""精密智控指数"等，提升了防疫的精准度；上海市的政务服务"一网通办"、城市运行"一网统管"、健康云平台，在疫情风险监测、数据集成、趋势研判等方面发挥了重要作用；广东省联通 5G+AI 织密无接触防疫网，实现多级管理，提升管理效率。总结归纳数字技术在本次疫情防控中的应用场景和路径，主要体现在以下几个方面：①助力疫情监测分析和病例溯源。通过移动运营商、公共交通部门等提供的大数据，汇总分析人群聚集热点分布及人群跨区域流动等信息，构建疫情地图，对疫情蔓延实时监测分析；进行数据回溯分析，帮助开展流行病学和溯源调查，准确追踪密切接触者。②助力临床诊断和治疗。智能医疗平台支持远程病理诊断、会诊、病房监护等医疗活动，大幅提升了诊断和救治效率；智能机器人用以替代医护人员开展部分高风险工作，降低医护人员感染风险；数字技术赋能智慧医疗，实现线上挂号、网络问诊等功能。③助力精准管控。5G 热力成像体温检测系统广泛应用于机场、地铁等人流密集的场所，实现规模性人群的快速精准体温筛查；"健康码"识别人口流动中的感染风险，利于人群的健康评估；基于大数据集成，对各类信息实时采集、分析、展示和共享，提高防控精准度和筛查效率。

随着疫情防控工作的常态化，各地把工作重点从智能防控转移到重大疫情监测预警和健康大数据应用分析上。例如，北京市到2020年底建成卫生健康行业业务网，形成以居民电子健康档案、电子病历、电子医学影像等为核心的全生命周期健康数据库；江西省卫生健康委员会与江西联通合作，将运用5G等新技术，在重大疫情防控和公共卫生领域，建立智慧化预警多点触发机制，湖北省武汉市将建武汉健康医疗大数据中心，将居民就医、体检、购药、个人健康监测和第三方机构检验检查信息，公共卫生疫情直报系统中的信息，公共卫生机构开展的外环境监测信息等整合，进行实时监测、大数据分析，实现疫情和特殊病情一网全监测、风险早发现；四川省出台《四川省健康医疗大数据应用管理办法（试行）》，促进和规范健康医疗大数据的应用发展，并规划建设公共卫生大数据中心。

（五）边境抗疫

随着国外疫情形势的日益严峻，陆路口岸成为防范境外疫情输入的关键环节。以中越边境为例，广西地处西南边境，是中国唯一与东盟既有陆地接壤又有海上通道的省份，是中国对东盟贸易的重要省份，因此在陆路口岸输入性疫情防控方面面临着较大的压力。一方面是边境线长点多。广西有3市8县与越南接壤，整个边境线长1020公里，有9个口岸、27个贸易的互市点和443条便捷通道。另一方面，人员来往非常密切。2019年出入境人数达到了2079万人次。在疫情期间，两国共商进行了严格的封控，入境日均人数已经降至两位数，但为了促进贸易往来，每天口岸的货车来往仍非常频繁，涉及的司机和货运代理人员较多。广西主要采取了以下措施外防输入：第一，严把口岸进入关。认真落实"三查三排一落实"和"六个100%"措施。"三查"主要是在入境筛查环节严格落实健康申报、体温检测及医学巡查；"三排"就是对在"三查"当中发现的可疑人员严格实施流行病学调查和医学排查，以及实验室检测排查；"一落实"是对判定为确诊病例、疑似病例、有症状人员和密切接触者这"四类"人员，严格落实转运、隔离和留观等措施。"六个100%"是指严格落实入境运输工具100%实施登临检疫，入境人员100%核验健康申报卡、体温检测、开展流调、采样检测、集中隔离医学观察，确保做到所有入境人员进行闭环管理。第二，筑牢边境"防火墙"。严守边境的"三道防线"，第一道防线是严守边境防线，9 个口岸仅开放凭祥和东兴两个口岸。在 1020 公里的边境线加强边境巡逻管控，对 443 条便捷通道进行阻拦设施建设。第二道防线是管控好抵边村屯，将边境管控治理中探索出的国门党建联盟、边民巡边护边等群防群治机制转化为疫情防控治理效能，在 110 个村屯各组建 1 支护村队进行全天候值守巡逻，实行网格化、地摊式的排查。实施举报奖励制度，大力推行健康码的互认。第三道防线是严控通往内地的交通，共设置了 509 个疫情的防控卡点，对边境通往内地人员的车辆实行精准拦截。同时，自治区公安机关开展"亮剑 2020"打击非法入境专项行动，全力遏制非法入境。第三，建立中越边境沟通协调机制。广西分别与越南的广宁、谅山、高平、河江边境四省建立每半个月进行会晤的沟通协调机制。

（六）统筹发展

突如其来的疫情对我国经济社会发展带来前所未有的冲击，主要经济指标明显下滑。根据疫情防控形势发展，中共中央做出统筹疫情防控和经济社会发展、有序复工复产的重大决策。2020 年 2 月 9 日，国务院应对新冠肺炎疫情联防联控机制印发《关于切实加强疫情科学防控 有序做好企业复工复产工作的通知》，要求，推动分批有序错峰返程返岗，全力做好交通运输组织保障，分级分类提升核酸检测等快速筛查能力，加强重点人群隔离和病例收治，指导企业认真落实各项防疫要求，加快推进全产业链协调运行，全面抓好安全生产和社会稳定，努力提高公共服务保障能力。为稳住经济基本盘，兜住民生底线，党中央提出了"六保"任务，即保居民就业、保基本民生、保市场主体、保粮食能源安全、保产业链供应链稳定、保基层运转。为此相关部门共推出 8 个方面 90 项政策措施，如实施援企稳岗，减免部分税费，免收所有收费公路通行费，降低用能成本，发放贴息贷款等政策和措施。

二、实施成效

（一）疫情防控取得重大战略成果

在党中央集中统一领导下，坚持全国一盘棋，调动各方面积极性，集中力量办大事。国务院建立联防联控机制指导督促各有关方面做好各项工作，卫生健康委员会、交通运输部、商务部、工信部、科技部、财政部等多部门协同共治，全国 31 个省（自治区、直辖市）落实严格防控措施。我国新冠疫苗研发项目从启动到全球首个开展临床研究，仅用时 2 个月；到中国首次开展疫苗紧急使用，仅用时 4 个月；到中国首次开展疫苗境外Ⅲ期临床试验，仅用时 5 个月；到获批附条件上市，仅用时 11 个月。截至 2021 年 6 月 1 日，我国已有两款新冠疫苗被纳入世卫组织紧急使用清单。截至 2021 年 6 月 29 日，31 个省（自治区、直辖市）和新疆生产建设兵团累计报告接种新冠病毒疫苗 122573.4 万剂次。

（二）2020 年统筹疫情防控和经济社会发展取得积极成效

1. 经济恢复走在世界前列

2020 年一季度，国内生产总值同比下降 6.8%，随着疫情得到有效防控和复工复产加快推进，二、三、四季度分别增长 3.2%、4.9% 和 6.5%，经济增速在全球范围率先由负转正。2020 年，世界经济比上年下降 3.3%，而我国国内生产总值比上年增长 2.3%。在全球国内生产总值 1 万亿美元以上的主要经济体中，我国是唯一实现经济正增长的主要经济体。我国经济总量突破百万亿元大关。2020 年，我国国内生产总值 101.6 万亿元，按年平均汇率折算达 14.7 万亿美元；占世界经济的比重预计超过 17%，稳居世界第二位。2020 年，人均国内生产总值 72000 元，按年平均汇率折算达 10438 美元，连续两年超过 1 万美元，稳居中等偏上收入国家行列。

2. 经济社会发展大局稳定

居民就业总体稳定。2020 年年末，全国就业人员 75064 万人，其中城镇就业人员 46271 万人，比上年末增加 1022 万人。年末全国城镇调查失业率为 5.2%，城镇登记失业率为 4.2%，均低于预期目标。

3. 基本民生保障有力

保供稳价政策有力有效，2020 年居民消费价格比上年上涨 2.5%，低于 3.5% 左右的预期目标。社会兜底保障力度加大，2020 年全国居民人均转移净收入比上年名义增长 8.7%。

4. 市场主体活力增强

营商环境持续优化，减税降费效应显现，新的市场主体快速涌现。2020 年，新登记市场主体 2502 万户，日均新登记企业 2.2 万户，年末市场主体总数达 1.4 亿户。

5. 粮食和能源供给增加

2020 年，粮食总产量 13390 亿斤，再创历史新高，连续 6 年保持在 1.3 万亿斤以上；一次能源生产总量 40.8 亿吨标准煤，比上年增长 2.7%。

6. 产业链供应链得到加强

着力打通产业链供应链卡点堵点，重点行业对上下游带动作用较强。2020年，装备制造业的增加值比上年增长 6.6%，其中汽车、电子行业分别增长 6.6%、7.7%；工业产能利用率回升至 74.5%。

7. 基层运转较好维护

为应对疫情冲击，2020 年财政赤字规模比上年增加 1 万亿元，发行 1 万亿元抗疫特别国债，通过创新建立中央财政资金直达机制，确保资金及时到位，有效缓解了市县基层财政压力。

三、亮点小结

（一）中国抗疫较为典型地体现了"将健康融入所有政策"的中国化实践

"将疫情防控融入所有政策"是"将健康融入所有政策"的中国方案。在"将健康融入所有政策"实现机制类型中，中国抗疫属于健康危机倒逼型。当健康危机上升为重大非传统安全问题，危害到国家安全时，健康被赋予政治上的优先性，健康策略被纳入各项公共政策中优先考虑，以便形成部门间对健康危机的共同应对，许多悬而未决、久拖不解的健康问题在较短时间内实现政策上的突破与改变。在抗疫的特殊背景下，健康政策在国家公共政策议程和权力结构中从边缘地带走向核心位置，体现了健康优先的政治逻辑内涵。

（二）疫情防控彰显中国特色社会主义制度优势

"将健康融入所有政策"是实施健康中国战略的重要策略和方法，也是治理能力现代化的重要体现。"将疫情防控融入所有政策"充分彰显了"中国治理模式"的显著优势。中国共产党始终将人民放在第一位。疫情发生后，习近平总书记强调，"各级党委和政府及有关部门要把人民群众生命安全和身体健康放在第一位"。在党的统一领导下，应对健康危机形成全国一盘棋，各项疫情防控政策和治理措施始终坚持以人民群众生命安全和身体健康为中心的价值导向，显示出健康优先在国家制度优势下所具有的强大执行力和保障力。政治优先权促使跨部门行动策略的成功制定和实施，并且使得政府领导力始终保持在较高水平。

（三）多元主体共同参与是打赢疫情防控阻击战的秘诀

健康不仅是社会发展问题，更是公共安全问题，必须坚持健康协同，从分而治之向整合型大协同转变。跨部门协同政策和行动的顺利实施，离不开"人"的因素，实施的成效有赖于各级政府部门、专家、公众作用的发挥。第一，各级政府部门推进治理能力现代化。第二，专家科学社群发挥循证决策的支撑作用。第三，公众和社区发挥健康合作产出的促进作用。中国抗疫过程中的联防联控、群防群控举措均呈现多元主体共同参与的特征，政府多部门健康协同，组织专家提供循证决策，动员民众参与配合，同时社会和民众也积极参与到治理中来，相互形成一种良性合力，共商共治，有效整合资源力量，构建多元主体共同参与的严密防控体系。

本章小结

在整个新冠肺炎疫情防控过程中，我国政府充分将健康融入所有政策，体现了我国强大的政治制度优势和国家以人为本的治国理念。通过党建引领、联防联控、群防群控、统筹发展等举措，在有效控制疫情的同时，实现了全社会总体经济社会的稳步发展。

参考文献

[1] 中华人民共和国国务院新闻办公室.《抗击新冠肺炎疫情的中国行动》白皮书[R/OL].（2020－6－7）[2022－5－30].http://www.scio.gov.cn/zfbps/ndhf/42312/Document/1682143/1682143.htm.

[2] SHANKARDASS K, RENAHY E, CARLES MUNTANER C, et al. 加强"将健康融入所有政策"的实施：基于现实主义的解释性案例研究[J].中国卫生政策研究，2015，8（3）：72－81.

[3] 杨临宏，陈颖."将健康融入所有政策"的三重实践逻辑构造及其在中国的运用[J].思想战线，2021，47（1）：161－172.

（施丹）

第十二章　将健康融入所有政策的县域实践（一）

——以都江堰市"厕所革命"为例

▶**本章导读**

厕所是衡量一个社会文明程度的重要标志。如何"如厕"的问题看似平常，实则不仅直接影响着个人的健康，还会通过影响他人生活质量及城市的良好形象而间接影响人群的健康状况。"厕所革命"是一个关于健康的多部门齐抓共管的问题。本章就都江堰市"厕所革命"的具体举措进行了详细描述，并提炼了管理的启示。

一、"厕所革命"的背景

（一）厕所事关人类文明与健康

厕所是衡量一个社会文明程度的重要标志。如何"如厕"的问题也随着社会的进步而发展，以农耕文明为特征的华夏大地上，如厕方式经历了从西周之前的"随地播撒肥料"到后来的"露天坑"、石制坐便器、"木马子""马桶"等的演变。而以海洋文明为特征的西方，早在公元前 2000 年，希腊克里特岛人使用的就是有蓄水池和排水口的厕所，同时代的埃及人、希腊人和罗马人也使用类似的厕所。1852 年世界上第一座冲水马桶式公共厕所在英国诞生，标志着人类厕所文明进入新时代。总体上，厕所经历了茅坑、茅房、厕所、卫生间、洗手间、化妆间等发展过程。

厕所不仅直接影响着个人的健康，还会通过影响他人生活质量及城市的良好形象而间接影响人群的健康状况。罗斯·乔治在《厕所决定健康》一书中说，人类上厕所就像呼吸一样平常，可人们却羞于去谈论它，正是因为人们对其三缄其口，才导致诸多与厕所相关疾病的发生。每年死于腹泻的人比死于艾滋病、肺结核和疟疾的还要多。世界上差不多 80% 的疾病都是由于没有很好地处理好人类粪便所导致，人类粪便所造成的污染差不多每 5 秒钟就能导致一个儿童死亡。人类粪便对人类健康有如此大的威胁，却没有引起人类的重视。究其原因就是"厕所"作为人类及其粪便之间的一道屏风，使人们看不到粪便对于人类自身健康的威胁，看不到并不代表问题不存在。全球仍有 26 亿人没有任何简陋的厕所设施。

（二）从"改厕"到"厕所革命"

改善厕所卫生状况作为直接关系到人们健康和环境的重要政策问题被提上日程。针对发展中国家的厕所进行改造的一项举措——"厕所革命"最早由联合国儿童基金会提出。我国的厕所改造起源于 20 世纪 50 年代爱国卫生运动中的"两管五改"即管水、管粪，改炉灶、改水井、改厕所、改畜圈和改造环境。20 世纪 90 年代，改厕工作被纳入《中国儿童发展规划纲要》和中央《关于卫生改革与发展的决定》，以不断提高厕所质量，拉开了"厕所革命"的序幕。

我国厕所革命的推进主要分为两个阶段。第一个阶段，旅游厕所革命阶段，重点在旅游系统推进。2015 年年初的全国旅游工作会上，国家旅游局首次提出了"旅游要发展，厕所要革命"，随后正式出台了《全国旅游厕所建设管理三年行动计划》，自此一场"厕所革命"在全国旅游景区逐步开展起来。第二个阶段，全域厕所革命阶段，厕所革命从景区拓展到全域，既把厕所作为景区基础设施重点建设，又将厕所工作从景区内延伸到景区外，重点推进中西部农村地区农村厕所升级改造。2019 年 1 月，中央农办、农业农村部、国家卫生健康委、住房城乡建设部、文化和旅游部、国家发展改革委、财政部和生态环境部联合发布《关于推进农村"厕所革命"专项行动的指导意见》（农社发〔2018〕2 号），指导各地农村改厕工作，提升农村人居环境建设水平。

二、"厕所革命"的县域实施

"厕所革命"的根本意义指向健康，必然涉及卫生健康部门，但是更需要住建、文旅、发改、财政、生态、农业、农村、宣传等多个部门的协同配合，跨部门合作与推动，才能将"厕所革命"政策落到实处。都江堰市推进景区厕所改造和全域组织实施"厕所革命"成效显著，良好地体现了"将健康融入所有政策"理念，可以作为县域内将国家重大社会政策细化分解并融入多个部门的相关政策，最终实现政策目标的典范。

（一）都江堰市基本情况

都江堰市坐落在川西平原西部，是成都市下属 23 区县中的一个县级市。都江堰有两千多年的建城史，有著名的都江堰水利工程、青城山景区、奎光塔、虹口景区、南桥、园明宫、清溪园、都江堰城隍庙、玉垒关、离堆公园、秦堰楼、玉垒山公园、掷笔槽、药王庙、幸福大道、翠月湖、灵岩等多个旅游景点，是闻名中外的旅游城市。都江堰市第七次全国人口普查，全市常住人口为 71 万人，城镇化率为 61.49%，因此"厕所革命"既包括景区旅游厕所升级改造，又涵盖大量农村厕所的改建换新。

（二）"厕所革命"组织架构与运行机制

1. 组织架构

都江堰市推进"厕所革命"积极联动市综合行政执法局、市规划和自然资源局、市文化体育和旅游局、市住房和城乡建设局、市经科信局、市人社局、市交通运输局、市商务和投资促进局、市交通运输局、市农业农村局、各乡镇人民政府（街道办事处）等 25 个政府部门，按照《四川省人民政府办公厅关于进一步推进全省"厕所革命"工作的意见》（川办发〔2018〕89 号）、《成都市人民政府办公厅关于开展城乡"厕所革命"提高公共厕所规划建设管理水平的实施意见》（成办发〔2017〕39 号）等政策和文件要求，首先成立了以市长任组长，分管副市长任副组长，市政府相关部门主要负责人为成员的"厕所革命"领导小组，建立"厕所革命"的领导机制，负责全市"厕所革命"的组织领导、监督检查和考核评价。

2. 工作机制

都江堰市将厕所改造分为规划、执行、创新三大重点版块，包括"厕所革命"的科学规划布局、强化建设改造和提升运营管理，然后进一步将这三个板块分解成九大任务，分别由负责单位牵头开展，每一个具体任务都有明确的任务目标和协作单位。牵头单位和协同单位配合形成的工作小组，共同履职，协同推进"厕所革命"开展，在"厕所革命"推进过程中，各参与部门间是一种平级关系，而非多层级管理模式。

3. 政策保障

都江堰市"厕所革命"行动以国家和省市级政府的文件为依据，2017 年以来，都江堰市先后出台了《关于开展都江堰市城乡"厕所革命"提高公共厕所规划建设管理水平的实施意见》（都委办〔2017〕84 号）、《都江堰市"厕所革命"领导小组办公室 关于印发〈进一步推进都江堰市"厕所革命"工作的实施方案〉的通知》（都执法〔2019〕86 号）等，大力推动厕所建设标准化、设施现代化、运营专业化、管理规范化、服务人性化、监督社会化、使用文明化，逐步从城市扩展到农村、从景区扩展到全域，实现全覆盖，全面改善城乡居民如厕环境，提高城乡居民对公厕规划建设管理工作的满意度，以"绣花"功夫推进城乡"厕所革命"向精细化和智能化发展。都江堰市"厕所革命"领导与工作机制见图 12-1。

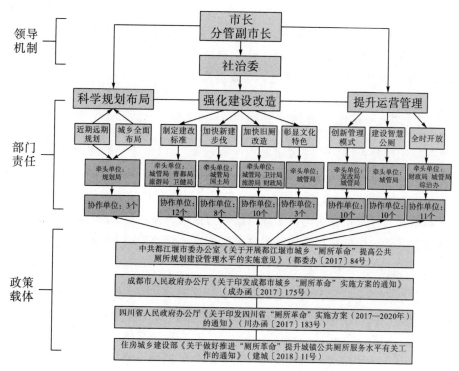

图 12-1 都江堰市"厕所革命"领导与工作机制

【专栏】

都江堰市"厕所革命"政策目标

都委办〔2017〕84 号：结合城市发展总体规划，以公厕补建、提档升级为重点，到 2020 年，全市城乡公厕实现全域建改，设施一流、数量充足、分布合理、管理高效、服务优质、环保卫生、如厕文明，并成为成都城乡公厕建设管理示范和旅游城市标杆的建设目标。其中，在城区（场镇），全面建成以高品质固定式公厕为主，活动式公厕为辅，沿街公共建筑和商圈楼宇内厕所对外开放的网络格局；在景区和旅游沿线（天府绿道），配备设施一流、配套完善、标识精准、数量充足、环境舒适、彰显特色的旅游公厕，探索推进公厕小型综合体建设，全面配套建设第三卫生间；在农村，全面改造农村旱厕，基本完成农村公共场所厕所和农村户厕无害化建设改造；在全域范围，全面完成农家乐厕所品质提升。

都执法〔2019〕86 号：2019 年全市新建公厕 5 座，改造公厕 20 座，改建农村户用厕所 24265 户，全市厕所建设管理质量明显提高，人性化、精细化服务水平不断提升，城乡人居环境显著改善，社会文明程度持续提高。建立以独立式公厕为主、活动式公厕为辅、社会厕所对外开放的网络格局，基本实现"布局科学、数量达标、管理规范、群众满意"的目标。

（三）"厕所革命"县域实施路径

一项工作是否符合"将健康融入所有政策"（HiAP）的理念主要取决于两个方面：一是健康是否为该工作的一个明确目标，二是该工作是否需要为共同的目标而跨部门合作。"厕所革命"在国家层面有总政策，省、市两级均有基本政策和具体政策作为落地实施的指导与依据。在区县层面，政府各部门间达成理念共识、明确责任、协同推进成为落实上级政策的关键。

1. 达成理念共识，整合部门目标

都江堰市各个政府部门对于健康均十分重视，又有大力发展旅游业的社会共识，使得"厕所革命"这项行动很容易深入人心。在此基础上，政府牵头整合各部门，明确政策目标，形成统一愿景，初步确定具体工作的牵头部门、协调单位，从内而外形成"将健康融入所有政策"的理念共识。

2. 组建工作机构，确定部门责任

在明确政策目标后，构建不同部门之间的合作、运行、监督、评估机制成为"将健康融入所有政策"的关键。具体操作是，首先在市级层面成立领导小组，然后确定市委社治委牵头负责全市"厕所革命"统筹协调工作，同时成立监督评估小组对于"厕所革命"的实施效果进行监督考核。再进一步确定每项具体工作的牵头单位、协作单位，明确各部门职责，形成配合紧密的工作小组。都江堰市在"厕所革命"行动的推进过程中，以旅游局、城管局、卫健局作为核心部门，发挥引领作用，其他非核心部门根据各部门的自身实际情况积极推进实施，共同促进"厕所革命"行动的开展。

3. 协同推进工作，落实监督考核

"将健康融入所有政策"最终能否有效落实，根本上取决于政府的推动，对部门之间协同配合的监督与考核成为重要抓手。都江堰市通过建立月报告、季督查、年考评制度等开展阶段性效果评估，以市民满意度、人大代表与政协委员的考核作为主要依据，建立都江堰市的公厕指数测评机制，对于"厕所革命"的开展情况进行长效考核，及时发现在推进过程中存在的障碍与问题。

"厕所革命"在县域内的实施路径如图 12-2 所示。

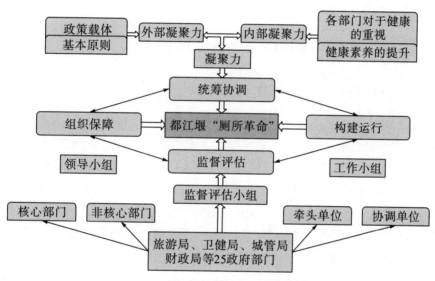

图 12-2   "厕所革命"在县域内的实施路径图

【专栏】

都江堰市"厕所革命"政策实施保障

（都执法〔2019〕86 号）

（1）加强组织领导。各单位要切实加强组织领导和统筹协调，落实工作力量，强化人力财力物力配套，进一步明确成员单位职能职责，细化工作任务、强化部门协作联动，稳步推进各项工作落地落实。

（2）夯实工作基础。各单位要建立责任明确、协调有序、监管严格的公厕管理运行机制。不断完善"厕所革命"基础数据和工作台账，实时更新"城市公共厕所云平台"数据，为上级部门统计决策提供依据。同时，定期组织相关规范标准学习培训，确保公厕建设改造符合标准化、规范化管理要求。

（3）严格监督考核。各单位按照职能履行监管主体责任，负责职责管理范围内公厕规划建设管理的指导、监督、检查。从考核指标、模式、结果的使用等方面不断加以完善，建立健全行业监督管理机制，加强检查考核，定期或不定期开展督导检查和专项整治，对问题突出、推进不力等情况要通报批评并纳入目标绩效扣分。

（4）加强宣传引导。加强"厕所革命"工作宣传力度，深化"小厕所，大民生"理念，培育厕所文化，倡导文明用厕，推广厕所建设典型，整体带动全市公共厕所建设，营造全社会高度关注、共同参与"厕所革命"的良好氛围。

三、"厕所革命"的县域实施效果与 HiAP 启示

（一）都江堰市"厕所革命"推进情况

截至 2016 年，都江堰市共新（改）建旅游厕所 73 座，2017 年改建旅游公厕 20 座并配置第三卫生间，新（改）建城乡公厕 37 座，改造农村户厕 200 余座；青城山—都江堰景区被国家旅游局评为最佳"厕所革命"景区。2018—2020 年，都江堰进一步推进景区厕所的升级改造，并致力于改善农村厕所环境，持续推进"厕所革命"。"十三五"期间共改厕 25609 户，新建、改建公共厕所数量 119 座，预计"十四五"期间农村卫生厕所普及率将达到 100%。新建、改建公共厕所见图 12-3～图 12-5。

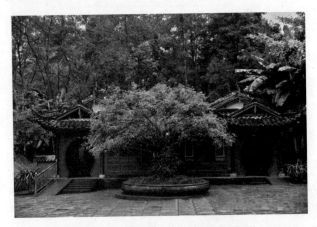

图 12-3　青城山—都江堰景区厕所

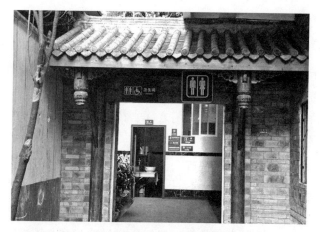

图 12-4　灌口街道大观街厕所改造后

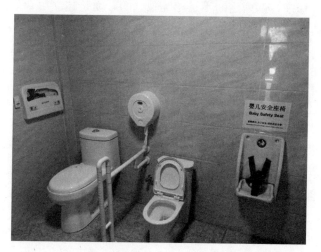

图 12-5　公厕的改建注重人性化设计和特殊人群关爱

（图源四川文明网，由都江堰市委社治委提供）

（二）HiAP 的启示

1. 健康优先理念整合多部门达成目标共识

　　都江堰市在开展"厕所革命"前，依托国家、省级政府文件已经形成了跨部门协作的机制，为落实 HiAP 理念提供了基础。同时政府各级部门对于健康都十分重视，为 HiAP 理念的落实提供了动力。尽管如此，在实际工作开展中，由于各部门仍然存在协作的困难，导致一些工作的脱节。因此，仍然要不断强化各部门对于 HiAP 的理解，并需要有机整合各部门的工作目标，形成有效的协作模式，让健康优先价值理念成为政策制定者乃至全社会的价值追求。

2. 扁平化的工作机制促进多部门协同

都江堰市在推进"厕所革命"的落实中构建了扁平化的跨部门合作机制，卫健局、旅游局、城管局等多部门共同履职，协同推进健康事项的落实。扁平化的部门间协同工作模式有利于部门之间、核心部门与协作部门之间的沟通，避免增加多层级管理，有利于跨部门的合作，提高多部门协同工作效率。

3. 阶段性效果评估推进各部门任务落实

将健康融入所有政策的实施包括多个方面，推进过程也涉及多个环节，要在健康相关政策的推进过程中促进多部门更好的合作，就要在推进过程中设置好任务板块，对于各大任务板块再进行细化、分解，再由各部门具体承担。在任务完成的过程中，部门之间不是相互独立的，而是建立由牵头部门引领、其他部门共同协作的工作小组，循序推进任务完成。与此同时，在实施过程中，要有严格的时间节点，并进行阶段性评估，及时地总结经验，发现障碍与问题。

4. 健康融入民生工程助推宏观政策落地

"将健康融入所有政策"是一个较宏观的概念，对于老百姓而言，真真切切地理解其深刻含义有一定困难，过度的标语性政策可能还会导致群众的麻木与排斥，健康相关政策要真正地惠及大众，必须把各种健康理念落实到具体项目上，融入老百姓的生活之中。都江堰市在"厕所革命"的实施过程中，积极提升公众对"厕所革命"的认知度和参与度，引导城乡群众形成良好的卫生习惯，制作通俗易懂的文明宣传手册和展板，借助"小厕所"实现"大民生"，大大促进了人人参与的"厕所革命"行动。

本章小结

都江堰市在推进景区厕所改造和全域组织实施"厕所革命"方面，主动遵从"将健康融入所有政策"理念。首先，在组织架构方面成立了以市长任组长、分管副市长任副组长、市政府相关部门主要负责人为成员的"厕所革命"领导小组，建立厕所革命的领导机制，负责全市"厕所革命"的组织领导、监督检查和考核评价。其次，在运行机制方面，都江堰市将厕所改造分为规划、执行、创新三大重点板块，包括"厕所革命"的科学规划布局、强化建设改造和提升运营管理，然后进一步将这三个板块分解成九大任务，分别由负责单位牵头开展，每一个具体任务都有明确的任务目标和协作单位。通过组织架构和运行机制的创新，在县域内将国家重大社会政策细化分解并融入多个部门的相关政策，最终实现了政策目标。

参考文献

黄琴，李镇，张琳洁，等. 将健康融入所有政策：以"厕所革命"在县域的实施路径为例 [J]. 中国健康教育，2020，36（1）：92-95.

（蒋莉华　辛军国　赵莉）

第十三章　将健康融入所有政策
的县域实践（二）

——以"健康汶川"实践为例

▶**本章导读**

　　2008 年 5 月 12 日中国四川省阿坝藏族羌族自治州汶川县发生 8 级特大地震，地震造成的伤亡人数超过 10 万人，直接经济损失达 8451 亿元。汶川特大地震是中华人民共和国成立以来影响最大的一次地震。震后如何将家园重建与健康重建结合，如何平衡社会发展与人群健康问题，成为汶川县政府面临的重大社会治理和管理决策问题。本章就汶川县如何在灾后抓住机遇，从组织架构到行动举措等方面推进"将健康融入所有政策"的理念进行了阐述，并总结了健康汶川推进的启示。

　　2016 年 11 月 21 日—24 日第九届全球健康促进大会以"可持续发展中的健康促进"为主题，由中华人民共和国国家卫生和计划生育委员会和世界卫生组织共同主办，在上海国际会议中心举行。作为"将健康融入所有政策"全球优秀案例之一的四川省汶川县作了题为"一个城市的大健康之路——健康汶川的实践与探索"的专题发言，介绍了汶川县把"大健康"理念融入治县理政的全过程，向世界诠释了健康发展的新内涵和"将健康融入所有政策"的中国实践。

一、"健康汶川"的实施背景

　　健康是人全面发展的基础，也是家庭幸福、社会和谐的基础。提高人民健康水平，既是经济社会发展的目的之一，也是保护人力资源、促进经济发展，维护社会和谐稳定的重要保障。世界卫生组织在 20 世纪 70 年代提出了"全民健康（health for all）"的目标，旨在使社会的每个成员都能享有基本的健康权利。考虑到健康影响因素的多维性，不仅要求医疗和公共卫生服务的改善，更强调多部门共同参与促进健康。党的十八大报告明确指出"健康是促进人的全面发展的必然要求",将人人享有基本医疗卫生服务、提高人民健康水平作为全面建设小康社会的重要目标。

汶川县位于青藏高原东南部、四川省西北部,辖 9 镇、75 个行政村、9 个社区(含卧龙镇、耿达镇),辖区面积 4084 平方公里,全县户籍人口 90884 人,距省会成都 120 公里。素有"大禹故里、熊猫家园、康养汶川"的美誉,是全国四大羌族集中聚居区之一。

汶川县在经历了 2008 年特大地震以后,倍感生命的可贵,也更加懂得健康和幸福的意义。在设计汶川未来的发展蓝图时,汶川县政府适时提出了"以健康统筹经济社会发展"的战略思路,将"迈向全民健康的新汶川"作为汶川县发展振兴的新主题和总目标。自 2010 年汶川县在全国率先提出建设全民健康示范县以来,按照"科学规划、产业融合、全域参与、共建共享"的工作思路,把"大健康"有机融入全县经济发展、社会进步、民生改善、扶贫攻坚等工作中,紧紧围绕人的"生命"为核心来发展经济,以提高人们的"生命质量"展开产业布局,探索出了一条"健康汶川"发展新模式。

为了推动全民健康,汶川县成立了跨部门的"健康委员会"。健康委员会作为公众健康利益的代表,在全国率先开展"全民健康示范县"创建工作,提出了"好房子,好身子,好日子"和"物质富裕,精神富足"("三好两富")的奋斗目标。大健康理念整合和优化公共服务,建设全民健康公共服务体系,在规范公共服务、发展健康经济、打造健康环境、创新健康服务、促进健康文化等方面积极探索。汶川县在灾后重建过程中积极创建"全民健康示范县"的实践经验弥足珍贵。

二、"健康汶川"的县域实施

(一)"健康汶川"组织架构与运行机制

1. 组织架构

标志性的创新举措就是首先从组织架构上专门在县政府成立了健康委员会,由县长任主任,且以人代会决议形式将该组织架构和运行模式固化下来,从而保障了"健康汶川"工作的连续性和可行性。在此基础上,将健康融入各项经济社会政策,培育形成健康经济,促进经济社会发展方式的转变。汶川县健康委员会组织结构见图 13-1。汶川县健康委员会成立以后,不仅以健康为导向加强了医疗卫生体系建设,而且通过整合公共服务资源,推动了全民健康公共服务体系的建设。

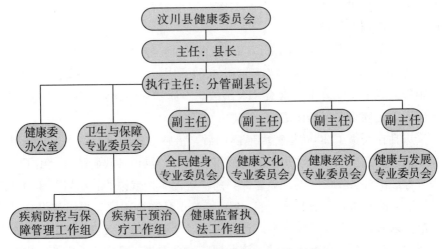

图 13-1   汶川县健康委员会组织结构

2. 职责分工

汶川县健康委员会的性质为综合性的议事决策协调机构，由主任、执行主任、副主任、委员组成。主任由县长担任，执行主任由分管卫生的副县长担任，副主任由分管经济和社会事业的四名副县级干部担任。成员为与健康工作相关部门的负责人，包括卫健局、发改局、财政局、人社局、教育局、环保局、食药局等近 20 个县级单位。根据工作的分工，"健康委员会"下设五个专业委员会：健康与发展专家专业委员会、卫生与保障专业委员会、全民健身专业委员会、健康经济专业委员会、健康文化专业委员会。健康委员会办公室设在县政府办公室，负责处理日常事务，职责是充分发挥综合协调、指挥、调度、督促、服务等职能作用，探索和创新公共服务体制改革，推动各部门职能、公共资源、项目和资金等高度整合，实现健康与发展可持续。

（1）健康与发展专家委员会：负责为健康委员会探索公共服务体制改革、制定工作规划和实施重大举措提供决策咨询和专业指导。成员包括国内外高校、政府部门、非政府组织的 20 多位知名专家，涉及医疗、营养、卫生信息化、体育健身、健康经济、公共管理等多个领域。

（2）卫生与保障专业委员会：主要负责协调公共卫生和医疗工作，根据"大健康"的要求调整工作模式、创新工作方法，下设 3 个工作组：疾病防控与保障管理工作组、疾病干预治疗工作组、健康监督执法工作组。在传统卫生工作的基础上，更加强调慢病管理、健康体检、健康教育、公共健康风险的监管。由县人社局局长担任主任，成员主要是卫健局、教育局、环保局、药监局、疾控中心等单位的负责人。

（3）全民健身专业委员会：负责规划实施全县全民健身计划，积极引导群众参与健身活动和健康创业活动，组织制定和协调实施全民健身工作的地方法规，督促、检查全民健身法规的执行情况，督促有关部门解决全民健身工作的重大实际问题。主要成员为县委宣传部、县财政局、县人事局、县残联、县工会、县妇联、团县委等的负责人。

（4）健康经济专业委员会：负责制定和实施健康产业规划，引进健康产业项目，培育和壮大健康产业，积极营造健康消费环境，构建健康经济大格局。由县发改局局长任主任，主要成员是县商务局、住建局、农业局、林业局、旅游局、环保局、水务局等单位的负责人。

（5）健康文化专业委员会：职责是大力开展宣传引领活动，确保健康文化深入群众、机关、企业等各行业领域，积极引导全社会参与健康创建工作；探索和总结健康文化促进工作经验，强化外宣工作，利用各种媒介和形式多样的宣传手段，营造浓厚的健康文化氛围。由县委宣传部部长任主任，主要成员是县卫健局、教育局、文广新局、药监局、疾控中心、卫生执法监督所等单位的负责人。

健康委员会一般每月召开一次工作会议，听取有关部门的专题汇报，研究有关政策措施，审定项目资金，提出下一阶段工作计划和安排。工作会议由主任或执行主任主持召开，坚持民主集中制原则，要求全体成员参加，根据会议内容决定需要列席会议的人员名单，如各乡镇、街道的负责人经常也列席委员会会议进行工作汇报和参与任务分工。

（二）以大健康实践，探索"生命经济"发展新模式

一是以"让老百姓过上好日子"为目标，重置县域经济发展新方向。根据汶川县南北两部气候、物产等差异特点，制定"南林北果·绿色工业＋全域旅游（康养）"的总体发展思路，优化劳动力、资本、土地、技术、管理等要素配置，推动新产业、新业态、新技术、新机制蓬勃发展。汶川北部片区以体验羌禹文化和沐浴圣洁阳光为核心，南部片区以领略优质生态和共享高端医疗服务为核心，全力打造映秀爱国主义教育基地、羌人谷古羌文化旅游体验、水磨主动健康小镇、赵公山"洞天福地"旅游、野奢民宿体验等五大经济增长极，全面构建"两区五极"全域生态康养旅游体系。大力培育"康养＋"生态农业、绿色工业、医疗产业、文化产业、体育产业、美食产业"六素共荣"的生

态康养旅游新业态。烟雨三江、丹青水磨、天地映秀、熊猫家园、大禹故里、古韵羌山等"汶川六景"独具魅力；海纳百川的治水文化、悠远厚重的藏羌文化、天人合一的熊猫文化、守望相助的大爱文化内涵丰富；生态农业持续增效，甜樱桃、脆李子、香杏子（汶川三宝）等特色水果享誉全国。县域经济综合实力在四川省51个少数民族县（区）中名列前茅，成功创建全国休闲农业与乡村旅游示范县、国家AAAAA级汶川特别旅游区、电商进农村综合示范县，多次被四川省委、省政府评为"县域经济发展先进县"。

二是以"让老百姓住上好房子"为目标，营造良好居住环境。着力完善基础设施网络体系，提升保障能力和水平。不断强化农村水、电、路、通讯、网络、电视等基础设施建设，提高饮用水安全水平、无害化卫生厕所普及率及生活垃圾收集处理率；加强地质灾害治理，稳步推进岷江流域水生态综合治理，加大林业保护和生态治理；加强食品药品安全监管；加快"生态细胞"建设，建成8个省级生态乡镇，59个村命名为州级生态村，成功创建国家卫生县城。

汶川县作为阿坝州重要的工业基地，工业产值占全州70%以上，在支撑阿坝州经济发展、产业结构调整等方面，扮演着重要的角色。据2007年数据，汶川县有工业企业287户，高耗能、高污染企业近200户，化学需氧量排放强度、二氧化硫排放强度均超过国家标准。"5·12"汶川特大地震灾后重建中，汶川县把绿色发展、生态保护作为经济社会发展的"命门"，以壮士断腕的决心做出"工业外迁、腾笼换鸟"的产业发展思路，搬迁企业63家。在"换血"阵痛中，不仅彻底摆脱了传统的高污染企业，而且成功地完成了向绿色工业、生态农业、康养旅游转变，为汶川生态环境改善带来了前所未有的良机。

三是以"让老百姓拥有好身子"为目标，广泛开展全民健身活动。充分利用广播、电视、互联网、微汶川等媒体，广泛宣传健康知识。深入推进"健康典型引领进机关、健康生活进农村社区、健康行为养成进学校、健康宣传教育进家庭"等行动计划，培养群众健康生活方式；加快推进体育健身场所建设，完善健身设施，动员和组织全县群众积极参与体育锻炼，发展各类群众性的体育协会，重点开展锅庄、羌族工间操、民间体育活动，改变群众的生活方式和健康理念。免费开放体育馆、锅庄广场及全县各乡镇体育场所，积极开展"趣味体育比赛""职工（乒乓球）运动会""中小学生篮球比赛"等体育赛事，全年有100余万人次群众和游客自发参与健身活动。目前，全县农民体育健身路径达150条，居民保持每周3次、每次30分钟以上运动的比例在原有基础上提高了15%20%，居民经常参加体育锻炼的比例由30%上升到60%以上。

四是以"增强老百姓幸福感"为目标，努力优化社会服务。以服务群众健康需求为导向，优化资源和要素配置，切实加强公共服务能力建设，建立覆盖城乡、统一高效的监督服务体系，搭建了以华西医院、四川省人民医院为引领的省、县、乡、村四级医疗协作平台。建立了全国第一个县级移动诊疗服务中心，共开展巡回医疗 400 次、出动车辆 600 台次、派出医务人员 1000 人次，开展疑难杂症远程会诊 300 人次，远程教学 120 次。

在全国首次提出并全面实施全民健康公共服务标准化项目，搭建了包括医疗卫生、公共教育、健康文体、健康环境、健康就业、食药安全六大领域在内的全民健康公共服务标准化试点总体系，在试点推进中编制采用国家标准 109 个、行业标准 110 个，自制标准 355 个，申报区域性地方标准 6 个，共 580 个标准。汶川县制定的学校营养餐标准，为四川省学校营养餐项目中提供了有力的参考标准。通过公共服务标准化的实施，让老百姓享受到优质高效的健康资源。公共服务满意度由 74.4％上升到 95.34％。

（三）以"熊猫指数"研究发布，指引政府施政策略和方向

为更好地开展健康汶川建设，更精准地制定和完善施政策略，更加有效地实现政策落地，进一步提高县内居民的获得感和幸福感，2017 年 7 月，汶川县与阿坝师范学院组建课题组，探索"熊猫指数"评价体系，以客观真实的数据和科学严谨的方法，科学直观地反映汶川居民健康状况和幸福感状况。并于 2018 年 9 月 27 日，在四川大熊猫国际生态旅游节上正式发布。

熊猫指数（panda index，PI）是汶川县委县政府探索建立的一个综合评价指数，用以衡量汶川地区社会发展水平、人民生活质量提高及主观幸福感提升的总体水平。该指数设立遵循四个基本原则：一是能衡量人的发展的基本内涵；二是变量少且易于计算和管理；三是既包括经济等客观数据，又涵盖居民的主观感受；四是有充足可信的数据来源和保障。

汶川县熊猫指数主要涉及两个方面：一是居民健康指数，二是居民幸福指数。居民健康指数主要从"居民健康水平、健康环境、健康服务水平及居民健康保障"四个维度，从"心理健康、健康素养、自然环境、公共安全、社会经济、医疗保障水平"等 13 个二级指标，"居民人均预期寿命、森林覆盖率、食品安全"等 46 个三级指标对汶川县居民健康状况进行综合评价。2018 年汶川居民健康指数为 91.76 分，健康状况优良，绝大部分指标得分高于四川省平均和全国平均水平。从具体数据来看，汶川县居民的健康水平整体较高，尤其是生理健康和心理健康得分均较高；健康环境增长趋势明显；健康规范管理服务工作不断完善，管理和服务已具较高水平；健康保障进一步提升，在具体指标

上，城乡之间略有差异。有关健康促进的工作及政策落实情况较好。

居民幸福指数主要包括居民社会幸福感和居民个体幸福感两个方面的评估。居民社会幸福感从"经济生活、就业状况、文化教育、政治服务、生态环境、社会保障、社会文明、健康状况"8个维度；居民个体幸福感从"对生活的满足和兴趣、对健康的担心、忧郁或愉快的心境、对情感和行为的控制、松弛或紧张、精力"等6个维度，对汶川居民进行总体调查评价分析。测算结果显示，2018年汶川县居民总体幸福感平均得分89.87分。其中，居民个体幸福感平均得分87.42分，在个体幸福感的6个维度的18个问题得分总和高于全国整体水平，居民社会幸福感平均得分92.32分，在社会幸福感的8个维度的调查结果中中值以上回答占比高于90%，非常满意及满意以上回答占比高于85%，表明汶川县居民整体幸福感高，汶川县灾后重建工作和灾后心理抚慰工作成效显著，居民对于当前的社会经济生活总体认同度高，居民的心理健康状态良好。

熊猫指数评价体系的构建与分析，全方位分析了汶川经济社会发育程度和政府施政方略的实用性，更加科学直观地反映了汶川发展水平，为县委县政府科学决策提供了参考和依据。

（四）突出区位优势，因地制宜发展健康产业

要建成"健康中国汶川实验地和健康创造汶川实体店"，必须紧紧抓住四川省委"川西北生态示范区"建设和阿坝州委"支持汶川县建设生态康养旅游示范地"等重大机遇，按照发展总体思路，加快建设康养汶川，擦亮"净土阿坝·康养汶川"品牌。

（1）发展"康养+生态农业"。将现代农业和康养旅游有机结合，大力发展休闲农业、养生农业、创意农业。以农事体验、休闲观光为主题，丰富"南林北果"生态有机农特产品价值链，实施"六个汶川史上最严格"农产品质量安全监管制度，保护好汶川品牌，以亲近自然、享受生命为主题，打造渔子溪、联合、大寺、安子坪、牛塘沟、柴山、芤山等集生态环境养生、农耕养生、自然养生于一体的养生农业度假村。以"创意乡村生活、寻找乡愁记忆"为主题，突出特色农业开发、农业景观设计，建设娘子岭茶马古道万株高山古茶树博览园、雁门关生态创意农业体验区和水磨农耕文化体验区。

（2）发展"康养+绿色工业"。以绿色百亿工业园区建设为载体，推动绿色工业与康养产业创新融合，建成康养产品研发加工地，加强与义乌、兰溪等地合作，发展绿色来料加工业。充分利用新材料、信息技术、机械装备等先进

技术，发展健康器械制造业；支持企业加快研发高品质、高纯度医用氧气等医疗产品；加强对蜂巢、蜂蜜、茶叶、中药材等精深加工，开发具备降脂降糖、美容护肤等功效的高端药食健康产品；强化农特产品标准化生产，做好藏香猪、跑山鸡、"汶川三宝"等畜禽果蔬加工，形成优质有机康养食品加工基地，建成"健康制造·汶川实体店"。

（3）发展"康养＋医疗产业"。坚持大健康理念，建设一流的大健康产业平台。推进龙竹·中国健康好乡村、慢病舒悦治疗医院、运动—营养体质增强情景展示中心等项目建设，创建国家健康促进示范县；加强与省内外大型医疗机构合作，引进和培育高端医养产业，推进水磨主动健康小镇建设；依托道地药材资源，鼓励研发特色中药材产品，做亮羌藏医药品牌；积极推进羌医中医养生保健、医疗、康复、健康养老服务体系建设，建成"健康中国·汶川实验地"。

（4）发展"康养＋文化产业"。牢固树立"文化是旅游的灵魂"理念，加快康养产业、文化产业和养老服务产业融合发展。加强文化保护与传承，彰显汶川"文化四朵花"魅力，常态化举办大熊猫、大禹文化、羌年（藏年）等文化节庆活动，实现康养旅游与文化产业深度融合。大力发展"银色产业"，全域拓展康养书院教学基地，建设老年养护院项目，做大做强老年文养品牌。承接全州民族文化产业集聚区建设，建成映秀东村文化产业园，发展壮大文化创意、民族演艺（禹祭）等产业，精心构建文化高地、心灵乐园，让康养人群享受独具魅力与尊严的华彩人生·汶川年华。

（5）发展"康养＋体育产业"。制定全县体育事业发展规划，强化政策支撑，指导康养体育产业科学规范发展。完善休闲健身基础设施，提升体育场馆功能，加快健康绿道规划建设，夯实体育产业发展基础；办好熊猫热土·环汶川国际越野挑战赛、蜀道驿传、汶川茶马古道接力赛、汶川马拉松赛等体育赛事，推广创新羌族民俗体育活动，塑造汶川体育产业品牌；开展"康养＋体育"论坛，加大体育竞技与健身、体育产品项目开发，发展野外攀岩、户外拓展训练等产业，促进体育与康养旅游融合发展。

（6）发展"康养＋美食产业"。大力培育康养美食产业，实现特色餐饮与农旅融合发展。做优传统美食产业，立足本土特色有机食材，开发特色主题套餐；做大现代美食产业，开发"润肺餐、养心餐、美容餐"等功能性药膳；做强品牌美食产业，强化针对性营销、标准化建设、模式化服务。常态化举办康养美食节、汶川十大名菜（名面）评选等活动，鼓励建设特色美食街，促进餐饮产业适度集聚发展。

三、"健康汶川"的县域实施效果与启示

（一）汶川县"健康汶川"推进情况

"健康汶川"是全方位、多视角的立体整合式概念。尽管汶川县人均GDP并不突出，但震后汶川县历届政府始终坚持和坚守了将健康融入所有政策的重要治理理念，有力地推进了新时代健康汶川的建设。

第一，主动推进预防为主理念，强化疾病预防和健康管理。无论急性病还是慢性病，也无论是传染病还是非传染病，预防为主都是最具成本效果的手段。随着医疗水平和社会经济的快速发展，疾病危险因素转向主要是与生活方式相关的危险因素，如不良饮食习惯、缺乏运动、不合理用药等，相应的医疗模式正在从注重疾病诊疗向预防为主、防治结合转变。

为了切实实现这一转变，汶川县在全国率先建立了"全民免费健康体检制度"，由健康委员会整合相关项目和资金，向全体群众提供免费的基本健康体检服务，自2012年以来，汶川县政府已经累计筹集并拨付近1300万元，组织专业医疗团队借助移动诊疗中心每2年开展一次全民免费体检，全县累计免费体检20余万人次。为经体检筛查发现的4179名高血压、2018名糖尿病、336名乙型病毒性肝炎、47名结核病患者提供了确诊和复诊检查服务，建立了9.4万份慢性病患者健康档案，慢性病规范化管理率由80%上升到90%。为加强慢性病的日常管理，开展了"慢性非传染性疾病综合防控示范区"建设，在全县范围内开展肿瘤、心脑血管疾病、糖尿病监测和管理工作。汶川县在医疗领域面临的挑战之一就是群众居住分散，基层医疗条件滞后。针对这一问题，健康委员会整合公共服务项目、资金，在全国成立了首家"县级移动诊疗中心"，引进国内先进的"移动诊疗车"，将优质的公共卫生和基本医疗服务送达到边远农村地区，实现了医疗资源的弹性配置，促进了城乡卫生公共服务的均衡化。

第二，打破公共服务资源藩篱，建设全民健康公共服务体系。以"大健康"理念统领，围绕人的衣食住行，关注各类影响健康的危险因素，对健康进行全过程、全方位的干预和维护。在"大健康"理念下，健康委员会打破部门限制，以健康为统领整合公共服务，引导教育、体育、文化、环保等公共服务以健康为目标优化服务内容、提升服务质量，形成全民健康公共服务体系。例如，由教育局牵头在全县所有中小学校实施"健康营养餐"工程，开齐开足健康教育课，开展形式多样的健康教育活动。由文广新局牵头开展全民健身运

动，实现村村有体育健身场和健身路径，组织群众开展各类健身操、工间操等健身活动；在文化广场、图书馆、博物馆等场所增加健康宣传，通过电视、广播、宣传资料、挂历、贺年卡等形式宣传健康生活方式。由城建局牵头加强公共绿化和环卫公共服务，推动"健康住宅"项目实施；在新农村建设中实施村容村貌建设、生态能源建设、入户文明路建设，营造优美舒适的居住环境。2012 年，汶川县启动了全国第一个"全民健康公共服务标准化国家试点"，努力提高公共服务的水平，优化服务型政府效能。

第三，营造健康文化氛围，促进全民参与维护健康。健康委员会以观念凝聚部门合力，致力于在汶川形成珍视健康、创造健康的文化氛围。引导群众参与健康创建工作，开展了"健康典型引领重点进机关、健康生活方式重点进农村社区、健康行为养成重点进学校、健康宣传教育重点进家庭、健康经济重点进政府"的五进活动。校园健康教育在促进青少年健康成长同时，鼓励其将健康文化、健康生活方式带进家庭。开展节电、节水、节约资源等环保活动，推广"健康餐饮"，倡导群众平衡膳食、合理营养。倡导慢病管理的自助模式，组织慢性病患者成立高血压、糖尿病自我管理小组，建立患者间互相交流学习防病治病知识、医生给予现场指导的新模式。打造健身环境。在全县 12 个乡镇 124 个行政村及社区共建有健身步道 132 条，农民健身工程 86 项，村村都有体育健身设施。汶川还开发了羌族特色工间操和锅庄广场舞，职工在工作间隙，居民在茶余饭后锻炼身体，蔚然成风。

第四，积极培育健康产业，以健康促经济发展。汶川特大地震之后，汶川原有的工业基础受到较大破坏，需要寻找新的产业发展路径。瞄准健康产业的巨大发展潜力，健康委提出"以健康经济立县"，积极引导民间发展健康产业，繁荣健康经济。依托汶川地域特色、气候和资源优势，培育无公害优质水果、蔬菜、畜禽产业基地，搬迁和淘汰高耗能、高污染产业，重点发展以休闲、文化、养生为主题的健康旅游业，将汶川打造为健康产品交易集散地、健康旅游示范区、健康服务业的人力资源培训基地等。为此，发改委、商务局、人社局推出系列政策，从项目投资、人力资源、就业创业等方面给予扶持。

（二）对"将健康融入所有政策"的启示

随着经济的发展，追求健康、幸福的生活越来越成为全体人民的共同期盼，政府的工作必须回应民众对健康的迫切要求。健康的维护和改善并非单个卫生部门的责任，而是涉及多个部门的系统工程。汶川县成立健康委员会统筹健康公共服务、建设全民健康县，推动了"大健康"工作格局的形成，是政府公共服务和公共管理创新的一项有益尝试。

第一，健康委员会为健康大部制改革提供了有益探索。大健康需要大格局，世界卫生组织反复强调健康决定因素的复杂性，建议各国采取跨部门行动促进健康。2010年世卫组织专门发表"将健康融入所有政策"的《阿德莱德宣言》，建议通过跨部门的协作，在制定各项政策（包括产业、环境、技术、文化等）中考虑其对健康的影响，对健康发挥正向效应。许多国家通过制定国民健康发展规划和行动计划，由规划主体部门协调多个部门推动健康发展。如美国的健康与人类福利部连续制定了连续3个10年的"健康公民"规划，通过规划来协调多部门的健康促进行动。汶川县成立"健康委"是地方实践健康大部制的有益尝试，将为未来的政府机构改革提供了第一手经验。

第二，健康委员会以促进健康为核心职责，成为公众健康利益的代表，顺应了以人为本的治理理念。长期以来，政府各部门形成了从管理者视角和直接目标为目的的决策机制，缺乏一个能够真正从公众健康视角出发、为公众健康负责的跨部门决策协调和资源共享管理机构。健康委员会从公众健康的长远利益出发，站在全局高度推动健康工作，能够以最低的投入实现最大的健康收益。健康委员会囊括了与健康相关的政府部门，与政府常务会平行运行，把健康工作摆在了政府工作的优先位置，大大增强了基层对于健康工作的重视。

第三，健康委员会突破了传统公共服务条块分割的瓶颈制约，提高了公共服务的质量和效率。现行的政府部门构架在公共服务方面存在一些资源分散、分工不明、权责不分、效率低下等弊端，尤其是与健康相关的公共服务职能分散在各个部门。健康委员会形成了多部门协调工作机制，将原先分散在教育、社保、质监、文化、体育等各部门的职能整合起来，明确工作目标、强化问责机制，有力推动了健康公共服务的开展。

第四，健康委员会实施以大健康为根本点的经济社会发展战略，有力地促进了经济发展方式的转型。过去三十多年我国尽管实现了经济的快速发展，然而许多物质财富是以牺牲环境、牺牲居民健康为代价取得的。传统的资源消耗型增长方式带来了许多健康风险与挑战，食品药品安全、饮水安全、职业安全、环境污染等成为重大健康威胁因素。汶川健康委员会推动全民健康的基本理念是，衡量发展不能只靠GDP，而是要靠汶川人民的健康和幸福指数来评价。通过提供健康服务、创建健康环境、倡导健康行为、培育健康文化、发展健康经济，事实上是在推动形成一种新的经济社会发展方式，对于当前我国加快转变经济发展方式具有重要启发意义。

总之，汶川县在将健康融入所有政策领域做出了卓有成效的探索，虽然实施过程中也存在一些不足（例如汶川县下了很大功夫制定出一系列"全民健康公共服务标准"，但由于不少标准并没有同干部的考核紧密相结合，实施的力度还不够），但汶川县以全民健康来统筹经济社会发展，成立健康委员会推进全民健康工作，是在全国乃至全世界具有示范意义的一项创举，符合经济社会发展趋势。其做法值得重视，其经验值得总结推广。

本章小结

汶川县把"大健康"理念融入治县理政的全过程，向世界诠释了健康发展的新内涵和"将健康融入所有政策"的中国实践。首先，汶川县从组织架构上在县政府成立了健康委员会，且以人代会决议形式将该组织架构和运行模式固化下来，从而保障了健康汶川工作的连续性和可行性。其次，以"大健康"为着眼点，大力培育"康养＋"生态农业、绿色工业、医疗产业、文化产业、体育产业、美食产业"六素共荣"的人口经济新业态。再次，创新地构建了熊猫指数，包括了居民健康指数和居民幸福指数。汶川县以全民健康来统筹经济社会发展，成立健康委员会推进全民健康工作，是在全国乃至全世界具有示范意义的一项创举，符合经济社会发展趋势，为健康大部门制度改革提供了有益探索，有力地促进了经济发展方式的转型，其做法值得重视，其经验值得总结推广。

参考文献

[1] 旺娜. 一个城市的大健康之路——健康汶川的实践与探索 [C]. 第九届全球健康促进大会，上海，2016.

[2] 胡琳琳. 以政府创新推动全民健康——四川汶川县成立"健康委员会"的做法与启示 [J]. 行政管理改革，2013（6）：60—63.

[3] 刘远立，胡琳琳，赵宁. 健康中国的汶川实践 [J]. 中国卫生，2016（11）：105—106.

（石学丹　文进）